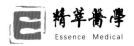
精萃醫學
ESSENCE Medical

支气管与肺细胞病理学诊断图谱

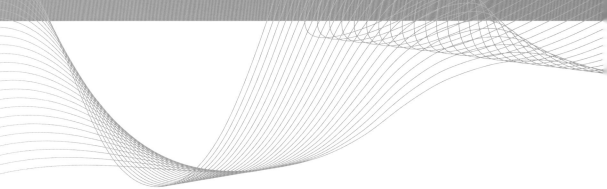

Diagnostic Atlas of Bronchial
and Pulmonary Cytopathology

马博文 主编

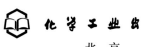
化学工业出版社
·北京·

内 容 简 介

本书共八章，以细胞形态学为主线，分别对支气管与肺的正常细胞、炎症细胞、标本中的微生物、支气管上皮细胞增生与非典型增生、支气管与肺肿瘤细胞、其他恶性肿瘤等细胞病理学进行了阐述，收录大量正常支气管与肺细胞学形态及炎症、癌前病变和癌导致的细胞学改变图片，详细论述了支气管及肺各种病变的标本来源、取材技术、诊断思路、鉴别诊断、报告书写规范、诊断术语使用等内容。

本书可供病理科、呼吸科医师及相关科研人员阅读参考。

图书在版编目（CIP）数据

支气管与肺细胞病理学诊断图谱/马博文主编 .—北京：化学工业出版社，2022.3

（医学精萃系列）

ISBN 978-7-122-40551-7

Ⅰ.①支…　Ⅱ.①马…　Ⅲ.①支气管疾病-细胞学-病理学-诊断学-图谱②肺疾病-细胞学-病理学-诊断学-图谱

Ⅳ.①R562.202-64②R563.02-64

中国版本图书馆 CIP 数据核字（2022）第 000836 号

责任编辑：杨燕玲　　　　　　　　　　　文字编辑：陈艳娇　陈小滔
责任校对：刘曦阳　　　　　　　　　　　装帧设计：史利平

出版发行：化学工业出版社（北京市东城区青年湖南街 13 号　邮政编码 100011）
印　　装：中煤（北京）印务有限公司
787mm×1092mm　1/16　印张 15½　字数 352 千字　2022 年 5 月北京第 1 版第 1 次印刷

购书咨询：010-64518888　　　售后服务：010-64518899
网　　址：http://www.cip.com.cn
凡购买本书，如有缺损质量问题，本社销售中心负责调换。

定　　价：199.00 元

编写人员名单

主　　编　马博文

副主编　王晓璐　韩文章

编　者　马博文　王晓璐　任玉波　陈　冰
　　　　　贾支红　刘　松　韩文章

前　言

　　肺癌是严重威胁人类生命的恶性肿瘤，为人类常见恶性肿瘤之一。半个世纪以来，肺癌的发病率和病死率均有增加。2020 年全球新发癌症发病率（不分性别）最高的为肺癌，达 11.6%，且其病死率最高，高达 18.4%，是居于第二位的结肠直肠癌病死率（9.2%）的 2 倍。肺癌发病率和病死率的趋势反映了包括吸烟量、吸烟时间和烟草类型等因素的人群变化水平。流行病学和生物学证据表明，吸烟与肺癌发病风险之间存在因果关系。

　　肺脱落细胞学检查是肺癌早期诊断的重要方法之一。肺癌发病隐匿，早期常无临床症状，易被忽略。大多数病例确诊时已是晚期，故其治疗效果一直不佳，五年生存率为10%左右；早期肺癌患者手术后五年生存率为 60%～90%，可见早期诊断是当前肺癌的重要研究课题。肺癌的早期诊断可根据早期临床症状、X 线检查、痰液涂片检查及纤维支气管镜等进行。细胞学检查阳性率为 60%～70%，是诊断肺癌的主要方法之一。细胞学是诊断肺部良恶性肿瘤的有效手段，且成本较低、检查迅速、敏感性高，适合人群广泛筛查。在某些特殊情况下，痰液细胞学检查是唯一的诊断方法。呼吸道细胞学检查主要通过痰液、刷取、支气管肺泡灌洗液以及细针吸取标本，如果患者的影像学检查中发现疑似占位性病变，就可以根据病变具体情况选择合适的取材方法做细胞学涂片检查。因此，影像学异常时常通过细胞学方法检查肿瘤的存在，甚至可进一步将肿瘤分类，这对于非小细胞癌和小细胞癌治疗方案的选择尤为重要。

　　20 世纪 80 年代初期，基于大量病例资料的积累，笔者曾经萌生写一本有关呼吸道细胞学诊断专著的想法，但受到当时图像的摄影制作和印刷等因素的制约，终因无法获得大量彩色插图和满足图文混排等要求而搁置。直至 2010 年 6 月，由于教学需要，笔者想购置一本呼吸道细胞学的专著，才发现国内竟无一本供病理医师参考的呼吸道细胞学专著，于是立即着手撰写本书。

　　细胞病理学不是一门可以轻易学会的学科，它不仅是诊断方法，更是涉及基础医学、临床医学、三维空间的观察、理性逻辑思维、诊断语言分类以及许多边缘学科的全方位诊断系统。

　　现代细胞学的成功应用是 20 世纪一个重要的医学事件，然而人们在评价细胞学这个专业时却存在不理性和偏见，甚至无视细胞学的阳性结论，这阻碍了细胞学专业的发展，也影响了其临床应用。可以这样认为，人类疾病其实就是细胞的疾病，人类攻克疾病应当从细胞开始，细胞学被又一次推到了人类认识疾病的前沿。因此，完善细胞学学科建设的问题已经摆在细胞学家的面前。

　　本书以疾病的细胞形态学为主线，在结构上包括概况和文献简述、基础细胞、形态描述、鉴别诊断及报告语言等方面，其中"基础细胞"和"报告语言"是已经出版的相关著作中所没有的。"基础细胞"旨在将疾病中出现的主要细胞（或称实质细胞）尽可能列出，以供参考。"报告语言"则是笔者20余年来大力倡导的，旨在促进规范使用诊断用语，将其列入第八章供同道们参考使用。同时为了增加读者的感性认识，本书编配了许多彩色插图，以满足初学者的要求。

为了完善细胞学的诊断应用，编写中引用大量临床典型病例，这些病例绝大多数来自笔者亲历的上万例呼吸道细胞学的珍贵资料，部分病例来自同道学者的慷慨支持。例如，首都医科大学附属北京地坛医院病理科王鹏主任提供的艾滋病并发症灌洗液标本显微图像，海南省人民医院电镜室谢瑶芸主任奉献的罕见病例的细胞学和电镜照片，这些宝贵病例为本书增色不少。还有很多专家、学者一直关注本书的编写并给予鼓励支持。另外，本书引用了少数"中国细胞学网"上发表的病例。谨此说明，向所有给予本书大力支持的同道表示诚挚的感谢！

本书虽经多次修改、润色，但不足之处在所难免，在此恭请读者批评、指正，不胜感激。在本书完稿后，厦门大学刘丽彦教授细致勘校，辛苦之至，感谢二字实难表达！唯有以学界前辈为楷模，勤奋学习，为我国的细胞学诊断专业赶上世界先进水平而努力。

2021 年 10 月

目　录

第一章 概 论

第一节 支气管与肺肿瘤流行病学
及病因学特点及其发病过程研究

一、流行病学特点

根据世界卫生组织 2020 年发布的《全球癌症报告》，肺癌仍然是全球范围内癌症死亡的主要原因，约占所有癌症死亡人数的 18%。据世界卫生组织统计，2020 年估计有 180 万人死于肺癌，北美、东亚、中欧和东欧部分地区肺癌发病率最高。2020 年 4 月，国家癌症中心主任、中国医学科学院肿瘤医院院长林捷院士领衔的肺癌诊疗多学科团队，在国际顶级肺癌杂志《胸部肿瘤学》发表了论文《Lung Cancer in People's Republic of China》，据该团队统计，2015 年我国新确诊的肺癌病例总数约为 78.7 万，每天新确诊肺癌 2100 多例，肺癌约占我国所有癌症诊断的 20%。每年诊断出的男性有 520300 例，女性有 266700 例。据估计，2015 年我国约有 630500 例肺癌患者死亡，相当于每天平均死亡 1700 多人。肺癌占所有癌症总死亡率的 27%。男性仍高于女性，且农村地区男性死亡率相对高于城市地区。无论是发病率还是死亡率男性均高于女性，吸烟仍是主要危害因素。根据中国《全球成人烟草调查》，目前我国成年人吸烟率约为 26.6%（男性约占 50.5%，女性约占 2.1%）。而目前仅有 16.1% 的吸烟者计划或正在考虑在未来 12 个月内戒烟。烟草控制，仍是我国肺癌防治工作的最重要问题之一，肺癌的防治形势也更加严峻，诊断肺癌也需要更加准确的标准。

肺癌的发病率一直呈上升趋势。肺癌在癌前病变、原位癌或微小浸润癌时有多种有效的治疗方法，90% 的患者可以彻底治愈，故肺癌五年生存率低的原因并不是肺癌细胞有特殊致病性，而是肺癌早期诊断很困难。美国国立卫生研究院（NIH）之前针对吸烟者进行肺癌筛查的一项研究已发现，通过 CT 扫描检测肺癌的早期病程可将死亡率降低大约 20%。近年来，以高分辨率计算机断层扫描、PET-CT、支气管镜检查、经皮肿瘤穿刺术等技术发展，提高了肺癌的精准诊断和分期的准确性。人工智能（AI）技术已经越来越多应用于临床肺部疾病的诊断之中，AI 学习系统能以巨大的单个 3D 图像观察肺部并在早期便筛查出肺癌。

二、病因学特点

肺癌是严重威胁人类生命的恶性肿瘤，为我国和其他国家的常见恶性肿瘤之一。半个世纪以来，肺癌的发病率和病死率均有增加。随着病因学研究的进展，肺癌的病因也逐渐明朗化。

在肺癌所有的危险因素中，吸烟居第一位。目前我国烟草产量居世界第一，相当于世界第二大香烟生产国美国的 4 倍。我国有吸烟者 3.2 亿，是世界吸烟总人数的 1/4。据全国疾病监测系统的报告，1990 年烟草在我国造成 60 万人死亡；从 1990 年起，我国人群肺癌的病死率，每年以 4.5％的速度上升，在 100 万人口以上的大城市，肺癌的病死率居各种癌症之首。

研究发现，在曾经吸烟和正在吸烟的人群中，前者更容易诱发肺癌和心脏疾病。2009 年，英国剑桥大学韦尔科姆基金会桑格研究所的研究人员和其他国家的科学家首次成功绘制出了肺小细胞癌的基因图谱。研究发现，肺小细胞癌细胞的基因中含有 22 910 个突变，该项研究还表明，在肺癌病例中，大多数细胞损伤和变异由吸烟造成。参与研究的癌症基因学专家皮特·坎贝尔指出，一个典型的烟民每吸 15 根香烟，就会导致细胞发生一次突变。

室内氡气也是肺癌诱因之一，是目前仅次于吸烟的第二大元凶。吸入肺部的氡气会衰变成钋、铅、铋的放射性核素，并以金属离子的形式附着在支气管黏膜处，并可溶于体液进入细胞组织，并继续衰变，放射出 α 射线、β 射线和 γ 射线对细胞造成损伤，最终诱发肺癌。

严重的大气污染会导致肺癌高发，城市的肺癌发病率显著高于农村。职业暴露是导致肺癌发生的另外一个重要因素。目前已经至少有 12 种物质被认为是在工作环境中引起肺癌的原因，包括许多工业原料，如石棉、氯甲基醚类、芥子气、砷、镍、铬、镉、铍、多环芳烃、二氧化硅等。

除上述因素外，遗传因素在肺癌的发病中也起着重要作用。非吸烟者罹患肺癌的原因普遍与一个基因相关。2010 年，美国纽约州梅奥诊所医学院华裔博士杨平领导的研究小组发现，非烟民罹患肺癌与一种名为 GPC5 的基因有关。该研究认为，肺癌患者肺部组织的 GPC5 水平比正常肺部组织低了 1 倍，非吸烟者的 GPC5 水平较低是导致肺癌的原因之一。

综上所述，肺癌的发病原因与下列因素有关。

（1）吸烟　国内外大量研究表明，吸烟是引起肺癌的重要危险因素，吸烟者比不吸烟者的肺癌发病率高 25 倍，80％～90％的男性肺癌与吸烟有关。

（2）大气污染　在大城市和工业区，肺癌的发病率和病死率较高，与大气污染有密切关系。

（3）职业因素　肺癌的发生与某些职业有关，这与长期接触某种化学致癌物质和放射性物质有关。

（4）电离辐射　大剂量的电离辐射可引起肺癌已为许多事实证明。人群中电离辐射的来源为自然界和医疗照射。

（5）肺部慢性疾病　如肺结核、硅沉着病、肺尘埃沉着病等可与肺癌并存，这些病例中癌肿的发病率高于正常人。此外，肺支气管慢性炎症以及肺纤维瘢痕病变在愈合过程中可能引起鳞状上皮化生或增生，在此基础上部分病例可发展成为癌肿。

（6）人体内在因素　如家族遗传以及免疫功能降低、代谢活动、内分泌功能失调等。

三、 发病过程研究现况

通过对肺癌患者和健康人群的全基因组进行关联分析，目前第 15 号染色体长臂 15q24-25 区域上编码烟碱型乙酰胆碱受体（nAChR）的候选基因簇 CHRNA3-CHRNA5-CHRNB4 上的 SNP 变化，以及染色体 6p21.33 上的 rs3117582 位点、5p15.33 区域上的 rs402710 位点、rs2736100 位点、rs401681 位点等均被证实与肺癌发病相关。

关于肺癌细胞的异质性，传统观点认为，肺癌组织中的每个瘤细胞均具有无限增殖以及新的致瘤能力，但具体哪个瘤细胞能够形成新的肿瘤却是随机的。近年来，随着动物实验以及体外实验的进行，出现了肿瘤干细胞学说。肿瘤干细胞学说认为，肿瘤干细胞是存在于肿瘤组织中小部分具有干细胞特性的细胞，肿瘤细胞之间其实存在固有的差异，除这一小部分细胞外，绝大部分肿瘤细胞只具备有限的增殖能力。

1997 年，Bonnet 及其同事分离出了急性粒细胞白血病的肿瘤干细胞，首次证实了血液系统肿瘤干细胞的存在性。此后，2003 年，Al-Hajj 等成功分离出了乳腺癌肿瘤干细胞，这是世界上首次实体肿瘤干细胞分离的报道，肿瘤干细胞理论便逐渐发展起来。

对于呼吸系统，许多研究证明，基细胞拥有多种细胞的潜在分化能力。基细胞除可表达 Trp-63 之外，还可表达 KRT5 和 KRT14，在鳞状细胞癌支气管增生的上皮中检出的基细胞表达 KRT14，支持了基细胞可能是肺癌发生细胞中的候选者的理论。

克拉拉细胞是以美国解剖学家 Max Clara 的名字命名的。1937 年，Max Clara 在人类呼吸道上皮中发现了一类无纤毛、无黏液的细胞，主要分布于终末细支气管和呼吸性细支气管上皮，这种细胞与肺神经内分泌细胞（PNEC）一样具有自我更新和分化的能力，可以分化为非纤毛细胞、杯状细胞及其他细胞。

Jackson 等在对 Lox-K-ras 小鼠模型诱导的肿瘤研究中，发现了一种新的细胞类型，被命名为双阳性细胞（DPC）。这种双阳性细胞在肺腺瘤，特别是在细支气管异常增生的损伤中，可以表达克拉拉细胞的特异标志物 CCSP。无独有偶，肺小细胞癌与肺神经内分泌细胞（PNEC）一样可以表达降钙素基因相关肽（CGRP），基于这种原因，肺神经内分泌细胞被假设为是小细胞癌的起源。

2005 年，Kim 等使用流式细胞术从大鼠细支气管和肺泡管结合部位分离出一群 CD 45^+/Pecam$^-$/Sca-1^+/CD 34^+ 细胞，这种细胞在萘导致支气管肺泡损伤时能够自我更新，在克隆培养中具有多潜能性，Kim 根据它的特点，将其命名为支气管肺泡干细胞。

研究发现，K-ras 基因激活可导致支气管肺泡干细胞增殖，形成非典型腺瘤样增生，而非典型腺瘤样增生则是肺腺癌的前期病变。但是，由于上述这些研究都是在啮齿类动物的肺组织中开展的，尚没有在人类肺组织中获得证实，因此还需要进一步深入地研究。

第二节 支气管及肺的解剖学、
组织学及细胞病理学简介

一、 解剖学

人的呼吸系统包括呼吸道和肺。呼吸道分鼻、咽、喉、气管、支气管，为气体的传导部分。肺是容纳气体和进行气体交换的器官。

呼吸系统的功能主要是进行气体交换，即吸入氧，呼出二氧化碳，机体在新陈代谢过程中，经呼吸系统不断地从外界吸入氧，由循环系统将氧运送至全身的组织和细胞，供给细胞氧气，同时又将组织细胞代谢产生的二氧化碳再经循环系统运送到呼吸系统，排出体外。此外，肺还有内分泌功能。

（一）气管

（1）形态　为后壁略平的圆筒形管道，成年人气管长 11～13cm。

（2）位置　上端平对第 6 颈椎下缘与环状软骨相连，向下至第 4、5 胸椎体交界处（相当胸骨角平面），分为左、右主支气管。分叉处称为气管杈。

（二）主支气管

为气管杈与肺门之间的管道，左右各一。

（1）左主支气管的特点　长、细、较水平，上方有主动脉弓跨过。

（2）右主支气管的特点　短、粗、较垂直，异物易落于右主支气管和右肺内。

（三）肺

（1）肺的位置　位于胸腔内，纵隔的两侧（分为左肺和右肺），膈的上方，肺尖高出胸廓上口。

（2）肺的形态　左右肺外形不同。左肺因心脏偏左，较右肺窄而长；右肺因膈下有肝，较左肺宽而短。每个肺的表面覆以胸膜，故平滑、湿润、有光泽。左右肺的形态都呈圆锥形，有一尖、一底、两面和三缘。

（3）左右肺的分叶　左肺有一条斜裂（叶间裂），由后上斜向前下方走行，此裂深达肺门，将左肺分为上叶和下叶两叶。右肺除斜裂外，尚有一水平裂，它起自斜裂，水平向前。两裂将右肺分为上叶、中叶和下叶三叶。

肺的表面被覆有浆膜，即脏层胸膜，在肺门处返折与胸膜壁层相续，胸膜表面有薄层液体，光滑、湿润，使两层胸膜随呼吸运动而滑动。肺组织分实质和间质两部分，实质即肺内支气管的各级分支及其终端的大量肺泡，间质为肺内的结缔组织及血管、淋巴管和神经等。支气管从肺门入肺后反复分支呈树状，称支气管树（图 1-1）。各肺叶支气管入肺叶后即反复分支形成小支气管、细支气管和终末细支气管。终末细支气管再分支成呼吸性细支气管，后者分支为肺泡管、肺泡囊。从叶支气管直至终末细支气管是气体出入肺的通道，称肺的传导部；而呼吸性细支气管、肺泡管、肺泡囊和肺泡是进行气体交换的部位，称肺的呼吸部。

肺小叶是肺内气体的交换场所，由终末细支气管、呼吸性细支气管、肺泡管、肺泡囊和肺泡组成（图 1-2）。肺泡是多面形的小囊泡，彼此相连。肺泡之间是很薄的肺泡隔，由邻接的肺泡上皮和中间的毛细血管网、弹性纤维和网状纤维等组成。从毛细血管到肺泡上皮的距离，最薄处仅 $1\mu m$。氧经肺泡上皮进入肺毛细血管，二氧化碳从肺毛细血管排到肺泡完成气体交换。每个肺小叶约有 120 个肺泡，成年人的肺泡约 7 亿个，总面积 $60\sim120 m^2$，具有很大的储备功能。

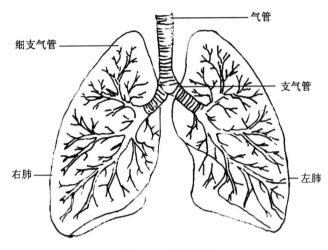

图 1-1 支气管树

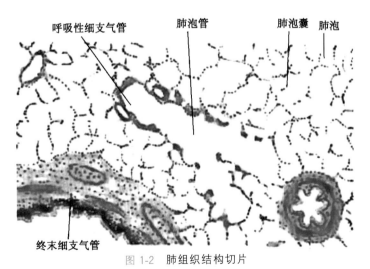

图 1-2 肺组织结构切片

（引自：邹仲之. 组织学与胚胎学. 第 6 版. 北京：人民卫生出版社）

二、组织学

（一）气管和支气管的组织结构

气管和支气管管壁结构由内向外分 3 层，即黏膜层、黏膜下层、外膜。黏膜层上皮为假复层纤毛柱状细胞（图 1-3），固有膜由结缔组织构成，含丰富的弹性纤维、淋巴组织和浆细胞。黏膜下层为疏松结缔组织，内有血管、淋巴管、神经及大量的气管腺，气管腺是由浆液性和黏液性腺泡组成的混合腺，分泌物经导管排入管腔，气管的上皮和腺体的分泌物是防止尘埃入肺的保护装置。外膜由软骨和结缔组织构成，软骨缺口处有致密结缔组织及平滑肌封闭，软骨构成管壁支架，保持气道通畅。

（二）肺的细胞成分

在电镜下，气管上皮由 5 种细胞构成（图 1-4～图 1-7）。

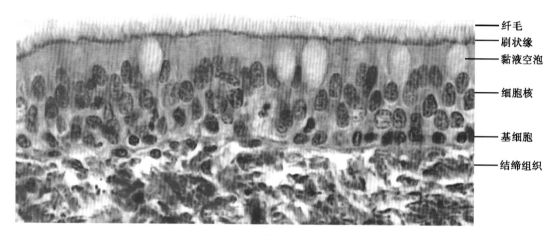

纤毛
刷状缘
黏液空泡
细胞核
基细胞
结缔组织

图 1-3　支气管上皮细胞——假复层纤毛柱状细胞

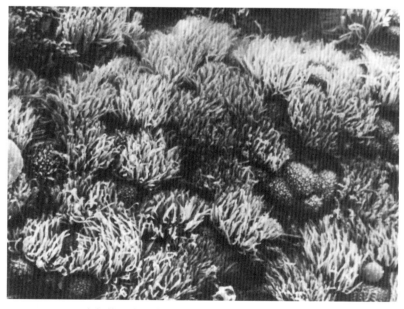

图 1-4　支气管上皮细胞的纤毛在扫描电镜下的所见具有漂浮感
（引自：P R Wheater. Functional Histology. Edinburgh）

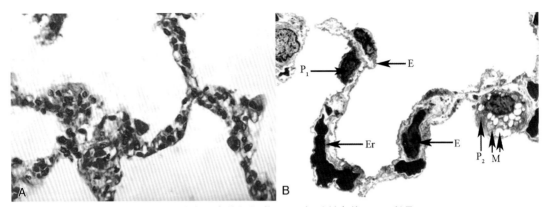

图 1-5 肺泡上皮的组织学 (A) 与透射电镜 (B) 所见

链状或条索状的肺泡壁结构。P$_1$：肺泡 I 型细胞；P$_2$：肺泡 II 型细胞；M：巨噬细胞。A. HE×400；B. 铅铀双染，×3230（引自：P R Wheater. Functional Histology. Edinburgh）

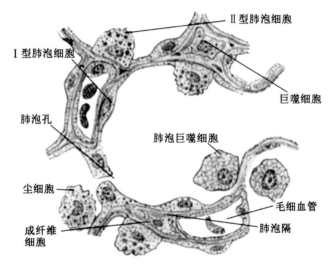

图 1-6 肺泡细胞成分的组织学

（引自：邹仲之. 组织学与胚胎学. 第 6 版. 北京：人民卫生出版社）

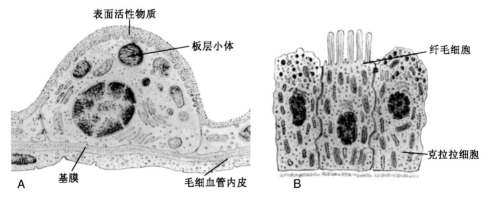

图 1-7 II 型肺泡细胞 (A) 与克拉拉细胞 (B) 的电镜所见模式图

（引自：邹仲之. 组织学与胚胎学. 第 6 版. 北京：人民卫生出版社）

（1）纤毛细胞　呈柱状，游离面有许多纤毛及微绒毛，纤毛向咽的方向做有规律的波浪式运动，将气管与支气管黏膜表面的薄层黏液与吸入的尘粒、细菌等异物推向喉部被咳出，故纤毛细胞是净化呼吸道的重要成分之一。

（2）杯状细胞　呈高脚杯状，细胞结构与肠管环状细胞类似，顶部胞质有黏原颗粒，可分泌黏蛋白，与管壁内腺体的分泌物共同构成一道黏液性保护屏障。

（3）基细胞　锥体形，是一种未分化细胞，可分化为杯状细胞和纤毛细胞。

（4）刷细胞　呈柱状，游离面有许多微绒毛，可分为Ⅰ型刷细胞和Ⅱ型刷细胞。Ⅰ型刷细胞与进入上皮的神经末梢形成突触，被认为具感受器的功能。Ⅱ型刷细胞顶部有基粒前身物质，可能是一种未成熟的细胞。

（5）小颗粒细胞　又称内分泌细胞，细胞较短，内有许多分泌颗粒，可分为神经分泌细胞和内分泌细胞。神经分泌细胞常几个集在一起，基部有神经末梢，此种细胞分泌5-羟色胺；内分泌细胞分泌多肽激素。

三、组织病理学

（一）肺部常见肿瘤的组织学病理变化和类型

（1）肉眼类型　根据其部位和形态可分为3种主要类型：中央型、周围型和弥散型。

（2）组织学类型　肺癌的组织学类型可分为鳞状细胞癌、小细胞癌、腺癌、大细胞癌4种基本类型。

①鳞状细胞癌。是肺癌中最常见的类型，占50%～70%，患者以老年男性占绝大多数，多有吸烟史。大多数肺鳞状细胞癌发生在主、叶、段或亚段支气管，大约仅有1/3发生在小的外周气道，较易被纤支镜检查发现。痰脱落细胞学检查阳性率最高，达到88.2%。当前WHO将鳞状细胞癌分为乳头状、透明细胞、小细胞以及基底样等4个亚型。肉眼观，鳞状细胞癌的体积常较其他肺癌小，阻塞症状在临床病程的早期就可以出现。肿瘤呈白色或灰色，伴有不同程度的出血及坏死。体积大的肿瘤倾向于形成中央空洞，体积小的肿瘤也可以形成空洞。病灶质地可坚实或质软，这取决于纤维结缔组织间质、角化以及坏死的数量。中央型肿瘤可在气道内形成息肉样肿物，出现黏膜增厚，并常穿破支气管壁到达支气管周围组织、肺、肺门、纵隔以及纵隔淋巴结。即使是部分支气管管腔阻塞，也可导致黏液分泌不畅伴肺不张、阻塞性脂质性肺炎、脓肿形成，以及支气管扩张。外周型肿瘤则好发于肺上叶，形成实性结节，并可导致胸膜褶皱或累及胸腔壁。中央型肺鳞状细胞癌发生在大气道时，邻近支气管黏膜常呈现化生、非典型增生，以及原位癌的改变。外周型肺鳞状细胞癌很少会侵犯淋巴系统或蔓延至肺门淋巴结。

②小细胞癌。发生率在肺癌中居第2位，占所有肺部肿瘤的20%～25%，患者男性多于女性，男女比例为4:1。发病年龄多在35～60岁，患者通常有吸烟史。这种肿瘤生长迅速，早期便可出现转移。临床表现有咳嗽、咯血、胸痛等，常有胸膜及纵隔受累，甚至出现上腔静脉综合征。若转移可致继发性肝衰竭，或由于肿瘤细胞可以产生ACTH，偶可导致库欣综合征。90%的小细胞癌位于中央部。小细胞癌多质软，切面灰白色，且伴有多灶性坏死。癌组织倾向于围绕并局限于主支气管处，在黏膜上皮下生长，通过淋巴系统广泛蔓延至肺部，并可直接侵犯并转移至区域淋巴结。体积大时可以压迫支气管，

偶可表现为相对较小的支气管肿物。在癌组织中，出现任何一种非小细胞癌混合存在，都称为复合性小细胞癌。

③腺癌。发生率在肺癌中占第3位，临床统计占15％～20％。虽然在女性和非吸烟者中最为常见，但是男女比例大约是2∶1，最常见于被动吸烟者。肺腺癌是一种有腺样分化或黏液产生的恶性上皮性肿瘤。大多数腺癌为外周型肿瘤，但少数可以发生在肺门。肿瘤呈灰褐色，质地软硬程度取决于纤维成分的量，可出现局部坏死病灶。在脏层胸膜下生长时，可致胸膜皱褶，也可直接浸润至胸壁。当前的WHO分类中，肺腺癌主要分为混合性亚型、腺泡性腺癌、乳头状腺癌、细支气管肺泡癌以及实性腺癌伴黏液分泌等5种亚型。

由于细支气管肺泡癌的临床表现、影像学以及组织学类型等诸方面有其独特的特点，因此常将其单独作为一类，与其他肺腺癌分开来讨论。根据WHO分类对细支气管肺泡癌的严格定义，此癌是纯粹以细支气管肺泡方式生长的腺癌，没有间质、血管或胸膜浸润的证据，因此在细胞学上或穿刺活检小标本中不能做出细支气管肺泡癌的诊断，最终诊断必须对手术切除的标本进行全面取材后方能作出。根据细支气管肺泡癌的形态结构特点，可将其进一步分为非黏液性、黏液性，以及混合性非黏液性及黏液性或未定性等类型。细支气管肺泡癌的患者年龄与其他非小细胞癌相似，但是高达63％的细支气管肺泡癌患者为女性，并且26％的细支气管肺泡癌患者为非吸烟者。大多数患者可无症状，部分患者有咳嗽、呼吸困难或体重减轻，而进展性黏液性细支气管肺泡癌患者每天可咳出大量水样痰，肺部可出现孤立结节、多结节，或少见的肺叶实变。

④大细胞癌。WHO将肺大细胞癌定义为在光镜下或组织化学上无腺样或鳞状分化的非小细胞癌，是一种排除性诊断，在排除腺癌和鳞状细胞癌之后，还必须考虑肉瘤、淋巴瘤、转移性肿瘤和恶性黑色素瘤等并对其加以鉴别诊断。正因如此，大细胞癌并不是一种单一的肿瘤，反而成了低分化癌的"收纳箱"，几乎可占所有肺癌的10％。但是，如果基于超微结构或序列分析，而不是仅凭光镜和组织化学方法的话，则真正的肺大细胞癌仅占全部肺癌的不足1％。大细胞癌通常为体积大的外周型肿瘤，男性较女性多见。肿瘤呈球形，界限清楚，常见坏死和出血，但是很少形成空洞，常见胸膜和胸壁受累。肿瘤的组织病理形态不定，根据形态又可以分为几个亚型，包括大细胞神经内分泌癌、复合性大细胞神经内分泌癌、基底样癌、淋巴上皮瘤样癌、透明细胞癌，以及大细胞癌伴横纹肌样表型。诊断大细胞癌需要对肿瘤进行广泛的取材，不可能单纯基于细胞学或穿刺组织活检来诊断。

（二）WHO肺肿瘤的组织学分类

肿瘤细胞的生长、分化或转化可反映细胞生长过程的变化，进而使同类型肿瘤之间的形态也有了差异。病理过程并不只是细胞学的变化，而是从细胞、结构、反应到形态、功能甚至遗传等诸方面的变化。因此细胞学所研究的不是全部病理学的内容，也就不能要求组织学诊断的各个方面细胞学都能解决，两者之间应当是互为补充、协同的关系。组织学类型应当考虑细胞学内容，而细胞学也要考虑组织结构的意义，这样做有利于细胞学的发展。下面是2004年WHO肺肿瘤的组织学分类，作为细胞学诊断中研究和拓展的参考是有益的。恶性上皮肿瘤分类如下。

（1）鳞状细胞癌

①乳头状。

②透明细胞。

③小细胞。

④基底样。

（2）小细胞癌

复合性小细胞癌。

（3）腺癌

①腺癌，混合性亚型。

②腺泡性腺癌。

③乳头状腺癌。

④细支气管肺泡癌。

- 非黏液性。

- 黏液性。

- 混合性非黏液性及黏液性或未定性。

- 实性腺癌伴黏液分泌。

- 胎儿型腺癌。

- 黏液性（胶样）腺癌。

- 黏液性囊腺癌。

- 印戒细胞腺癌。

- 透明细胞腺癌。

（4）大细胞癌

①大细胞神经内分泌癌。

②复合性大细胞神经内分泌癌。

③基底样癌。

④淋巴上皮癌样癌。

⑤透明细胞癌。

⑥大细胞癌伴横纹肌样表型。

（5）腺鳞癌

（6）肉瘤样癌

①多形性癌。

②梭形细胞癌。

③巨细胞癌。

④癌肉瘤。

⑤肺母细胞瘤。

（7）类癌瘤

①典型类癌。

②不典型类癌。

（8）唾液腺肿瘤

①黏液表皮样癌。

②腺样囊性癌。

③上皮-肌上皮癌。

（9）侵袭前病变

①鳞状上皮原位癌。

②不典型腺瘤性增生。

③弥漫性特发性肺神经内分泌细胞增生。

（三）细胞病理学诊断现状

肺脱落细胞学检查是肺癌早期诊断的重要方法之一。肺癌发病率及病死率在世界各国均大幅度增长，分别是恶性肿瘤的第 2 位和第 3 位。肺癌发病隐匿，早期常无临床症状，易被忽略。大多数病例确诊时已是晚期，故其治疗效果一直不满意。五年生存率为10％左右，但早期肺癌患者手术后五年生存率可达到 60％～90％，可见早期诊断是当前肺癌的重要研究课题。肺癌的早期诊断可根据早期临床症状、X 线检查、痰液涂片检查及纤维支气管镜等各方面配合进行。细胞学检查阳性率为 60％～70％，是诊断肺癌的主要方法之一。

早期肺癌通常没有任何临床表现或症状，当常见的肺癌症状出现时，往往提示肺癌已处于进展期。常见的肺癌症状包括慢性咳嗽、咯血、胸闷、气急、发热、胸痛、声音嘶哑、食欲减退及体重下降等。这些症状主要与肿瘤的部位、大小、分期、有无转移等因素有关。肺癌的检查可以通过多种实验室检查方法或影像学检查方法进行，细胞学是诊断肺部良恶性疾病的一种有力手段，具有成本较低、检查迅速、敏感性高以及适合人群广泛筛查等特点。在某些特殊的情况下，如对于身体状态差、肺功能低下无法施行活检，而又缺乏辅助检查支持的肺癌疑似患者，痰液细胞学便成了诊断疾病的唯一方法。呼吸道细胞学主要检测痰液、支气管肺泡灌洗液，以及细针吸取标本，但是这些并不是常规检查，仅当患者在影像学上被怀疑为恶性时才施行。因此影像学异常的情况下常通过细胞学方法检查肿瘤的存在，甚至进一步将肿瘤分类，这对于非小细胞癌和小细胞癌治疗方案的选择尤为重要。

随着科技的发展，越来越多的技术被应用于细胞学上。影像学或内镜导引穿刺细胞学方法适用于深部的病灶。自从 20 世纪 50 年代 Brouet 和 Euler 将经硬式支气管镜导引支气管针吸应用于临床之后，经支气管细胞学穿刺便获得突飞猛进的发展，从而取代了大量侵入式的手术活检，减少了患者不必要的痛苦，并节省了大量的医疗费用。同时，电子或超声纤维支气管镜技术也获得了飞速的发展。对于刷取细胞发现有中至重度非典型增生的患者，普通白光支气管镜无法发现明显病变，而应用自荧光支气管镜则可以发现黏膜下的早期肿瘤病变。这些检测手段联合细胞学技术成为一种诊断肺及支气管肿瘤十分奏效的确诊方法，成为临床医师经常使用的互为补充的诊断项目。

Loewen 等对 169 例患者进行了研究，发现 66％的患者具有鳞状上皮化生或者更严重的病变，而痰细胞学检查漏掉了自荧光支气管镜发现的所有非典型增生和大部分化生病变，也没有检出任何一例癌或原位癌变。Loewen 认为，不论痰细胞学检查结果是否为阳性，对于高危患者，自荧光支气管镜都应该作为肺癌的常规筛选工具。支气管镜窄带成像可以通过显示支气管黏膜排列错乱的血管和异常增殖发现支气管的癌前病变，为明确细胞学穿刺部位提供便利。相信在将来，光学相干断层扫描技术和纤维共焦荧光显微内镜等方法也会被应用于细胞学之中。

纤维支气管镜（FB）通过刷取细胞检测肺及支气管肿瘤的方法诞生于纤维内镜问世以前，更早时期的直管式金属气管镜（内置光源）刷取气管或总支气管标本的方法虽已应用，但将此项技术发挥到炉火纯青的则是 FB 的广泛使用，现在几乎每个病理科或细胞学室都会收到刷取标本。据文献报告显示，细胞学与组织学活检的联合诊断使肿瘤的确诊率提高至 92%，这对于单纯痰检或活检是可望而不可即的理想境界。Rosai & Ackerman 在《阿克曼病理学》一书中指出，80%~90%的肺癌可以通过痰和刷片得到正确诊断，并提出满意标本的判断标准和诊断所应用的语言。

① "不满意（仅为唾液）" 涂片中无巨噬细胞。

② "阴性"，在涂片质量好的情况下无异常细胞。

③ "良性非典型性增生" 见于支气管上皮细胞继发于炎症的增生和化生改变。

④ "怀疑恶性，但非诊断性" 这种报告意味着需反复检查。

⑤可见恶性肿瘤细胞。

在 2004 年版 WHO 肺肿瘤组织学分类中的组织标本收集和说明项下，特别做了以下说明——适当的组织标本收集方法对于正确的肺肿瘤分类非常重要，主要有以下几种方法：痰液细胞学检查、支气管肺泡灌洗、支气管镜活检、刷取和冲洗、胸腔镜活检、手术切除获取标本和细针活检以及胸腔积液细胞学检查。并在分类中分别对鳞状细胞癌、腺癌和小细胞癌等的诊断要点和形态学进行了分别介绍，这样篇幅的介绍在以前的分类中是未曾有过的，足见对细胞学诊断的重视达到了一个新的高度。

细胞学以无创或微创技术，结合简单的镜检使得患者复杂的疾病得到正确的病理诊断结论。相比有创技术或术前诊断方法而言，细胞学不但具有高敏感度，还具备高特异性，在诊断方法中同时符合这两项要求的唯有细胞学。

与此同时，多种学科与细胞学交汇形成的新方法、新技术等成果也如同雨后春笋般涌现，这些新知识与新技术对细胞学工作者的知识水平有了更高的要求。2010 年 5 月，在苏格兰爱丁堡举行的第 17 届国际细胞学大会（International Congress of Cytology，ICC）上，来自世界各国的专家重点阐述了细胞学自动化、细胞学培训以及多学科介入等问题。专家指出，当前细胞病理学工作者最欠缺的是分子生物学知识，尽管在目前来说，分子细胞病理学还正处于发展过程之中，各项操作流程费时、费力，并且 FISH 等技术的应用成本又十分高昂，一旦操作不慎则可能造成人力、物力的浪费。但是，充分发展自动化是大势所趋，且有利于做到质量控制和标准化。但也正是由于处于发展阶段，这些仪器设备的价格不菲，加之试剂盒又十分昂贵，从而限制了它们在临床上的应用和普及。但是，随着肺癌靶向治疗研究的不断深入，这些新技术的前景将是非常光明的。

第三节　支气管及肺细胞学标本来源与制片染色方法

支气管及肺细胞学标本来源与取材方法密切相关，应注重取材方法的质量，标本取材的质量决定诊断的准确性。标本取材的质量包括两个方面的要求：一是取材的要求，二是制片及染色的要求。为取得足够诊断的细胞数量及保证定点取样的合格率，就必须规范标本的取样操作过程。

一、细胞学标本来源

（一）痰

在痰中查癌细胞是一种非损伤性和有价值的肺癌检查方法。但痰检的敏感度不高，国内报告仅为 $30\% \sim 60\%$。这主要是痰的质量不合格所造成的。因此为提高痰检的敏感度，必须从咳痰、送检到涂片、镜检等各方面进行质量控制。

（1）咳痰 最好是晨痰。嘱患者吐尽口水，用力将痰从肺内咳出，可以多咳几次。口水痰和鼻吸痰是无用痰，其中的细胞不具有表达肺部肿瘤的诊断意义。有些医院采用雾化吸入诱咳采痰，也有在支气管镜检查后取痰的。

（2）痰的收集和送检 取材时最好有医护人员在现场指导患者正确咳痰。肉眼观察痰液是否合格：黏性有灰白色物样痰、陈旧性血丝样痰、脓性痰及无黏性坏死样痰等为合格痰。痰量不限，一次送痰一般 $1 \sim 3$ 口痰。盛痰的痰盒采用直径 $>7cm$ 的一次性培养皿式痰盒，其内应干燥无水分。注意不能使用盛药物的瓶子。痰液收集好以后应立即送检，以保持标本新鲜，切忌久置不送或痰液干燥后再送。一般收集后 1h 内送检。每次检查连续送检 3 次。送检前应在标本盒上做好标记。

（3）接收标本 在接到标本后应立即验明送检单与标本盒上的标记（姓名、床号、科别、住院号等）是否一致，若不一致，应立即电话告知临床科室核对。

（4）痰液标本的大体观察 痰液标本接收后应立即处理制片。先观察标本形状及颜色。用 3× 倍率放大镜仔细观察黏液中物质的情况并详细记录。

（5）制片 用镊子对选择好的痰液部分进行三角切割（图 1-8A），轻轻拨开痰液并用镊子取出灰白色或陈旧性血丝部分进行涂片，若太厚则用另一张玻片贴压涂 2 张片，操作必须细致。涂好后立即投入固定液中固定，不能久置干燥。若做液基片则将切割后的标本直接投入细胞保存液中（图 1-8B），做标记后送实验室处理。

（6）镜检 全面细致地观察涂片每一视野，不能有死角。在发现有坏死及异型细胞的视野时应随黏液丝走向展开观察，这样可以节约时间。好的标本中应该有吞噬细胞，而鳞状细胞较少。后者的出现大多数情况下代表口腔上皮的出现。坏死的出现意味着结核或鳞状细胞癌的可能，提示应寻找进一步的证据。影细胞的形态表现，可以分辨是何种细胞：若是淋巴细胞的影细胞，可能是结核；若是多边形影细胞，则可能是鳞状细胞癌；若是小圆细胞的影细胞，则可能还有深染的未分化癌细胞，腺癌细胞大多数有团状结构、腺样结构、菊形结构、梁状结构或球形结构等。要注意咽喉部的化生细胞，其核有时深染并有畸形，有可能被误认为鳞状细胞癌的细胞表现。

（7）核对 发报告前应核对报告单、送检单及片号是否一致，诊断结果与病史、体征等实际情况是否一致，杜绝差错及张冠李戴的现象发生。报告发后还应随访，与最后的结果对照。

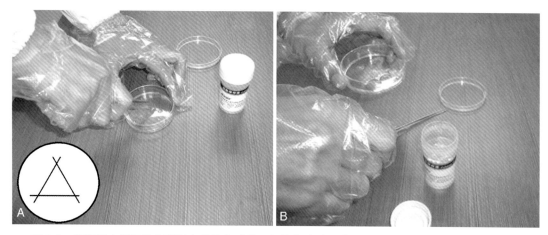

图 1-8　痰液标本经初步处理后直接涂片或进入细胞保存液送实验室制片（图像由唐剑博士拍摄）

A. 观察并分割痰液；B. 挑痰并放入保存液

（二）支气管镜刷检

纤维支气管镜（纤支镜）于 1964 年在日本首次研制生产，我国较大型的医院于 20 世纪 70 年代初开始使用纤支镜检查，直至近年电子支气管镜问世。作为检测呼吸系统疾病的重要手段之一，纤支镜的适应证目前已扩展至治疗领域。纤支镜具有很多优点，如管径纤细、弯曲灵活、冷光源、光导纤维传导照明、可视范围大、易取材、操作简便、安全、患者痛苦少等。

纤维支气管镜刷片细胞学检测是指纤维支气管镜（图 1-9）对位于气管、支气管的病变进行直接观察，并利用一些取材配件及时取材做成细胞学涂片以获取细胞病理学诊断结果的一种检测方法。

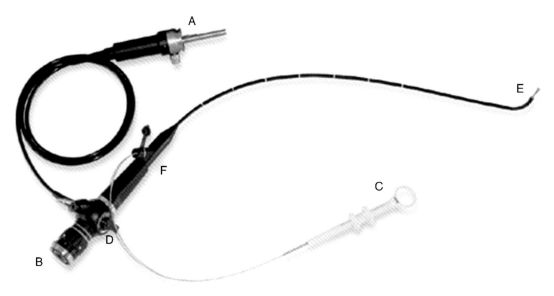

图 1-9　纤维支气管镜的镜体部分

A. 冷光源接口；B. 观察目镜；C. 活检钳或细胞刷；D. 操作柄；E. 物镜及取材管口；F. 取材管道进口

取材方法：操作者应是有经验的临床呼吸内科、肺外科医师或专业的内镜医师，按照操作规范和程序进行。术前需要禁食。刷取物直接涂片后立即置于固定液送检。如做液基片，应将纤维支气管镜刷取物刷洗至装有保存液标本的收集瓶中，拧紧瓶盖，送检。适合穿刺的部位以在镜下便于操作为宜（图1-10，图1-11）。

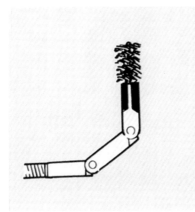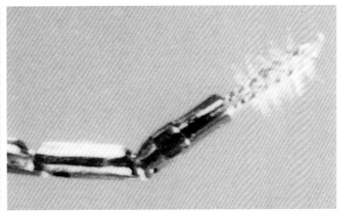

图 1-10 细胞刷

（引自：加藤治文等．早期肺癌．日本金原出版）

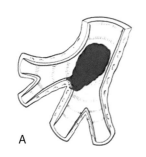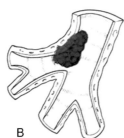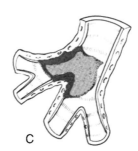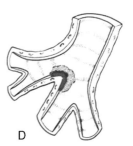

A B C D

图 1-11 支气管癌的纤维内镜下的类型

A. 阻塞型；B. 浸润型；C. 局部阻塞型；D. 原位癌

（引自：加藤治文．早期肺癌．日本金原出版）

（三）支气管镜下穿刺

日本奥林巴斯医学系统公司于2004年11月基于内镜、超声等医疗器械技术开发出使在超声波引导下穿刺技术成为可能的超声波纤维支气管镜"BF TYPE UC260F-OL8"（图1-12，图1-13）。将影像学定位、穿刺技术和光导直视等功能结合在一起，使得支气管穿刺取材不再复杂，更便于进行细胞学诊断。

取材注意事项：患者取仰卧位，肩部略垫高，头部摆正，略向后仰，鼻孔朝上。这种体位可使患者肌肉放松，且比较舒适，并可预防晕厥，更宜于老年、体弱、精神紧张者检查。术中为避免咳嗽，内腔镜在进入声门时，应嘱患者要深吸气，不要紧张。患者术后宜休息观察30min。这种方法尤其适用于支气管黏膜下的病灶或判断纵隔淋巴结有否转移。

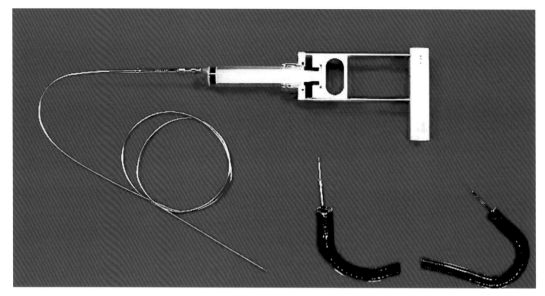

图 1-12　纤维支气管镜穿刺针与外接针吸手柄

（引自：Mitrutoshi Shiba M D. 中国桂林国际细胞学研讨会资料. 2006. 06）

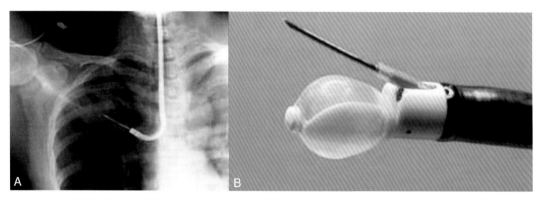

图 1-13　超声波纤维支气管镜取材过程的 X 线片图像（A）与穿刺针伸出超声探头旁开口的情况（B）

（引自：Mitrutoshi Shiba M D. 中国桂林国际细胞学研讨会资料. 2006. 06）

（四）支气管分泌液和冲洗液

支气管分泌液可以通过置入支气管镜聚乙烯尼龙细管在直视下从支气管病变处直接吸出，制备涂片标本。冲洗液则使用3～10mL 的生理盐水冲洗支气管黏膜，再抽出冲洗液，离心取沉渣制备涂片。

（五）支气管灌洗液

1963 年，Ramirez 首次给肺泡蛋白沉着症患者用大量液体进行全肺灌洗用于改善患者症状，随后有灌洗液沉淀后做细胞学诊断取得成功的报告。

支气管肺泡灌洗（BAL）是远段气道和肺泡的"液体活检"，支气管镜楔入第 3 级或第 4 级支气管后，注入无菌生理盐水负压吸引，回收含细胞、蛋白和微生物的液体。

BAL 获得的上清液和细胞团可用于诊断肿瘤。感染（特别是免疫缺陷患者）和间质性肺疾病阳性结果高，危险性小。

常规纤支镜气道检查后在活检、刷检前做支气管肺泡灌洗。弥漫性间质性肺疾病通常选择右肺中叶或左肺舌叶，局限性肺病变则在相应支气管肺段进行 BAL。首先在要灌洗肺段经活检孔注入 2% 利多卡因 1～2mL，做灌洗肺段局部麻醉，然后将纤支镜顶端楔入段或亚段支气管开口处，再从活检孔快速注入 37℃ 灭菌生理盐水，立即以 50～100mmHg（6.66～13.3kPa）负压吸引回收液体。每次注入 30～50mL，总量 100～250mL，一般不超过 300mL，通常回收率可达 40%～60%。随即将回收液用双层无菌纱布过滤，除去黏液，并记录总量。装入硅塑瓶（减少细胞黏附），置于含有冰块的保温瓶中，立即送往实验室检查。

（六）影像学导引经皮穿刺

在 CT 扫描或 X 线影像监视下，对肺部病变进行准确性定位以寻求最佳穿刺点，在定位对应的皮肤范围常规消毒并铺设洞巾，用 2% 利多卡因 2mL 做局部浸润麻醉，待局麻生效后，嘱患者屏气，用 9 号腰穿针或专用肺活检针经皮于肋间隙直接刺入肺内病灶，再行 CT 或 X 线影像监视，查看针尖在肺内病灶的具体位置，确认位置无误后，采用负压抽吸法或组织切割法取出少许病变肺组织，制作涂片，并立即置入乙醇固定液中固定处理送检。近年来，由于自动弹簧切割式活检针的广泛应用，细胞学与组织学相结合的方法更适合于肺部深病灶的检查，即采用自动弹簧切割式活检针（活检针大小 16～20G）获取小条索组织后，迅速将其在载玻片上做印片，并立即分别固定组织与做细胞学涂片（图1-14，图 1-15）。

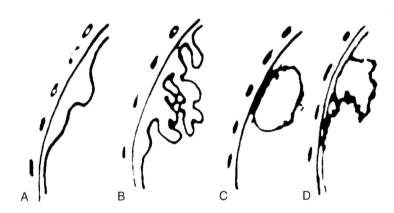

图 1-14 适合在 CT 导引下穿刺取材的肺部周围型肿瘤或胸膜肿瘤的胸膜病变

A. 胸膜间皮瘤；B. 胸膜乳头状肿瘤；C. 炎性假瘤或错构瘤；D. 胸膜转移性肿瘤

螺旋针活检适用于肺部钙化病灶、错构瘤或是常规针头不能穿过或抽吸的病灶，现在已经基本不用。其与影像学导引经皮穿刺步骤相似，套管针芯采用尖锐的螺旋针头，抵达病灶后旋转针芯穿入坚硬的组织内部，旋转一段时间之后，撤出螺旋针头，将松解的组织固定后，做组织切片或涂抹在载玻片上，染色后供细胞学观察分析。

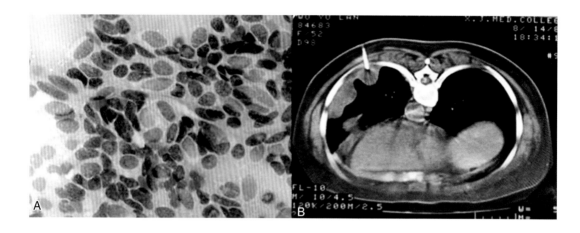

图 1-15　胸膜恶性间皮瘤（梭形细胞型）
A. CT 导引下穿刺涂片的镜下所见，Pap×400；B. 操作过程中的 CT 扫描图显示针头进入瘤体

二、 细胞学标本制片方法

Hampeln 于 1887 年报告了 1 例支气管肺癌病例，其先在患者的痰中发现了癌细胞，并进一步用活检证实。1919 年他又报告了 1 组 25 例肺癌病例，其中有 13 例患者痰中癌细胞为阳性。此后痰标本直接涂片已成为肺肿瘤的常规检查方法，取得很好的效果，得到临床医师的肯定。大离心管内消化黏液后离心沉淀涂片是一个较好的收集细胞、去除黏液进行直接涂片的方法（图 1-16），在日本广泛应用，取得良好效果。国内曾经有商家开发，可惜开展不多。其后出现的消化去黏后直接涂片或液基薄层细胞学制片（liquid-based thin-layer：ThinPerp & AutoCyte）改进了黏液影响制片、细胞过于分散、炎细胞量多或背景脏乱等问题。但要用这些方法替代直接涂片法或判定新方法优于传统的直接涂片法为时尚早。

（一）液基法制片技术

液基薄层细胞制片技术是指利用薄层制片自动装置制备细胞学标本（涂片或印片）的技术。这些装置研发于 20 世纪末期，是一家美国公司（BD）的产品，本书病例所用制片大部分采用 Auto Cyte PREP 液基细胞学薄片装置（又称 LCT）制片。这种装置属细胞学自动制片染色装置，其原理为沉降法。在自动制片前有一步离心过程，离心沉淀后的细胞数量更集中，经机器搅拌后采用自然沉淀法的原理制成分布均匀的巴氏涂片，同时并不破坏细胞碎片或影响对细胞之间结构的观察。同时可进一步由 AutoPap 细胞自动扫描设备进行电脑阅片及初筛，具有节约初筛人力、客观性好和防止漏诊等优势，可集中技术资源优势，有利进一步发展，两项同做客观性较好。

Auto Cyte PREP 机一次可制作 48 张涂片，耗时约 2h，制成的涂片内容物限在直径约 1.3cm 的圆形薄层物，其细胞分布均匀，有少量重叠但无牵拉变形，细胞无退化变性，染色效果好，符合诊断要求。同一病例可重复做涂片。在观察时由于细胞的沉降有先后，故立体感很强，需要转动微调观察。

除上述液基细胞制片装置外，还有一些国外厂家生产的半自动或手动的液基薄层细

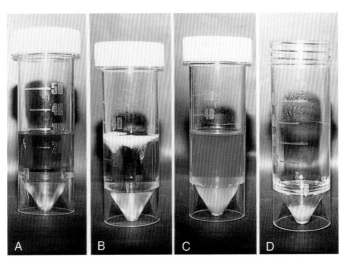

图 1-16　痰标本的消化法去黏、沉淀处理步骤

A. 含有消化试剂的消化液；B. 痰标本置入；C. 震荡摇匀消化；D. 离心沉淀后弃去上清液

（引自：加藤治文等. 早期肺癌. 日本金原出版）

胞技术也在近年来陆续进入中国市场。而且，近年来，国内也陆续出现了国产的液基薄层细胞制片装置，更值得一提的是其耗材的成本低，使其竞争力增强，有利于该装置的普及。

（二）离心法液基制片技术

Cytospin 离心机式制片装置，又称细胞离心涂片机，是利用离心旋转的原理制备细胞学涂片的一种仪器，由于其兼有离心、过滤、旋转、转送等综合功能，因此成为细胞学实验室必备的仪器设备。该仪器每次可处理多个标本，对体液标本或细胞悬液较多的细胞学实验室来说，发挥的作用较大。

（三）滴加法液基制片技术

基层医院可采用手工滴加法制片，制片步骤如下。

将经过离心沉淀标本混匀（可采用振荡仪振荡）的悬液滴在经过特殊处理（防脱片处理）的载玻片上。用 $300\mu L$ 左右蒸馏水稀释细胞悬液（根据沉淀浓度加入适量水），振荡 5s 混匀。用一次性的试管取 2～4 滴细胞混合液倒入装有细胞分散液的试管内，振荡 5s 混匀。然后取 2～4 滴细胞悬液滴到水平放置的载玻片上。滴液将均匀地散开在直径为 $16～20\mu m$ 的圆形细胞沉降液区域，稍置放至潮干状态时立即加入 95% 乙醇固定液固定 1h，进行染色。

（四）细胞块制备技术

将获取的细胞量丰富的痰液、支气管刷检或穿刺针吸的标本用中性甲醛液固定，石蜡包埋，行组织学处理技术，制片后供细胞学检查，这种方法尤其适用于微小颗粒或离心标本的细胞学标本的免疫化学染色。

三、 细胞学标本的染色方法

细胞学的常规染色方法可采用巴氏法、HE 法等染色法。

（一）巴氏染色法（Pap）

支气管及肺细胞学标本可以采用巴氏染色法。

【染液配制】

①Harris 苏木精配制方法（1000mL）。

苏木精 5g

95％乙醇（AR）50mL

亚明矾（硫酸铝氨）100g

蒸馏水加至 1000mL

黄色氧化汞 2.5g

先将苏木精溶解于 95％乙醇中，同时将亚明矾（媒染剂）溶于蒸馏水中，徐徐加热至沸使之完全溶解。然后将苏木精溶液缓缓加入，加热至沸后，立即挪开火焰。再将氧化汞粉末加入，同时搅拌，当溶液变为深紫色时，表明苏木精已经氧化成苏木紫，即应迅速将盛液体的器皿置于冷水中冷却，以免苏木紫过度氧化而出现棕色沉淀。

配制完毕，将溶液置入棕色小口瓶中，瓶口塞棉花或纱布，暂不封闭，以便溶液内剩余的苏木精慢慢氧化。

②橘黄 G6 液。取橘黄 G6 3g 溶解于 30mL 蒸馏水中，完全溶解后加入无水乙醇（AR 级）至 600mL，过滤后使用。

③EA36 溶液配制。为三种染料配合而成。

先配制原液（常备液）。原液至少提前 7d 配制，用前按比例混合。

亮绿：2.5g（原方法为 0.5g，经多次配制并实际应用效果不理想，故改为 2.5g，染色反应佳），溶在 25mL 蒸馏水中，可温水浴使之完全溶解，然后将无水乙醇（AR）加至 500mL。

醇溶伊红：2.5g 溶于 25mL 蒸馏水中，然后加无水乙醇（AR）至 500mL。

俾斯麦棕：0.5g 溶于 5mL 蒸馏水中，然后加无水乙醇（AR）至 100mL。

配合方法：（600mL EA36 液）

亮绿常备液　　　　 270mL
醇溶伊红常备液　　 270mL ｝混合液
俾斯麦棕　　　　　 60mL

磷钨酸 0.6g 溶于少许蒸馏水中，后加入混合液中。

【附】

①盐酸-乙醇的配制。70％乙醇 600mL 加入 6 滴浓盐酸。

②稀碳酸锂的配制。600mL 蒸馏水加碳酸锂饱和液 6 滴。

③二甲苯-纯乙醇的配制。二甲苯和 100％乙醇各 300mL。

【染色步骤】

①将固定后的涂片置入水（蒸馏水或纯净水）中 1min。

②Harris 苏木精液 1～3min（视染液浓度与配制时间而定）。

③水（蒸馏水或自来水）漂洗 2～3 次（甩尽）。

④盐酸-乙醇浸 1～3 次（见有红色刚出现立即水洗）。

⑤自来水，浸洗 1～2 次。

⑥稀碳酸锂，涂片返蓝为止（时间可稍长，1min）。

⑦依次置入 95% Ⅰ、Ⅱ、Ⅲ乙醇，各 10s（脱水）。

⑧橘黄 G6 液，2～5s（染胞质）。

⑨95%乙醇Ⅰ、Ⅱ、Ⅲ各 5s（快速漂洗）。

⑩EA^{36}液，20～40s（视染液浓度而定）。

⑪95%乙醇Ⅰ、Ⅱ、Ⅲ各 10s（精漂洗）。

⑫无水乙醇Ⅰ、Ⅱ、Ⅲ各 1min（彻底脱水）。

⑬二甲苯-乙醇 1min（缓冲）。

⑭二甲苯Ⅰ、Ⅱ、Ⅲ各 2～3min（透明）。

⑮树胶盖片封固。

【染色结果】 巴氏染色法具有迄今为止其他染色方法无法相比的优点：细胞核细微结构清晰，能辨认染色质的模式；细胞质透明多彩，质感细腻；显示细胞分化和角化程度；在液基片中易突出或发现问题细胞。因此，巴氏染色法是细胞学中最经典、最重要的染色方法。

【注意事项】 为了使染出的涂片效果较佳，需要在如下几个方面加以注意。

①在配制巴氏染色和进行巴氏染色时，必须注意所购置的染色剂是否符合原配方所要求的试剂，特别是 EA36 所必需的染色剂，如亮绿、醇溶伊红等。经常有用其他试剂替代染色剂配方要求试剂的做法，这样做的结果可想而知。特别是采用水溶伊红替代醇溶伊红，或将甲基绿（分子式 $C_{27}H_{35}BrClN_3 \cdot xZnCl_2$）、灿烂绿（别名煌绿，乙基绿，分子式 $C_{27}H_{34}N_2O_4S$）当作亮绿（别名淡绿、光绿、黄绿等，分子式 $C_{37}H_{34}N_2Na_2O_9S_3$）来配制亮绿常备液更是不可取的做法。

②精确掌握苏木精的染色时间，染色过深与过淡均不符合要求，一般要求核为蓝色或蓝紫色。

③盐酸-乙醇分化后要用水洗干净。

④过稀碳酸锂除去多余的酸性液体并巩固细胞核的碱性。稀碳酸锂对巩固细胞核的碱性效果较好，利于长期保存不褪色。

⑤乙醇定期更换，以保证浓度与脱水效果。如果胞质中出现灰色或分色效果不好，说明脱水效果差，应更换乙醇。

⑥染色液应当及时更换，一般认为当 500mL 染液染1500～2000张片子时，应更换染液。另外当每次染色的片量少，总量虽不足2000张片，但染液配制的时间超过 4 个月，也应当更换染液。

⑦染色时间的掌握要根据染液配制时间的长短、染片数量的多少、固定时间的合适度等，并且还要根据阅片者的习惯以及所染细胞的种类等有所不同，需要进行微小的调整。

（二）抗酸杆菌染色法

适用于痰液涂片及淋巴结穿刺疑为结核者。

【染液配制】

①苯酚复红溶液。

碱性复红乙醇饱和液 10mL（碱性复红 3g 加 95％乙醇至 100mL，溶解后过滤）

5％苯酚水溶液　90mL

②3％盐酸乙醇。

浓盐酸	3mL
95％乙醇	97mL

③碱性亚甲蓝溶液。

亚甲蓝乙醇饱和液	30mL　（亚甲蓝 3g 加 95％乙醇至 100mL）
0.01％氢氧化钾溶液	100mL

④10％硫酸。

硫酸（一级）	10mL
蒸馏水	90mL

【染色方法】

①涂片。

②滴加苯酚复红溶液，在火焰上加热 3min，以染液发生蒸气为度，不可干涸。

③放置 5min 冷却，水洗。

④滴加 3％盐酸乙醇 2～3min，使红色褪尽，水洗。

⑤滴加 10％硫酸，立即用水冲洗干净，不残留硫酸（可省去）。

⑥滴加蒸馏水后，再滴加亚甲蓝溶液，染色 0.5min 左右，水洗，干后在油镜下观察。

【染色结果】

①结核杆菌呈红色，杆状。

②各种细胞均染成蓝色。

【附 1】　痰涂片抗酸染色的判读标准（上海胸科医院、上海结核病防治所）。

至少观察 100 个油镜（下同）视野，未发现抗酸杆菌者继续观察 300 个视野，每 300 个视野 0 条为（－），每 300 个视野 1～8 条时直接报告所查抗酸杆菌条数，每 100 个视野 3～9 条为（＋），每 10 个视野 1～9 条为（＋＋），每个视野 1～9 条为（＋＋＋），每个视野≥10 条为（＋＋＋＋）。

【附 2】　抗酸染色方法的实践

将痰液或刷取、针吸等标本，直接在载玻片正面右侧 2/3 处均匀涂抹成 10mm×20mm 的圆形厚片。自然干燥后进行染色。痰液或支气管灌洗液等，如果标本量充足，也可采用液基集菌制片技术，提高集菌率。

制备好标本玻片后，将玻片放到电磁炉顶的钢板上，电磁炉接通电源，70℃加热 3min，最长不要超过 5min。加热完毕后把玻片放到染色架上，马上滴加苯酚复红染液盖满痰膜，染色 3min。用流水轻缓冲洗玻片，加盐酸乙醇脱色 1min，用流水洗去脱色液后再滴加亚甲蓝，复染 30s 后用流水洗掉染液。沥干镜检。

以上操作方法仅供参考。

（三）高碘酸 Schiff 反应（PAS）显示糖原法

①1‰过碘酸液 2～5min。

②蒸馏水洗数次。

③Schiff 试剂处理 8～10min。

Schiff 试剂配制：煮沸蒸馏水 200mL，停火后加入碱性品红 1g，不停搅拌使溶解。待溶液冷至 50℃加入 1N 的 HCl 20mL，冷至室温（25℃）加入偏重亚硫酸钾（或钠）1g 摇荡，置暗处过夜，又加药用炭 2g（不要用过期的）充分摇荡数分钟，过滤，滤液应呈无色或深黄色，盛入有色瓶内，于冰箱（4℃）保存。

④流水冲洗 5～10min。

⑤用普通苏木精染核，再水洗（核染色应淡，时间要短）。

⑥脱水，透明，封片。

结果：糖原及其他 PAS 阳性物质均呈品红色（经淀粉酶消化后糖原无色，核蓝色）。

其他染色根据需要可选择使用，参考组织病理学、组织化学或细胞化学方法。

参 考 文 献

[1] 董志伟，乔友林，李连弟，等. 中国癌症控制策略研究报告. 中国肿瘤，2002，11（5）：250-260.
[2] 支修益. 我国肺癌流行病学现状分析. 中国处方药，2009，2：56-57.
[3] Danaei G，Vander Hoorn S，Lopez A D，et al. Causes of cancer in the world：comparative risk assess ment of nine behavioural and environmental risk factors. Lancet，2005，366（9499）：1784-1793.
[4] Yang，Allen M S，Aubry M C，et al. Clinical features of 5，628 primary lung cancer patients：experience at Mayo Clinic from 1997 to 2003. Chest，2005，128（1）：452-462.
[5] Pleasance E D，Stephens P J，O'Meara S，et al. A small-cell lung cancer genome with complex signatures of tobacco exposure. Nature，2010，463（7278）：184-190.
[6] Ford E S，Ehemani C R，Sigel P Z，et al. Radon awareness and testing behavior：findings from the behavioral risk factor surveillance system，1989-1992. Health Phys，1996，70（3）：363-370.
[7] Li Y，Sheu C C，Ye Y，et al. Genetic variants and risk of lung cancer in never smokers：a genome-wide association study. Lancet Oncol，2010，11（4）：321-330.
[8] Hung R J，McKay J D，Gaborieau V，et al. A susceptibility locus for lung cancer maps to nicotinic acetylcholine receptor subunit genes on 15q25. Nature，2008，452（7187）：633-637.
[9] Wang Y，Broderick P，Webb E，et al. Common 5p15.33 and 6p21.33 variants influence lung cancer risk. Nat Genet，2008，40（12）：1407-1409.
[10] McKay J D，Hung R J，Gaborieau V，et al. Lung cancer susceptibility locus at 5p15.33. Nat Genet，2008，40（12）：1404-1406.
[11] Bonnet D，Dick J E. Human acute myeloid leukemia is organized as a hierarchy that originates from a primitive hematopoietic cell. Nature Medicine，1997，3（7）：730-737.
[12] Barth P J，Koch S，Müller B，et al. Proliferation and number of Clara cell 10-kDa protein（CC10）-reactive epithelial cells and basal cells in normal，hyperplastic and metaplastic bronchial mucosa. Virchows Archiv，2000，437（6）：648-655.
[13] Jackson E L，Willis N，Mercer K，et al. Analysis of lung tumor initiation and progression using conditional oncogenic K-ras. Genes，2001，15（24）：3243-3248.
[14] Nakajima Y，Kawanami O，Jin E J，et al. Immunohistochemical and ultrastructural studies of basal cells，Clara

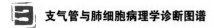

cells and bronchiolar cuboidal cells in normal human airways. Pathology International，1998，48（12）：944-953.

[15] Kim C F，Jackson E L，Woolfenden A E，et al. Identification of bronchioalveolar stem cells in normal lung and lung cancer. Cell，2005，121（6）：823-835.

[16] Zell J A，Ou S H，Ziogas A，et al. Epidemiology of bronchioloalveolar carcinoma：improvement in survival after release of the 1999 WHO classifification of lung tumors. J Clin Oncol，2005，23（33）：8396-8405.

[17] Virtanen C，Ishikawa Y，Honjoh D，et al. Integrated classification of lung tumors and cell lines by expression profiling. Proc Natl Acad Sci USA，2002，99（19）：12357-12362.

[18] Travis W D，Brambilla E，Muller-Hermelink H K，et al. World Health Organization Classification of Tumours. Pathology and Genetics of Tumours of the Lung，Pleura，Thymus and Heart，IARC Press，2004：10.

[19] Loewen G，Natarajan N，Tan D，et al. Autofluorescence bronchoscopy for lung cancer surveillance based on risk assessment. Thorax，2007，62（4）：335-340.

[20] Rosai J. 阿克曼外科病理学. 回允中，译. 9 版. 北京：北京大学医学出版社，2006：403.

[21] Herth F J，Krasnik M，Kahn N，et al. Combined Endoesophageal-Endobronchial Ultrasound-Guided，Fine-Needle Aspiration of Mediastinal Lymph Nodes through a Single Bronchoscope in 150 Patients with Suspected Lung Cancer. Chest，2010.

[22] Ohshimo S，Bonella F，Cui A，et al. Significance of bronchoalveolar lavage for the diagnosis of idiopathic pulmonary fibrosis. Am J Respir Crit Care Med，2009，179（11）：1043-1047.

[23] Taniuchi N，Ghazizadeh M，Enomoto T，et al. Evaluation of fractional analysis of bronchoalveolar lavage combined with cellular morphological features. Int J Med Sci，2009，6（1）：1-8.

[24] Schoellnast H，Komatz G，Bisail H，et al. CT-Guided Biopsy of Lesions of the Lung，Liver，Pancreas or of Enlarged Lymph Nodes：Value of Additional Fine Needle Aspiration （FNA） to Core Needle Biopsy （CNB） in an Offsite Pathologist Setting. Acad Radiol，2010.

[25] Choi Y D，Han C W，Kim J H，et al. Effectiveness of sputum cytology using ThinPrep method for evaluation of lung cancer. Diagn Cytopathol，2008，36（3）：167-171.

第二章 支气管与肺正常细胞学和炎症细胞学

上呼吸道和支气管树所衬覆的上皮主要包括鳞状上皮和假复层或单层纤毛柱状上皮。鳞状上皮主要分布于鼻腔前部、口腔、扁桃体、咽部中下区域。假复层纤毛柱状上皮则分布于鼻腔、咽部、喉室襞、气管和支气管树。

第一节 正常细胞学

一、基础细胞

构成病变的细胞必然有其对应的正常细胞，正常细胞是构成病变的基础细胞成分。认识这些细胞有助于认识相应肿瘤的特点，这也是病变细胞形态学的基础。因此，认识和掌握每个病变细胞的基础细胞的形态特征是重要的和必要的。

（一）鳞状上皮细胞

痰液细胞学标本中常出现数量较多的从口腔剥脱的鳞状细胞，由于鳞状细胞容易脱落，不合格的痰液（唾液）标本中可出现大量的口腔鳞状细胞，其形态与其他标本中的鳞状细胞相似，如食管、子宫颈等处的脱落细胞。在咽部出现炎症性疾病时，可观察到较小的基底层细胞，核较大，但是形态一致。偶可发现正常角化珠，此时需与鳞状细胞癌相鉴别。如果发现少量鳞状细胞的细胞核丢失，则见于口腔慢性炎症，这种细胞大量出现时，就需要排除黏膜白斑的可能。

支气管标本出现的鳞状细胞除来自口腔外，还可来自支气管的鳞状化生细胞，这种细胞显示为深染或嗜碱性胞质，为未成熟鳞状细胞。部分标本中可以发现较成熟的鳞状细胞，这种鳞状细胞虽然并不完全成熟但胞质却是红染和成熟型的，或者是双嗜性胞质，说明其趋成熟性，即由微生物感染引起变化，逐渐出现核周晕。以上鳞状细胞并不多见或数量少，在痰涂片中则更为少见，而于支气管刷取标本中尚可见到少量由基细胞增生、化生而形成的鳞状细胞（图 2-1，图 2-2）。

（二）假复层纤毛柱状上皮细胞

假复层纤毛柱状上皮不易脱落，因此在痰液标本中这种上皮的细胞并不常见。对于近期曾行支气管镜检查的患者，其痰液中可出现较多脱落的纤毛柱状细胞。假复层纤毛

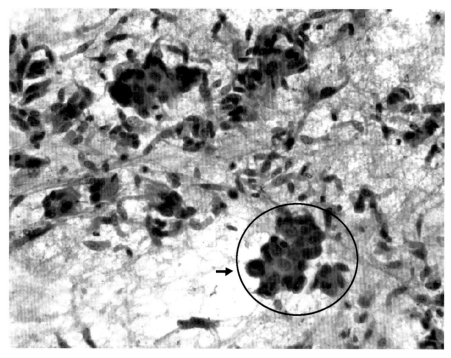

图 2-1　支气管镜刷取标本中的幼稚型（未成熟型）鳞状细胞

合体样、多边形与胞质深染（箭头）。直接涂片，Pap×200

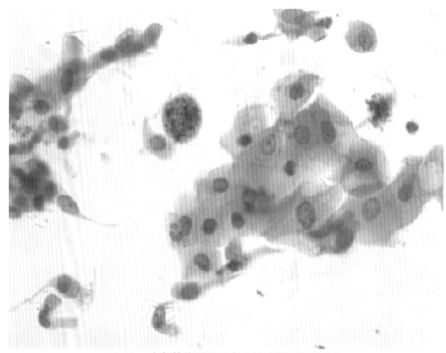

图 2-2　支气管镜刷取标本中的成熟型鳞状细胞

多边形、双嗜性胞质；核增大、有核仁及核周晕，这种表现往往提示检出微生物的可能性加大。Pap×400

柱状上皮的各个细胞核位于不同的平面，表现出复层上皮的外观，实际上是单层上皮。假复层纤毛柱状上皮由纤毛细胞、基细胞、刷细胞、杯状细胞以及弥漫的神经内分泌细胞组成。即使在痰液中发现有纤毛细胞或杯状细胞，也不能肯定它们来自下呼吸道，因为也有来自鼻咽部的可能。但正是这种特殊的外形形态使得在与其他细胞相鉴别时更容易，关键在于标本收集过程中对患者的启发和指导，以减少对肺部或支气管细胞学诊断无意义的标本被当成有效标本而进入实验室（图 2-3～图 2-7）。

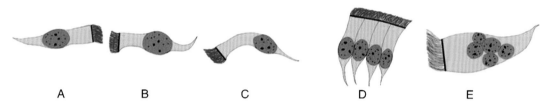

图 2-3 纤毛柱状细胞的外形结构

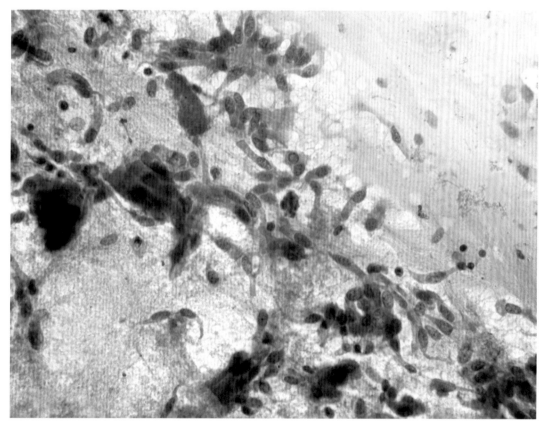

图 2-4 位于黏液中的纤毛柱状细胞散在刷状或不完整菊形分布
其纤毛与刷状缘清晰可见。支气管镜刷取标本直接涂片，Pap×200

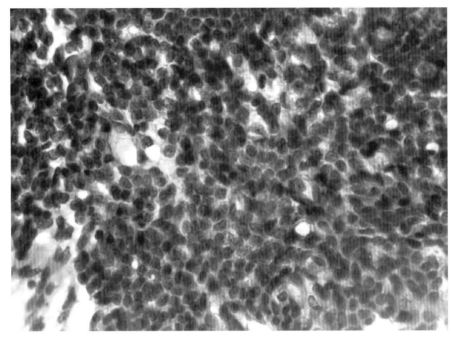

图 2-5 成片剥脱的支气管上皮细胞

表面观蜂窝状排列，其间有黏液空泡和开口现象。支气管镜刷取标本，Pap×200

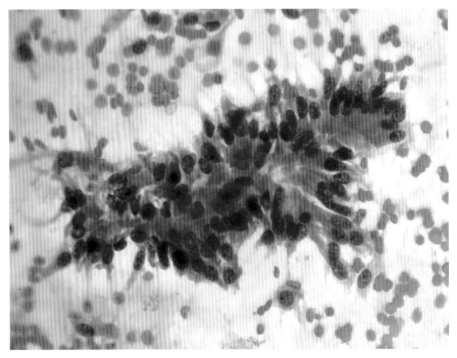

图 2-6 纤毛柱状细胞呈菊形开口样结构

边缘细胞仍呈单层，核复层化不明显，虽然核染色质稍粗，但细胞结构破坏不明显，仍是良性的表现。支气管镜刷取标本，直接涂片，Pap×400

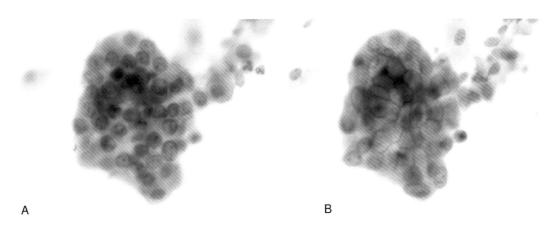

A   B

图 2-7 成团的黏液柱状细胞在不同景深下的图像

A. 核结构；B. 胞质内黏液，微调进行观察层次形态，细胞学所见的细胞均是立体的，这与组织学中观察细胞或组织的切面二维观不同。支气管镜刷取标本，液基制片，Pap×400

（三）纤毛细胞

在支气管刷取标本中可出现数量较多的纤毛细胞，纤毛细胞有清除异物和净化吸入空气的功能。其所特有的纤毛结构并行排列，形成光镜下可见的明显的黑色粗线纹，称为终板，系由纤毛根部或基细胞的融合点连接而成。纤毛在巴氏染色下呈粉红色，纤毛可以缺失，但刷状缘却总是存在，借此可与其他的细胞相鉴别。纤毛细胞可单个散在，也可成团成簇。纤毛细胞的细胞核呈椭圆形并与细胞的长轴平行，有细致而明显的染色质颗粒，有时还可以发现微核仁。细胞核可以出现皱褶，也可以出现核内包涵体。纤毛细胞的细胞核与其细长的体型对比鲜明，使细胞核看起来更为膨胀。在女性的纤毛细胞中，还可以观察到巴尔小体，为 1 条灭活的固缩 X 染色体，属性染色质。纤毛细胞的细胞质轻度嗜碱性，偶可嗜酸性，其末端尖细似豆芽根。

仔细观察纤毛细胞簇的边缘，可以发现正常的纤毛细胞与细胞簇的轴向相垂直。较大支气管来源的纤毛细胞具有纤毛，呈柱状外观；终末细支气管来源的纤毛细胞则较小，扁平且细胞质稀少。在固定不及时的标本中，可能会发现纤毛细胞的纤毛缺失，细胞以及核轻度增大，染色较淡，此时根据这种细胞存在的终板依然可以辨认，可与肿瘤细胞相鉴别。

通过纤毛细胞纤毛的摆动，可以将吸入的灰尘颗粒等排出体外，但是在患有罕见的卡塔格内综合征（Kartagener syndrome）时，由于纤毛缺乏动力、蛋白臂或动力蛋白臂的方向错乱，纤毛清除功能不良，从而使分泌物积存于下呼吸道，出现随年龄增加而加重的反复上、下呼吸道感染，卡塔格内综合征患者还伴有鼻窦炎/鼻息肉、中耳炎、支气管扩张和内脏转位。电镜可以辅助诊断（图 2-8～图 2-10）。

（四）基细胞（或储备细胞）

纤毛细胞靠近基底部的部分逐渐变细长，各纤毛细胞之间有小锥形的基细胞，也称储备细胞，具有干细胞功能，是上皮再生的来源。基细胞可以分化为纤毛细胞和杯状细胞，它的顶部并不能抵达上皮的游离面（图 2-11，图 2-12）。

支气管与肺细胞病理学诊断图谱

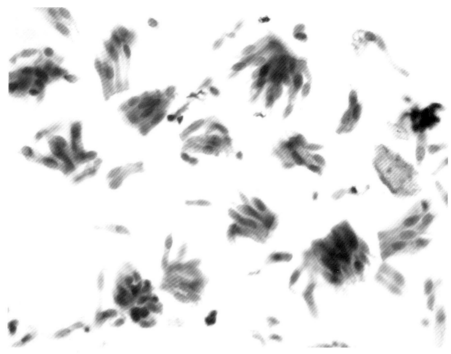

图 2-8　液基制片的刷取标本

背景清晰干净，刷状排列更明显，细胞结构鲜明，更容易判读良恶性。Pap×200

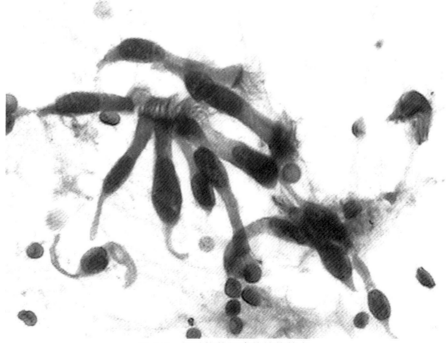

图 2-9　纤毛柱状细胞的结构特点

了解其外形特点具有良恶性判断意义，其中纤毛、刷状缘以及柱状特点是本质特点。支气管镜刷取标本，直接涂片，Pap×400

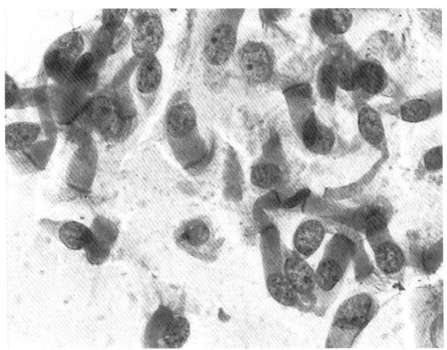

图 2-10　良性的纤毛柱状细胞有明显的刷状缘（终板）和纤毛

可有核增大和染色质增粗现象，但在排列上无带状拥挤（羽毛状排列），细胞外形仍保留柱状特点。支气管镜刷取标本，直接涂片，Pap×400

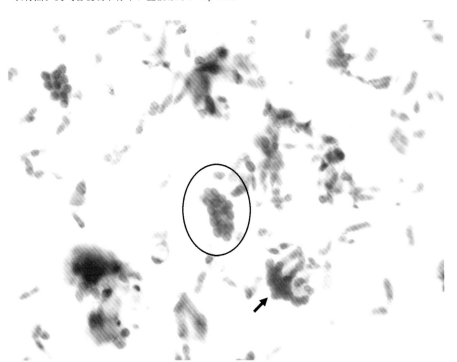

图 2-11　在纤毛柱状细胞背景下可以见到小簇状、胞质稀少类似裸核的基细胞（圈内或箭头）

核内染色质均匀细致、无核仁。支气管镜刷取标本，液基制片，Pap×200

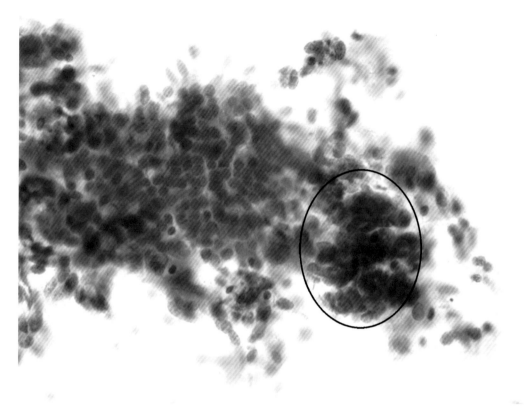

图 2-12　蜂窝状上皮细胞的背景下见致密重叠的胞质稀少的基细胞

明显的对比使得判读容易。支气管镜刷取标本，液基制片，Pap×200

（五）杯状细胞

杯状细胞为梨形或卵圆形，形似高脚杯，其数量较纤毛细胞少，两者数量比例约为1∶6。杯状细胞的细胞核位于基底部，核上部的细胞质丰富而膨胀，较纤毛细胞的细胞质宽大，内有嗜碱性的黏液空泡。杯状细胞的功能是分泌黏液，在纤毛柱状上皮表面形成黏液膜，从而捕获吸入的灰尘颗粒（图 2-13）。通常杯状细胞的数量较纤毛细胞少，但是在哮喘和慢性肺部炎症时，因为存在杯状细胞化生，可在支气管刷取标本中找到多量的杯状细胞。

（六）Ⅰ型肺泡上皮和Ⅱ型肺泡上皮

肺泡是支气管树的终末部分，开口于肺泡囊、肺泡管或呼吸性细支气管的管腔。肺泡壁由单层肺泡上皮构成，即Ⅰ型肺泡上皮和Ⅱ型肺泡上皮。这两种细胞可在慢性肺疾病患者的肺泡灌洗液和肺细针穿刺吸取标本中检出，在痰液或支气管刷取标本中则不易识别（图 2-14～图 2-16）。

Ⅰ型肺泡上皮占肺泡表面积的95%，但数量较少，外观扁平，细胞质非常稀少，细胞器较少，代谢不活跃，Ⅰ型肺泡上皮无再生能力，在组织切片中很少见。

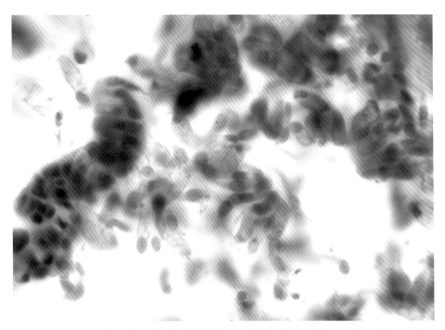

图 2-13　杯状细胞的胞质中充满黏液，覆盖在核上，形成"新月"状核形，这是典型特点

支气管镜刷取标本，液基制片，Pap×400

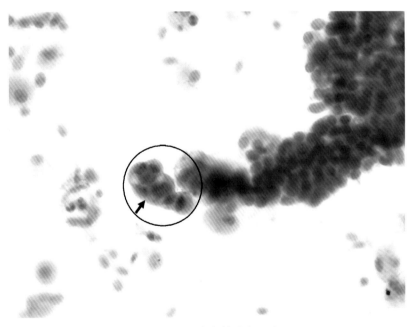

图 2-14　细支气管肺泡细胞

通常很少见于涂片中，只有在由病因引起细胞损害、修复和增生时才会见于痰标本或刷取标本中，以小三维团状出现（箭头），其胞质内可有少数空泡，常常被误为腺癌。支气管镜刷取标本，液基制片，Pap×400

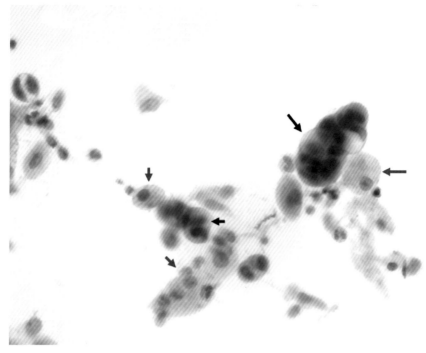

图 2-15　小三维团细胞核深染（黑色箭头）

其胞质类似鳞状化生细胞之胞质，细胞间连接较紧密；伴随的细胞为巨噬细胞（蓝色箭头），其胞质极为淡染并有颗粒感。支气管镜刷取标本，液基制片，Pap×400

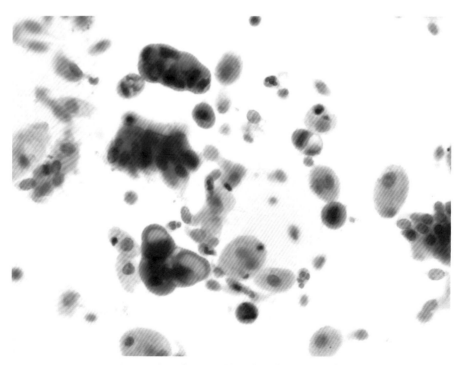

图 2-16　三维团肺泡细胞、支气管上皮细胞及巨噬细胞等混合存在

类似腺癌细胞的表现，重要的是有核增大深染等异型性缺如，这是判读其良性的决定性依据。支气管镜刷取标本，液基制片，Pap×400

Ⅱ型肺泡上皮占肺泡表面积的 5%，数量较多，外观呈圆形或立方形、核圆形，在组织切片中也很少见，Ⅱ型肺泡上皮有再生能力，代谢活性强，当Ⅰ型肺泡上皮损伤后，可由Ⅱ型肺泡上皮分化为Ⅰ型肺泡上皮。这种细胞与克拉拉细胞一样，可以合成肺泡表面活性物质，覆在肺泡表面，降低表面张力，防止肺泡塌陷。在电镜下，这种细胞内含有平行排列的嗜锇性板层小体。

（七）其他上皮细胞

刷细胞是无纤毛的柱状细胞，在更小的支气管中覆盖较多，其游离面无纤毛，但有许多微绒毛，其功能尚有争论。

弥漫神经内分泌细胞，也称 Kulchitsky 或 Feyrter 细胞，在光镜下不易与基细胞鉴别，散在分布于上皮深部，在电镜下有许多致密核心的神经内分泌颗粒。

在终末细支气管上皮部，还含有一种特殊的克拉拉细胞，可以分泌表面活性物质，呈圆顶状向管腔面突出，克拉拉细胞具有分化为纤毛细胞的能力，运用 PAS 染色或免疫细胞化学方法可以证实其存在。

二、 非上皮性细胞

（一）肺巨噬细胞

来自血液中单核细胞，分布于Ⅱ型肺泡上皮或肺泡间的隔细胞。细胞体积大，胞质丰富，核圆形、卵圆形或肾形，略偏位，染色质细致均匀，偶见核仁。在吸烟者或以煤炭为取暖能源燃料的地区、空气污染严重的地区的居住者的肺组织细胞标本中可见有数量较多的巨噬细胞，其来源于血液中的单核细胞的成熟形式——组织细胞。进入肺泡腔的组织细胞被称为肺泡巨噬细胞，当这种细胞吞噬大量的灰尘颗粒后，则被称为尘细胞。电镜下，可见肺泡巨噬细胞含有微绒毛、溶酶体以及小空泡。其吞噬作用对于终末细支气管和肺泡非常重要，由于这些结构中缺乏纤毛细胞，唯有借助肺泡巨噬细胞来吞噬外来的灰尘颗粒，然后转移到淋巴结中，因此肺泡巨噬细胞是人体抵抗外来物质的一道重要防线。巨噬细胞还可以处理并提呈抗原、产生细胞因子、参与人体多种免疫反应。

在痰液中如果出现肺巨噬细胞，则可以说明标本来自肺深部，取材理想，因此可以用来评价取材标本的合格与否。在肺泡灌洗液中可发现有数量较多的肺泡巨噬细胞。巨噬细胞呈球形或椭圆形，直径一般为 $10\sim25\mu m$，细胞质可嗜酸或嗜碱，内含吞噬的外源性灰尘颗粒，这种灰尘颗粒呈黄色或黑色，有时由于数量众多，可遮盖细胞，导致难以辨认。细胞质可有突起。巨噬细胞的核呈圆形或椭圆形，有时可呈肾形，可有核沟。染色质十分细致，核膜明显，可有微小核仁（图2-17～图 2-22）。

肺巨噬细胞可能会出现细胞核的异常改变，偶可形成双核或多核，多核肺巨噬细胞常见于肺尘埃沉着病、病毒性肺炎以及间质性肺疾病等，此时需与多核巨细胞鉴别。有时可以在肺巨噬细胞中观察到明显的核仁，提示增生活跃。细胞核也可发生罕见的退行性改变，出现细胞核增大、深染、轮廓不规则。有些可观察到其可以吞噬受致病因素影响的退变细胞，如丧失吞噬功能的巨噬细胞，可能丧失功能的肺泡Ⅱ细胞以及炎性细胞等。同时这种吞噬与炎性或异物性肉芽肿细胞完全不同，胞质的质感与图顿巨细胞相同而非异物性多核细胞胞质的均匀质感（图 2-23，图 2-24）。

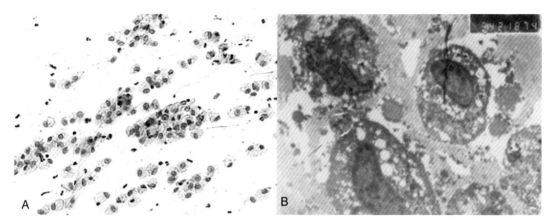

图 2-17　痰标本中的巨噬细胞

　　A. 呈透明的泡沫样胞质，其内见吞噬的灰尘颗粒，核形为类圆形或弯曲肾形；B. 电镜下表现为胞质内吞饮小泡、吞噬体和溶酶体等。A. Pap×100；B. 铅油双染×1 873

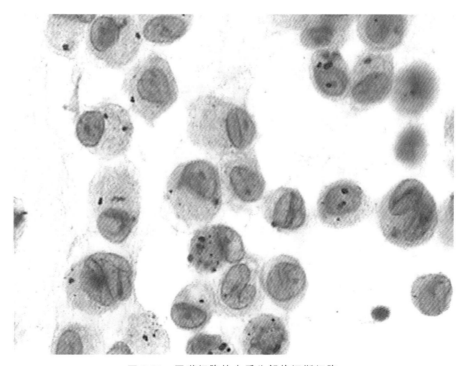

图 2-18　巨噬细胞的本质为朗格汉斯细胞

　　明显的核特征是核沟，但临床中很少注意到这点，就是有意寻找也发现不多，本例标本内细胞既有吞噬又有核沟。痰标本，直接涂片，Pap×400

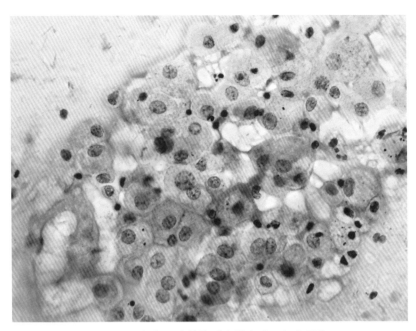

图 2-19　组织细胞的胞质中很少或无灰尘颗粒

说明处于大量吞噬的前期，这时的胞质呈细小的颗粒样或泡沫样，其核位中心或少数有偏位；核染色质均匀一致，核膜整齐光滑，有小核仁。细胞核与胞质具有很好的透光性。痰直接涂片，Pap×200

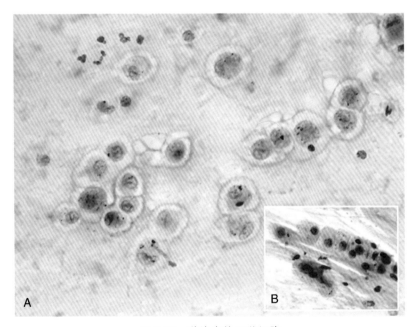

图 2-20　黏液中的巨噬细胞

以圆形散在为主（A），不注意就会误认为腺癌细胞。有时也有类似立方样排列的巨噬细胞（B），明显的胞质中灰尘颗粒，核染色质增粗，核膜略有增厚或轻度不整。直接涂片，Pap×400

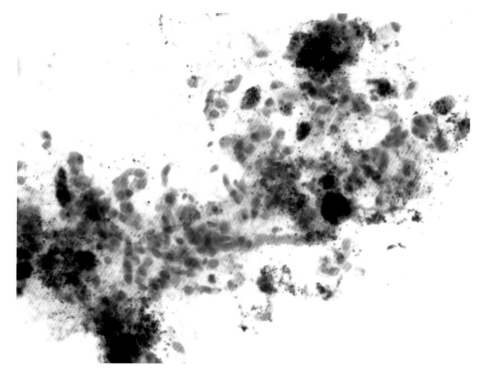

图 2-21　炭末沉着病例的支气管刷取标本

可见在巨噬细胞中有大量的颗粒样炭末。液基制片，Pap×200

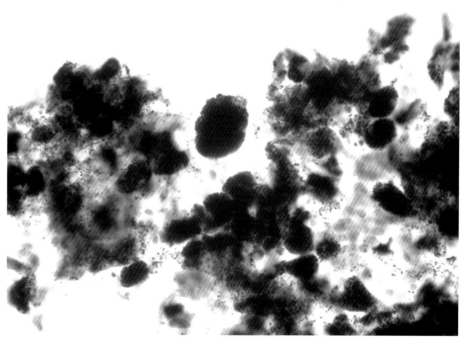

图 2-22　含炭末极多病例的巨噬细胞

镜下一片漆黑，被遮盖的细胞几乎观察不到细胞本身。支气管镜刷取标本，液基制片，Pap×200

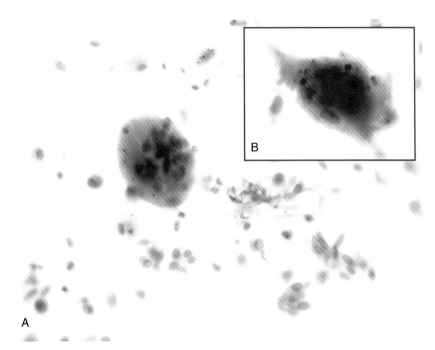

图 2-23　巨噬细胞与多核巨细胞的鉴别

　　巨噬细胞吞噬肺泡细胞后形成多核巨细胞（A），与炎性肉芽肿时出现的异物性多核巨细胞（B）在细胞外形、吞噬完整细胞、核形、胞质质感诸方面有明显不同。支气管镜刷取标本，液基制片。A. Pap×200；B. Pap×400

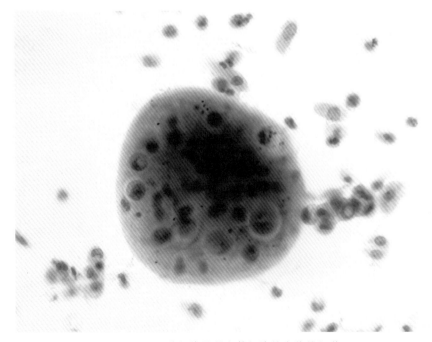

图 2-24　巨噬细胞吞噬完整细胞的高倍镜细节

　　肺泡细胞、单核巨噬细胞以及灰尘颗粒均是被吞噬的目标。支气管镜刷取标本，液基制片，Pap×400

39

在慢性充血性心力衰竭患者的痰液中，可以发现大量吞噬有含铁血黄素的巨噬细胞，这种细胞是由血液进入肺实质导致的。慢性充血性心力衰竭患者由于肺泡毛细血管中的血液渗出，血红蛋白崩解产物被肺泡巨噬细胞吞噬，在细胞质内形成棕黄色的含铁结晶物质，可以被普鲁士蓝着色，呈多边形或不规则形，具有折光性。这种细胞虽然被称为"心衰细胞"，但是在痰液或支气管灌洗液中见到这种细胞时，不能立即肯定患有慢性充血性心力衰竭，因为这种细胞并不具有特异性，在任何原因引起的出血进入肺或肺梗死等情况下都能见到这种细胞。应当结合病史、体征等临床检查，作出提示性报告。

当巨噬细胞吞噬脂质后，细胞体积增大，在其细胞质内可观察到许多小的空泡，此时称为"泡沫细胞"，常见于黄色瘤、脂质性肺炎等患者的影像导引经皮穿刺肺针吸标本中。

肺部细胞学标本中所见的多核巨细胞的种类和鉴别。多核纤毛柱状细胞一般认为是在病毒感染时出现的以多核为特征的细胞，其具有明显的刷状缘（或称终板）和纤毛。这个指标无诊断意义，但出现时可以认为是一种信息提示。朗汉斯巨细胞是在感染分枝杆菌形成结核性肉芽肿时出现的多核巨细胞，核数目多并集中于近细胞膜外周，常呈"马蹄铁"状排列，其核为长杆状，核染色质均匀细致与上皮样细胞相同，为结核性肉芽肿的特征性细胞之一。单纯疱疹病毒感染上呼吸道出现的多核巨细胞，特点是满足空泡状核、薄雾状核和核内包涵体三指标的多核细胞的核以镶嵌样的形式分布于少量胞质内。异物性多核巨细胞常出现于形成炎性肉芽肿的病变中，核为圆形或类圆形，核膜较薄，明显的小核仁；胞质量多，质感均匀并嗜酸性或嗜弱碱性，体积巨大，细胞数目较多。肺泡内多核巨噬细胞也是体积巨大的细胞之一，它是因吞噬需要而产生，当Ⅱ型肺泡细胞变性死亡后，由胞质类似图顿巨细胞的巨大吞噬细胞吞噬这些无用细胞或其碎片，因此其内的核并非仅为巨噬细胞的核，而可以看出具有其他细胞的核甚或完整细胞，同时在涂片内出现较多的Ⅱ型肺泡细胞（图2-25）。

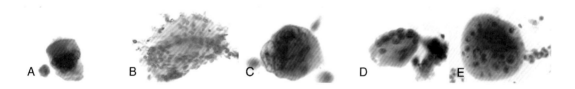

图 2-25　肺细胞学标本中的部分多核巨细胞比较

A. 多核纤毛柱状细胞；B. 朗汉斯巨细胞；C. 单纯疱疹病毒感染时出现的多核巨细胞；D. 异物性多核巨细胞；E. 肺泡内吞噬细支气管肺泡细胞的多核巨噬细胞

（二）间皮细胞

痰液标本与支气管刷取标本中无间皮细胞，而经皮肺穿刺针吸标本中则可能混有间皮细胞。这种细胞外观呈扁平状，多成片排列。在浆膜腔积液标本中，细胞之间有狭窄的缝隙，具有"开窗"特征，细胞核呈圆形，有时存在一定的非典型性，容易误诊为鳞状细胞癌（图2-26）。

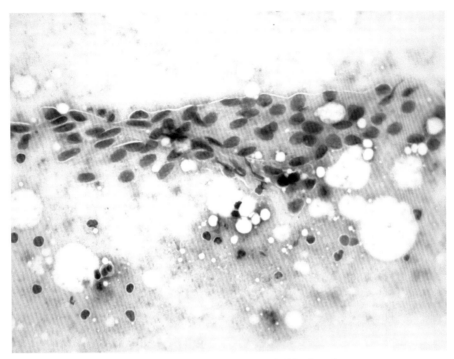

图 2-26　经皮肺穿刺标本中的良性间皮细胞

流水状分布，细胞间有顶端连接。Pap×200

（三）炎细胞

　　淋巴细胞在细胞学标本中常见，特别是在结核等慢性炎症时更是常见，是提示结核可能的有用指标。细胞呈圆形、核圆形或椭圆形，深染或淡染，小淋巴细胞的核由于细胞核小，染色质集中就显得深染；大淋巴细胞核增大明显，核染色质分布稀疏则显得淡染并透光性好。核仁可见或不明显。细胞质稀少，弱嗜碱性。大量小淋巴细胞和中等大小的淋巴细胞混杂相间，以多种类型或多克隆形式出现则可提示良性炎症性疾病。而淋巴瘤细胞，其大小较一致，细胞成分或形态均呈单一性，并具有其幼稚性（或异型性）。不成熟的淋巴细胞以单一性和异型性弥漫散在分布于涂片中，淋巴细胞之间无连接关系，则提示与其他小细胞肿瘤不同，这时要考虑淋巴瘤的可能性。

　　•中性粒细胞可见于慢性支气管炎、肺结核、肺脓肿等患者的细胞学标本中（图 2-27）。

　　•嗜酸性粒细胞可见于支气管哮喘等过敏反应的患者标本中。

　　•单核细胞与淋巴细胞常见于结核等慢性炎症。

　　•浆细胞在痰液或刷取等细胞标本中少见，出现时提示慢性炎症。

　　•肥大细胞少见，偶见于支气管刷取标本。

　　•多核巨型柱状细胞多见于病毒感染时的支气管刷取标本，偶见于痰标本。

（四）红细胞

　　呼吸道有出血时，痰液或支气管灌洗液中可见红细胞，导引穿刺针吸标本中的红细胞多系医源性。

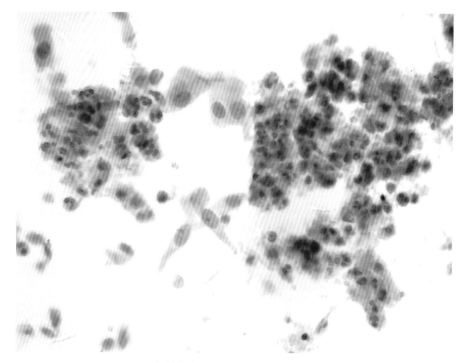

图 2-27　急性炎症时标本中会出现大量中性粒细胞

其中一些粒细胞体积肿胀、核着色淡被称为"脓球"；柱状细胞也出现增生和变性。支气
管镜刷取标本，液基制片，Pap×400

（五）其他外源性细胞

在痰液标本中，有时可以找到横纹肌细胞（图 2-28），核位于外周，且有明显的横
纹，来源于口腔内摄入的肉类食物纤维。在支气管刷取过程中如果用力过度，可能会导
致标本中出现平滑肌细胞，这种细胞没有横纹，且细胞核位于中央。

同样，由于患者的口腔卫生条件不良，或留取痰液时未行漱口，会造成痰液中出现
食物源性的植物细胞（图 2-29），这种细胞属于外来污染物，其细胞壁非常厚，形状多
样，很容易识别。

三、　细胞产物和非细胞物质

很多非细胞物质可出现于痰液、支气管刷取或经皮穿刺肺针吸标本中。例如石棉小
体、Curschmann 螺旋体（Curschmann's spiral）、钙结石等，以下将具体阐述。

（1）花粉　立春之后，百花盛开，这个时节空气中的花粉最多。在患者留取的痰液
标本中可以发现花粉，可呈球形或椭圆形，色暗黄或棕黄，细胞壁厚，可折光，直径一
般不小于 30μm。为了避免花粉的出现，应该使用无菌标本收集盒封装。

（2）黏液　呼吸道细胞学标本中黏液较常见，可呈丝状、条状或无定形，染浅蓝绿
色，半透明。黏液由分泌黏液的细胞产生，与肺和支气管中物质的排除有密切关系。在
有些标本中黏液有很好的提示作用，如黏液癌中的黏液是该肿瘤的特征性指标之一（见
第五章）。再如,痰标本直接涂片中的黏液成分是一个很好的追踪发现癌细胞的方向和指

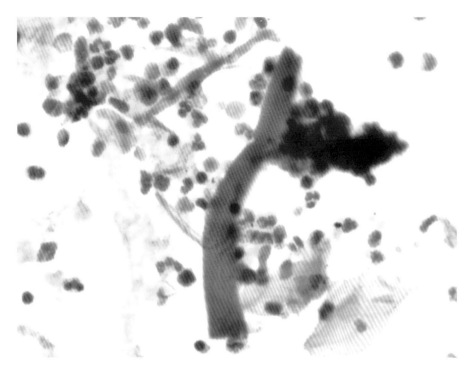

图 2-28　痰液标本中的横纹肌细胞

显示清晰的横纹，与留标本时的口腔环境有关。Pap×400

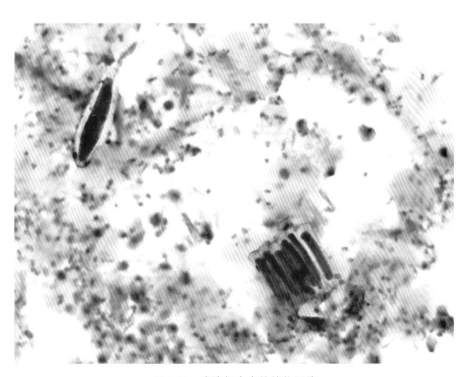

图 2-29　痰液标本中的植物细胞

这种取材无诊断意义。Pap×200

引，如果某处发现癌细胞，沿黏液的方向就会继续发现其他的癌细胞。小细胞癌细胞随黏液走向呈单列纵队的排列方式也被称作印第安队列式排列（图 2-30）。但液基制片中由于添加了消除黏液的物质，致使黏液减少，上述作用就消除。

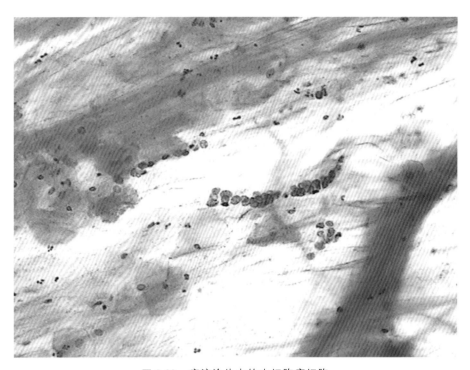

图 2-30　痰液涂片中的小细胞癌细胞

沿黏液丝呈单行纵队式展开，形成所谓印第安队列式排列，是痰标本中经典的诊断指标，最初得名于美国早期西部影片中描述的马队奔跑形式。痰标本涂片，Pap×100

（3）Curschmann 螺旋体　在慢性支气管炎或支气管哮喘患者的痰液中，可以发现一种螺管状螺旋体，螺环呈深色，边缘半透明，称为 Curschmann 螺旋体。Curschmann 螺旋体是一种浓缩的黏液管型，形成于小支气管中。Curschmann 螺旋体并不是上述两种疾病的特异性表现，在伴有杯状细胞化生的患者标本中也可以出现 Curschmann 螺旋体，诊断价值并不大（图 2-31）。

（4）夏科-莱登结晶（Charcot-Leyden crystal）　夏科-莱登结晶外观呈狭长菱形，是一种红色的晶体。常见于支气管哮喘患者的痰液中。由嗜酸性粒细胞崩解物形成，在涂片中很显著（图 2-32）。

（5）结石　肺结核患者的痰液中可能会出现微小的钙结石，结石也可出现在肺泡微结石症患者的痰液中，这是一种病因不清的两肺肺泡内存在无数微结石的罕见疾病，可能与常染色体隐性遗传有关。化学和能量-分散 X 线微分析表明该病的微结石由钙和磷组成。肺泡微结石症患者早期无症状，或仅有慢性咳嗽，但 X 线胸片可见有明显改变，主要表现为双肺弥漫均匀的大量小沙粒状的阴影，边缘锐利但不规则，多位于中下肺野及其内侧,也可融合成片。肺泡微结石症需与粟粒样肺结核相鉴别。胸部高分辨率CT可较

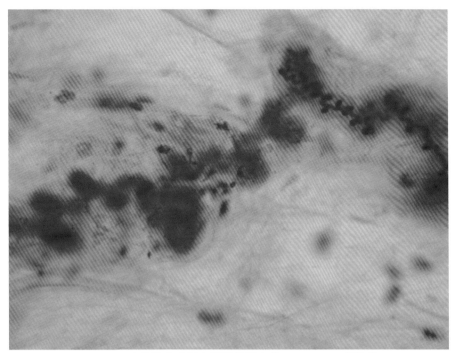

图 2-31　直接涂片痰标本所见的绳索状 Curschmann 螺旋体

由河南省开封市中医院病理科徐流河医师提供病例。HE×200

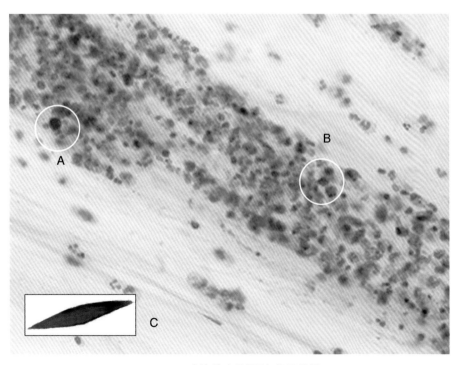

图 2-32　痰涂片中的夏科-莱登结晶

由崩解的嗜酸性粒细胞集结成小菱形（A、B），最后形成较长的嗜酸性菱形结晶体（C）。
Pap×400

早发现肺泡微结石症，行肺泡灌洗术可以改善患者症状，达到治疗目的，同时冲洗出的微结石还可以确诊。

（6）沙粒样小体　镜下可见大小不等的类圆形、呈年轮样分层的嗜碱性小体，属非细胞生成物质，因长期肺泡内水肿形成，与细胞性坏死物质所形成的沙粒体不同，即与乳头状癌无关（图2-33）。

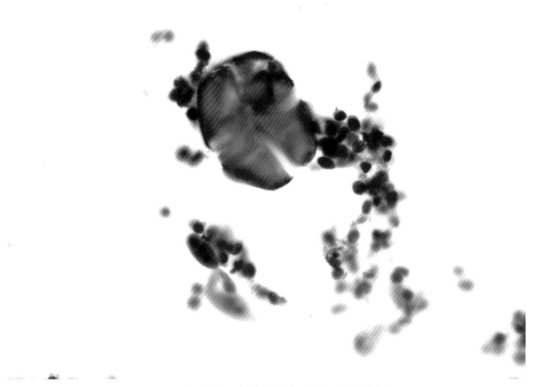

图 2-33　支气管镜刷取标本液基涂片：沙粒样小体

嗜碱性，类似沙粒体样，但无年轮样结构，层次结构不清，背景中有淋巴细胞。Pap×400

（7）沙粒体　沙粒体是一种同心圆层状钙化小体，常见于具有乳头状结构的恶性肿瘤，如细支气管肺泡癌以及肺乳头状癌患者的痰液中可出现沙粒体，转移性卵巢癌、转移性甲状腺癌也可以出现沙粒体（图2-34）。

（8）石棉小体　早在1987年，国际癌症研究组织（IARC）已经宣布石棉是一类致癌物质，可以引起恶性间皮瘤，石棉主要包括温石棉、透闪石石棉、铁石棉、直闪石、青石棉、阳起石等。石棉小体最常见于在石棉厂工作的工人以及从事建筑、开采等行业的工人。由于患者长期吸入散落的石棉纤维，引起了肺及胸膜的纤维化，通常在暴露后15～20年发病，患者表现为呼吸困难以及限制性通气障碍等，纤维化主要发生在肺下叶，常见胸膜纤维化、钙化以及蜂窝肺。石棉小体呈铁锈色，有特异性的串珠样或竹节样外观，在其尾端有小结节。石棉小体长度最大可达 $200\mu m$，此时可通过支气管纤毛的摆动排出体外，但是当其长度仅有 5～10μm、宽度仅有 1μm 时，则难以排出，但有时可以被巨噬细胞吞噬。细胞学所见的石棉小体是由铁蛋白包裹的石棉纤维。石棉纤维在偏光显微镜下呈弱双折光（图 2-35）。

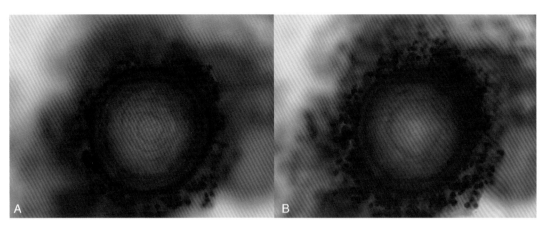

图 2-34　沙粒体

圆形年轮样层状结构，不同景深拍片所见，这是镜检时在不同层面上观察的微调动作。CT 导引下穿刺标本，直接涂片，Pap×400

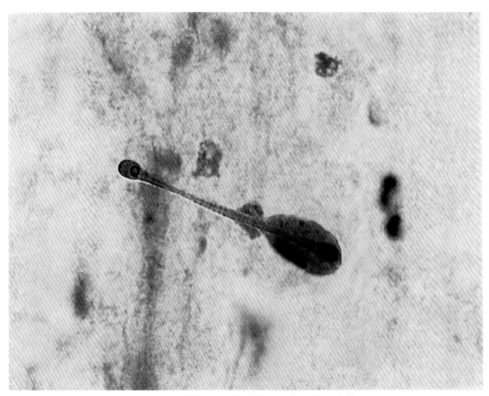

图 2-35　痰涂片中的石棉小体为铁锈色小体

（引自 Alfred Böcking：Wie Cytopathologie Krebs frühzeitig und ohne Operation erkennen kann GEK-EDITION，2005，Pap×200）

需要指出的是，在痰液中发现石棉小体，切忌直接提示患者有石棉肺，必须具备典型的临床表现和影像学证据之后，才可以提示初步考虑此病。而且，并不是找到铁锈色的小体就一定是石棉小体，因为有一些矿物纤维也可以表现出类似石棉小体的外观。

（9）淀粉样物质沉积（淀粉样变）　在支气管刷取或针吸标本中偶尔可以发现无定形嗜酸性淀粉样物质，这种情况可见于肺淀粉样物质沉积症与气管支气管淀粉样物质沉积症等疾病，经过刚果红染色之后，这种物质在偏光显微镜下呈现双折光性，即明视野下为橘红色，暗视野下为青苹果色。

（10）染液中苏木素-钾明矾析出结晶性沉淀　苏木素染液使用时间过长后，微小的苏木素-钾明矾结晶可黏附在涂片上，表现为大小不等的圆形深蓝色斑块，可能会使人误认为是裸核癌细胞，而仔细观察则会发现其内含有大量细颗粒。较大的结晶体呈多面体，被染为淡紫红色，晶莹透明如同红宝石样（图2-36）。

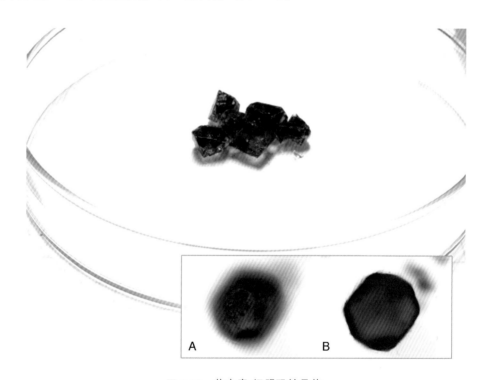

图2-36　苏木素-钾明矾结晶体

　　紫红色透明的多面体，约1.2cm×1cm×0.8cm，大小不等，小者约沙粒状。镜下嗜碱性多面体物质，长径大约35μm，调焦前后变化：A. 细致结构；B. 外形结构。支气管镜刷取标本，液基制片，Pap×400

（11）苏木精金属样氧化膜　苏木精染液使用后由于在1～3d内接触空气中的氧，使得液体表面氧化而产生有金属光泽的氧化膜，时间越久金属膜越多，如不及时去除，则有可能污染涂片，成为遮盖细胞的嗜碱性膜状物（图2-37）。

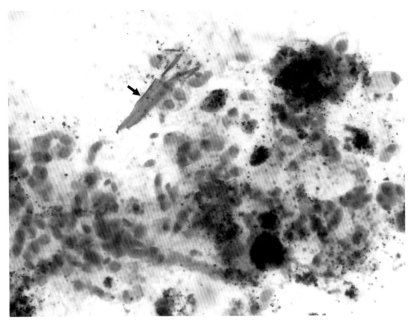

图 2-37　苏木精染液氧化而形成的表面反光的金属样膜

在未清理情况下，涂片可以被此膜状物质所污染，可遮盖细胞影响观察，使无诊断价值。支气管镜刷取标本，液基制片，Pap×200

第二节　支气管及肺的良性细胞病变

良性疾病所致的支气管及肺的细胞学改变多种多样，包括适应性、反应性细胞及损害性改变。现将这些改变阐述如下。

各种原因导致的细胞损害形成了细胞的形态改变，这是细胞对病因的适应和反应，正是这些改变造成了细胞学介于正常和癌变损害之间的一系列形态所见，同时也造成了鉴别诊断的难题。认识这些形态学改变及其变化，就能解释形态学改变的原因和改变的谱系过程，所谓诊断难题也就迎刃而解了。

一、纤毛细胞改变

在支气管炎、病毒性肺炎等炎性疾病中，由于支气管上皮对损伤的非特异性反应，偶尔会出现纤毛细胞体积增大，细胞核也相应增大的情况，可由正常时的 6~10μm 增加到 12~15μm。这种增大的纤毛细胞有或无纤毛，但一定有终板，核仁明显一至数个，染色质仍分布均匀，结构细致。纤毛和终板在某些急性损伤的条件下会出现丢失，在病毒性肺炎时，纤毛细胞可出现变性崩解，此时纤毛也会出现丢失，细胞变性（图 2-38），细胞质内可出现嗜酸性包涵体样红染区域。

在呼吸道标本中偶尔可以观察到多核纤毛细胞，体积大，呈多边形或不规则性，多为非特异性反应。其细胞核数量可达数十个。这些细胞核大小一致，体积较小，约 6μm，

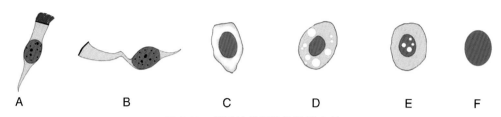

图 2-38　纤毛柱状细胞的肿胀变性
A. 正常；B. 纤毛失去；C. 浊肿；D. 胞质空泡；E. 核空泡；F. 胞质溶解

呈圆形或椭圆形。这种多核纤毛细胞可能是在复制分裂过程中出现了异常，或是由于病毒感染导致合胞体的形成。

　　有时还可以观察到纤毛细胞出现核固缩的现象，这种散在分布的纤毛细胞体积较小，形似三角锥，细胞核缩小、深染，且大小不一致，细胞质嗜酸性，此时要观察其纤毛的特征才不会误认为是鳞状细胞（图 2-39，图 2-40）。

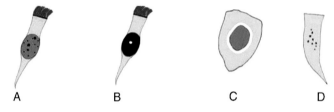

图 2-39　纤毛柱状细胞的固缩变性
A. 正常；B. 核固缩；C. 核周晕；D. 核崩解

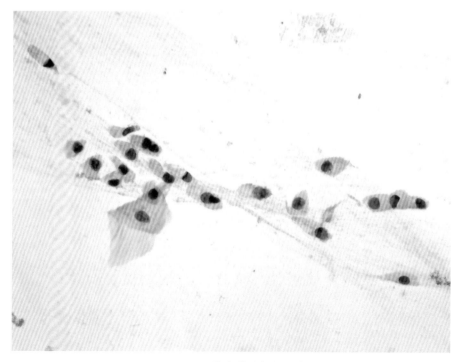

图 2-40　固缩变性的柱状细胞
核深染并有体积的缩小，是炎症时支气管上皮常见的改变。痰标本，直接涂片，Pap×200

在某些慢性炎症患者的痰液中，有时可以见到一些纤毛细胞团，可观察到大量的细胞核紧密排列于细胞的中央部，细胞核深染，大小一致，在此细胞团边缘可见纤毛。这种细胞团是出乳头状增生的假复层纤毛柱状上皮断裂脱落所形成的，需要与肿瘤相鉴别。

二、 杯状细胞化生

在杯状细胞化生患者的呼吸道标本中，可以发现数量较多的杯状细胞以及大量黏液（图 2-41）。

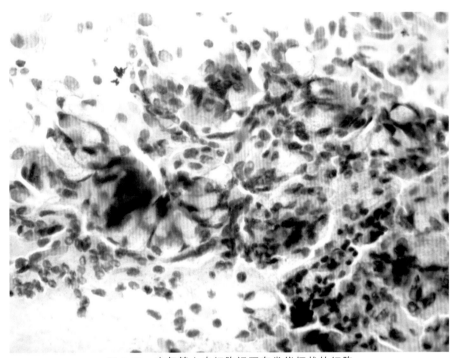

图 2-41　支气管上皮细胞间隔有类似杯状的细胞

也是一种黏液细胞，一般情况下较少见，出现较多时被称为杯状细胞化生。支气管镜刷取标本，直接涂片，Pap×400

三、 鳞状细胞化生

支气管黏膜在某些情况下可以出现纤毛柱状上皮被鳞状上皮取代，这种情况比较普遍，如慢性支气管炎、支气管扩张、肺脓肿等，吸烟者或老年人也较常见。鳞状细胞化生的原因一般认为系微生物侵犯的反应或是机体对外界理化环境变化的一种适应性改变。鳞状细胞化生所累及的范围可较广泛，且维持时间长。对于普通的鳞状细胞化生，不应将其视为癌前病变，但是，对于非典型性的鳞状细胞化生来说，有鳞状细胞癌的可能。

细胞学上，鳞状细胞化生的形态学为成片平铺状的菱形或多边形细胞外形，相互间显示有一定连接关系。细胞核增大，圆形或椭圆形；核染色质均匀细致或稍有致密均匀的染色质；核膜清晰并规整光滑；核仁增大并可有 1 个或 2 个核仁。胞质均匀细致并稍有深染，这是鳞状化生细胞的共有特征（图 4-42，图 2-43）。

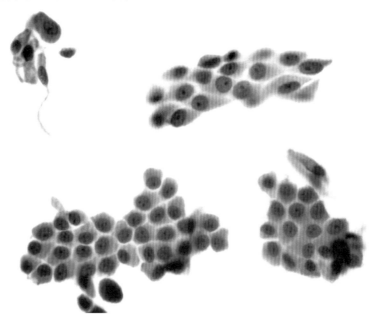

图 2-42　化生型鳞状上皮细胞

多边形或菱形外观，中等大小体积，增大的核与核仁，胞质深染均质。支气管镜刷
取标本，液基制片，Pap×400

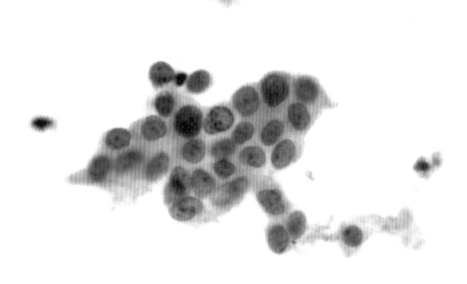

图 2-43　化生型鳞状细胞核的染色质

可有少数较粗颗粒状变化，从核的整体观察还不足以判读为异型性改变，这时要注意有
无微生物形态。Pap×400

四、 鳞状细胞退化变性

在化生的鳞状细胞成熟的过程中，各种病因如微生物、物理、化学等均会对鳞状细胞造成损伤，使细胞发生变化。这些变化是细胞死亡前的形态学改变，称为退化变性（图2-44），它包括两种：肿胀变性和固缩变性。

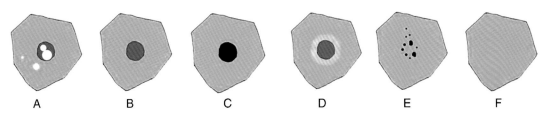

图 2-44　鳞状细胞的退化变性
A. 核与胞质内空泡；B. 核淡染；C. 核固缩；D. 核周晕；E. 核崩解；F. 核消失

在呼吸道细胞学标本中，有时可以找到一些非口腔剥脱的鳞状细胞，这些细胞体积通常较小，成片状排列，细胞核不具异型性，有时可深染，需要与口腔、咽部等来源的鳞状细胞区分。这些鳞状细胞来源于呼吸道上皮的基细胞化生，取代了正常的纤毛柱状上皮，然后从表层脱落下来，进入标本中，很容易引起注意。但偶有鳞状细胞呈团排列，结构欠清，纤毛或终板的存在与否直接影响细胞的鉴定。

烧伤患者由于吸入大量热空气和热烟，支气管上皮被广泛破坏，这时可以发生类似非典型性鳞状上皮化生，这些细胞体积增大，呈椭圆形、多边形或梭形，核深染，常有多核形成。核仁增大，常为修复反应。

五、 假性非典型鳞状细胞化生

如上所述，在痰液和支气管刷取等标本中，有时可见非典型鳞状细胞化生，被认为是一种癌前病变。这种细胞呈松散的簇状结构，时有镶嵌现象。细胞较小，核大小不一，具有非典型性，对于这种病例要慎重，应该仔细镜检并复查（见第四章）。这种与假性非典型鳞状细胞化生相似的细胞，包括口腔脱落的深层小鳞状细胞、"巴氏细胞"等，特别是细胞核发生增大深染的改变需要认真全面观察（图2-45）。在合并有微生物形态或细胞改变时，更应当注意鉴别诊断。

单纯疱疹病毒感染所造成的假异型性细胞出现未成熟化生型鳞状细胞的核的特异性表现：增大、染色质增粗并深染、向核膜集中的染色质形成增厚的核膜、空泡状核、镶嵌样多核及核内包涵体等，一系列变化极易使诊断者无所适从，造成假阳性误判。

巨细胞病毒的靶细胞仍然是化生型鳞状细胞，表现为异型性的假象，其外形更令人难以判读为良性：核增大与深染更明显，核内和胞质内包涵体更多见，细胞的增大非常显著（图2-46）。

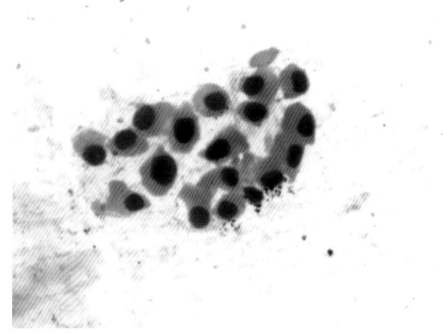

图 2-45　痰标本中咽喉部感染后的提前成熟的红染胞质的化生型鳞状细胞

核增大并深染不透光，与此相对应的是固缩核的巴氏细胞。染色质浓染无层次感，细胞无增生活跃表现，核膜尚规整。痰标本，直接涂片，Pap×400

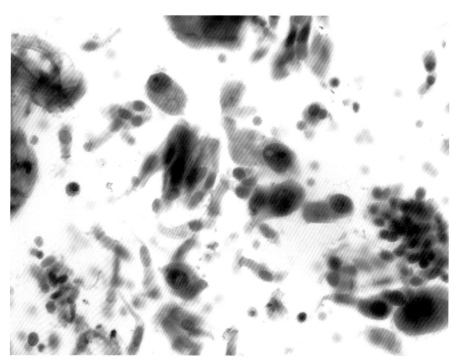

图 2-46　巨细胞病毒所造成的化生型鳞状细胞

核增大与深染明显，胞质为化生型并有空泡，细胞类似异型性表现，但实质却是良性改变，易造成误诊。Pap×400

六、 基细胞增生

在呼吸道慢性炎性疾病时，如慢性支气管炎、结核、真菌感染等，基细胞可出现增生现象，基细胞的数量、层数增多，导致上皮变厚，但是细胞间排列有序。基细胞增生是呼吸道对炎症发生的一种非特异性反应。在支气管刷取或经皮穿刺肺针吸标本中可发现增生的基细胞（图 2-11，图 2-12），它们成团排列成小簇状，相互间连接较紧密或重叠，细胞体积小，细胞核直径约 8μm，核深染，可见核仁，细胞质稀少，但无坏死，容易误诊为小细胞癌，其鉴别参见第五章。

七、 修复与修复细胞

损害必然伴随着反损害和修复，微生物感染、烧伤、创伤以及放射线暴露等均可出现修复现象。支气管上皮细胞会有所变化，如出现明显的核仁，此时需要与肿瘤相鉴别。由基细胞增生引起鳞状化生进而转变为修复性鳞状细胞是细胞的反应性功能，即有损伤就有修复，也是机体的应激反应之一。化生型鳞状细胞产生多突起并形成合体样胞质，并且核增大明显，核仁肥大而清楚，甚或可见核分裂象，完全显示出增生活跃的态势，防止损伤进一步扩大。由于细胞核透光性好，核染色质可有增粗，核仁肥大，核增大明显，诊断者最容易想到的病变为腺癌，但因无三维团结构、细胞之间没有清楚的境界，胞质呈合体样，核染色质增粗不及腺癌细胞，异型性也就不如腺癌明显，所以是可以区别的（图 2-47，图 2-48）。

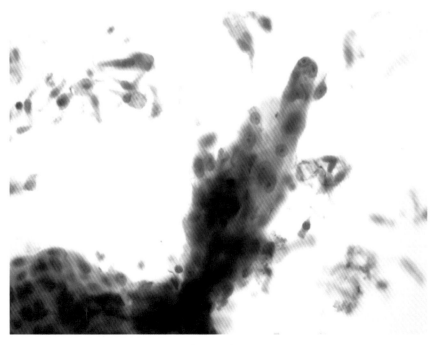

图 2-47 修复性细胞，合体样分布

细胞之间境界不清；核增大明显，并有大核仁，核染色质均匀细致。Pap×400

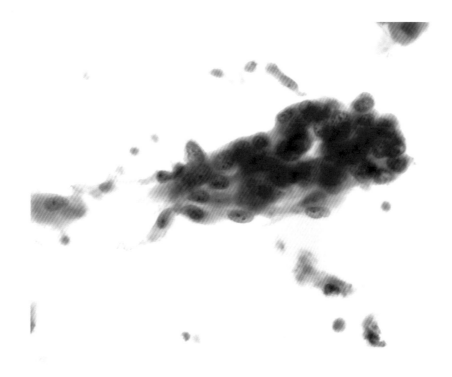

图 2-48　修复细胞，合体样流水状分布的细胞片

核膜及核仁明显，可见核分裂象，核染色质颗粒状。支气管镜刷取标本，液基制片，Pap×400

八、 Creola 小体

1962 年，Naylor 在哮喘患者的痰液中发现了一种乳头状细胞簇，第一个被观察到这种现象的病人叫"Creola"，故将其命名为 Creola 小体（Creola body）。Creola 小体是由支气管黏膜脱落的上皮细胞聚集形成，其中心是大量均一的小细胞聚集体，周边整齐被覆的是可以辨认的有极性的纤毛柱状细胞，一般有纤毛和终板，但是也存在丢失的情况，整个 Creola 小体呈局部乳头状结构，即圆形或椭圆形立体结构，细胞核有增大的表现，这时必须与乳头状癌或腺癌相鉴别（表 2-1），避免误诊。

表 2-1　Creola 小体与乳头状癌鉴别

鉴别要点	Creola 小体	乳头状癌
排列	乳头状	乳头状
纤毛	有	无
终板	有	无
细胞核	正常	核异型
核仁	大小正常	明显，大
染色质	均匀	粗糙
其他	边缘偶可发现正常杯状细胞	偶可见核内包涵体

细胞学上，Creola 小体是由乳头状有极性的支气管柱状上皮所形成的圆形或椭圆形的立体结构，其表面有端板，有时可见纤毛（图 2-49，图 2-50）。

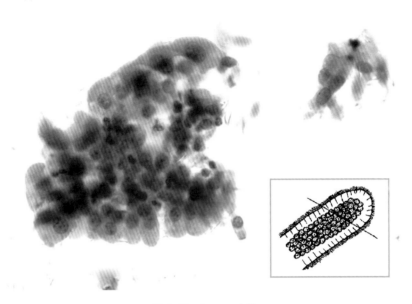

图 2-49　Creola 小体

乳头状细胞团的片段，细胞胞质偏向外侧，核增大和核仁明显，类似非典型腺细胞。支气管镜刷取标本，液基制片，Pap×400

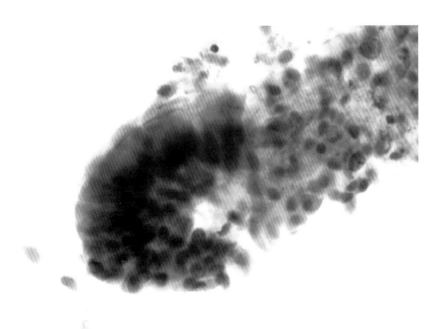

图 2-50　不完整的 Creola 小体

一侧刷状缘被截断，核拉长和复层化表现使得判读困难。支气管镜刷取标本，液基制片，Pap×400

Creola 小体相对应的组织学实际上就是呼吸道黏膜在慢性炎症刺激下，出现皱褶并形成的乳头状突起，这些突起由纤毛细胞和杯状细胞组成，也包含有基细胞。

九、巴氏细胞

巴氏细胞是由美国细胞学家巴氏（George N. Papannicolaou）（1883—1962 年）一次患呼吸道感染时在自己的痰液中观察到的。这种细胞为小鳞状细胞，胞质染深伊红色或橙红色；细胞核先是略有增大，核圆形或椭圆形，后又发生固缩变小并且核形不规整，深染不透光，与角化型鳞状细胞癌细胞的墨碳状核类似，因此经验不足者易误诊断为癌病变（图 2-51）。这种细胞主要来源于炎症性疾病时的喉黏膜，但是其他部位脱落的鳞状细胞也可呈相似形态。

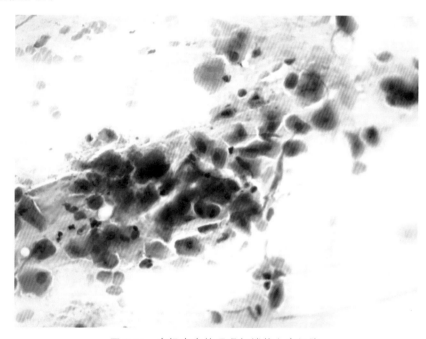

图 2-51　痰标本中的咽喉部鳞状上皮细胞

病毒性感冒后会出现，特点是细胞体积小，类似中层细胞，但胞质角化红染，核深染并增大，有轻度核膜不规整，经验不足者会误认为角化型鳞状细胞癌。Pap×400

十、非典型Ⅱ型肺泡细胞

在病毒性肺炎、肺纤维化以及化疗等情况下，Ⅱ型肺泡细胞会发生良性反应性改变，形态具有非典型特征：细胞体积增大，圆形或立方形，核大、深染，可有泡状核，有时出现明显的核仁，染色质细致或稍粗糙。这种细胞常可能被误认为是恶性的，经过抗表面活性物质抗体（AT10）的免疫细胞化学染色后，可以确定其良性本质。

来源于呼吸道的细胞学标本中可能会出现这种细胞，此时需要与腺癌相鉴别。鉴别的要点在于细胞是否具有异型性，虽然"非典型肺泡细胞"具有小团状三维结构，但其核不具备非典型的核改变（图 2-52）。胞质的质感与鳞状细胞化生时的胞质相像，同时在背景中可见到类似图顿巨细胞的吞噬上皮细胞的吞噬细胞。在病毒性肺炎或肺梗死的患者呼吸道标本中若出现这种细胞时，需要间隔2～3周再复查，若消失则提示为良性病程（图2-53）。

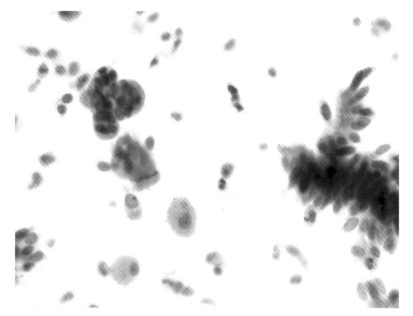

图 2-52　肺泡细胞对损害原因的反应造成肺泡细胞的增生
　　当反应较活跃时由小团状细胞变为大的三维团，同时出现核仁时被认为是非典型Ⅱ型肺泡细胞，但这种细胞并不具备癌前驱病变的非典型增生改变。支气管镜刷取标本，液基制片，Pap×400

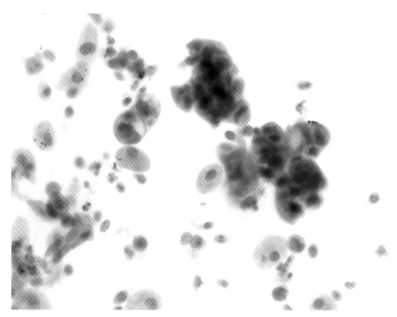

图 2-53　**多量的非典型Ⅱ型肺泡细胞三维团**
　　观察到条索样整齐排列的细胞具有排列上的极性特点，说明不是恶性表现。支气管镜刷取标本，液基制片，Pap×400

第三节　良性肺疾病细胞学

一、间质性肺疾病

间质性肺疾病（ILD）包括 200 多种疾病，其特点是肺间质的慢性炎症和进行性的纤维化。纤维化的范围可累及支气管、肺泡间隔、血管和淋巴管及末梢气腔周围的肺间质，除了肺间质之外，还可以累及支气管和肺泡的上皮细胞和血管内皮细胞。由于间质性肺疾病的诊断影响治疗方案的选择，所以对于这一大类疾病进行细胞学诊断之前必须有全面的临床及影像学资料，如网状结节影、蜂窝肺是间质性肺疾病患者主要的影像学改变，必要时还应行组织学活检。

经皮穿刺肺针吸可作为该类疾病的辅助诊断，虽在细胞学标本中无恶性细胞的存在，但是偶可发现非典型Ⅱ型肺泡细胞，其外观均一，大小一致，不具备异型性。

二、巨细胞间质性肺炎

巨细胞间质性肺炎（GIP）必须在具有临床和职业暴露史等基础上，结合细胞学发现再做出诊断。这种疾病主要见于采矿或金属加工厂的工人，由于吸入了钴、钨、钛等重金属粉末，导致的肺间质纤维化。在患者的呼吸道标本中出现多核巨细胞，细胞质内可观察到吞噬的颗粒存在（图 2-54）。在不具备临床典型表现和职业暴露史时，应注意与其他肉芽肿性疾病鉴别。

图 2-54　金属粉末引起的巨细胞性间质肺炎

粉末颗粒类似针状礼花样圆球体，形成肉芽肿时涂片中可见多量的异物性多核巨细胞。支气管镜刷取标本，液基制片，Pap×200

三、 弥漫性肺泡损伤

弥漫性肺泡损伤（DAD）常见于急性呼吸窘迫综合征、急性肺损伤等，也见于休克、吸入毒性物质、放射线等。在急性期，会出现肺间质和肺泡内水肿，以及透明膜形成，在此期的肺泡灌洗液中，会出现无定形的红染均质蛋白质样物质、肺泡巨噬细胞、中性粒细胞甚至非典型Ⅱ型肺泡细胞。增生期会发生Ⅱ型肺泡细胞增生，这是一种修复现象。

四、 脂质性肺炎

（1）外源性脂质性肺炎　外源性脂质性肺炎是由长期吸入脂质造成的，如长期使用液状石蜡滴鼻剂。由于肺吸入的脂质不能被吸收和代谢，少量的脂质被肺巨噬细胞吞噬，然后运至周围淋巴结，而大量的脂质则在被巨噬细胞吞噬后，在肺实质内聚集，引起肉芽肿性炎。

在外源性脂质性肺炎患者的痰液中，可以观察到吞噬有脂质的巨噬细胞，细胞核可多个，细胞质内有大量的空泡，使得该细胞呈现出一种泡沫样的外观，使用油红O染色可证实脂质的存在。

（2）内源性脂质性肺炎　内源性脂质性肺炎较外源性脂质性肺炎常见，也称为胆固醇性肺炎，是由肺部疾病造成组织破坏并释放组织中的脂滴引起的一种并发症，常见于支气管扩张、放疗等，或者由于远端支气管被堵塞，如肿瘤、机化性肺炎等。这种疾病的患者通常无症状，多因为偶然接受影像学检查而被发现。

临床上，可能会遇到肿瘤堵塞支气管引起内源性脂质性肺炎的情况，在经皮穿刺肺针吸的标本中应有吞噬脂质的巨噬细胞和肿瘤细胞，如果仅有吞噬脂质的巨噬细胞，最好通过进一步活检来诊断。

五、 戈谢病

1882年，法国的Philippe Gaucher医师首次对戈谢病进行了描述，并将其命名为戈谢病，旧译高雪病，也称葡萄糖脑苷脂病，是一种常染色体隐性遗传性疾病。可发生在任何种族，在我国发病率较低。患者体内的β-葡萄糖脑苷脂酶活性显著降低或缺乏，导致葡萄糖脑苷脂在单核-巨噬细胞内大量积蓄，可累及肝、脾和骨髓。

戈谢病可以出现特征性的巨噬细胞，细胞大，直径$20\sim40\mu m$，圆形或椭圆形，核偏心位，染色质呈粗网状，细胞质丰富，内有纤索状波纹（细致的微颗粒），但实际上不易与肺巨噬细胞区分。另有小淋巴细胞与之混存（图2-55）。

六、 结节病

结节病是一种系统性肉芽肿性疾病，累及肺和身体的淋巴系统。最常见于纵隔和肺门淋巴结，也可见于皮肤和肝等。结节病可发生于任何年龄，其病因不清，病理特征是肉芽肿形成，不伴干酪样坏死。

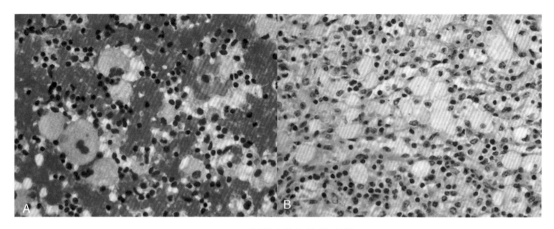

图 2-55　戈谢病的细胞学表现

泡沫样胞质的戈谢细胞和淋巴细胞是主要细胞成分（A）；组织学与细胞学所见相同（B）。A. Pap×400；B. HE×400

对于结节病影像学导引经皮穿刺针吸标本来说，根据需要可以选择穿刺增大的纵隔淋巴结，也可以选择穿刺肺部病灶。但是这种特殊部位的针吸细胞学检查施行起来非常困难，综合比较，经支气管针吸的侵入性较小，尤其适合于纵隔和（或）肺门淋巴结病的诊断。国外常使用这种方法来获取纵隔和（或）肺门淋巴结的标本，进行分期和反应性淋巴结病的鉴别诊断。大多数国外的报道是运用 19-gauge（gauge 为伯明翰 BWG 线规规格，针头号码越大，直径越小）的组织穿刺针。

Smojver-Jezek 等采用 26-gauge 的针头，对 116 例纵隔和（或）肺门淋巴结病的患者进行支气管镜引导经支气管穿刺针吸细胞学检查，针头洗液做抗酸染色检查以及罗氏改良培养基培养，其中 88 例患者被诊断为结节病。他们认为支气管镜引导经支气管穿刺针吸细胞学检查诊断纵隔/肺门淋巴结病的敏感性和特异性分别为 78.7％ 和 92.3％；Trisolini 等使用 19-gauge 的穿刺针，其报道的敏感性和特异性分别为 69％ 和 91％。Baker 等认为，出现淋巴细胞，伴或不伴其他类型的细胞，是判断经支气管针吸纵隔/肺门淋巴结的标本量是否足够的标准。如果镜下出现的支气管上皮细胞和巨噬细胞，和（或）散在淋巴细胞等，占所有细胞成分的 30％ 以下，这时标本量应视为不足；如果淋巴细胞数量＞30％，则认为标本量足够。

结节病的细胞学形态，镜下可表现为正常形态的支气管上皮细胞、红细胞，散在的或成簇的、数量不等的小淋巴细胞，以及肉芽肿成分，如上皮样细胞、多核巨细胞等，伴或不伴微小坏死。对于微小坏死的标本，在细胞学检查后，可使用金胺 O 复染，应用荧光显微镜检查抗酸杆菌。在某些情况下，如使用直径小的针头或拉片制备时，可导致细胞涂片中的多核巨细胞变形，从而不易与朗汉斯巨细胞区别。

淋巴细胞伴散在的上皮样细胞，并不足以诊断肉芽肿，但如果在多核巨细胞的胞质内发现星状小体（Asteroid body）或苏曼小体（Schaumann body），则有一定的特异性。

苏曼小体是一种多核巨细胞内钙和蛋白的包涵体，呈卵圆形、同心圆形嗜碱性环层体，多见于结节病、过敏性肺炎以及铍中毒等。

星状小体位于多核巨细胞的细胞质内，以微细点状为中心向周围放射出细丝。可见于肉芽肿性疾病，如结节病等。Cain H 等曾认为星状小体是细胞骨架成分，主要由波形蛋白构成。但是 Papadimitriou 等分析其超微结构时发现，星状小体是由复合脂类构成的，并排列成双层脂膜结构。

七、韦格纳肉芽肿

韦格纳肉芽肿是一种病因不清的疾病，见于全身多种器官，好发于肺、肾等，其病理特征是肉芽肿形成伴血管炎，以及片状坏死。CT 引导经皮穿刺肺针吸标本中可发现炎性细胞、巨噬细胞以及丝状的坏死组织，有时可见上皮样细胞，并不具有特异性，因此需要与结核性肉芽肿等鉴别，抗中性粒细胞胞质抗体（ANCA）免疫荧光检测有助于诊断。

八、朗格汉斯细胞组织增生症

朗格汉斯细胞组织增生症曾被称为组织细胞增多症 X，其病理特征根据病变过程变化而变化。早期，病灶内可见朗格汉斯细胞、淋巴细胞、嗜酸性粒细胞、中性粒细胞和浆细胞，增生期肺间质纤维化，肺泡细胞增生，病变后期出现瘢痕，朗格汉斯细胞减少。

朗格汉斯细胞的特征：其核具有核沟，细胞核和细胞质染色较淡，在电镜下可在细胞质内找到 Birbeck 颗粒。CD1a、S-100 免疫细胞化学染色阳性以及 CD68 阴性有助于诊断。

【基础细胞】　朗格汉斯细胞。

【形态描述】　细胞中等大小，一般表现为梭形，大多为短梭形；偶见纤维形，有人描述为成纤维细胞；圆形或多边形，此类较少见，其核有时呈偏心核位，如腺癌细胞样。组织细胞的核形复杂多样，如圆形、卵圆形、多边形、肾形及畸形等。核染色质均匀细致，也可呈网状染色质，细胞大部分散在，也可见成片状堆集。单核与多核的巨细胞也可见到。细胞多为单核，但多核者也不少见。多核者 2～5 个不等甚至更多。组织细胞的胞质明显嗜碱蓝染。常见组织细胞核分裂象。

嗜酸性粒细胞的形态特点：细胞体积略有增大，大于红细胞的 2 倍以上，显示明显的饱满感或肿胀感。最具特点的是双核嗜酸性粒细胞。嗜酸性粒细胞最显著的特征是嗜酸红染的均质胞质，在 HE 染色下显示明显嗜伊红，在对嗜酸程度不同可有差别的 Pap 染色下也显示嗜酸红染的特性（图 2-56，图2-57）。

文献报告指出，在朗格汉斯细胞组织细胞增生症病例的细胞学标本中嗜酸性粒细胞出现的多少与疾病的反应以及疗效与预后有关。

【鉴别诊断】　在结核病灶中有时也可以发现数量较多的嗜酸性粒细胞及其他炎细胞，还可能出现成纤维细胞增生所形成的瘢痕，这时诊断必须慎重，应参考临床病史和相关检查结果。

九、肺泡蛋白沉积症

肺泡蛋白沉积症（PAP）又名肺泡脂蛋白沉积症，各年龄均可发病，病变可为原发，也可继发于感染、吸入某些物质等。大多数患者隐匿起病，表现为咳嗽和进行性劳力性呼吸困难。影像学如 X 线片类似于肺水肿表现。组织学显示肺泡结构保存完好，肺泡内

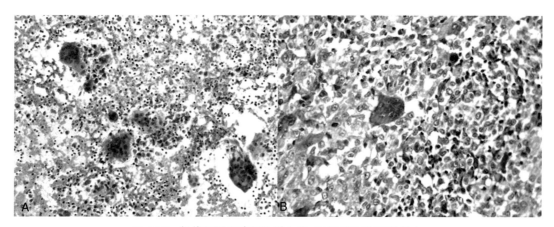

图 2-56　朗格汉斯细胞组织增生症 CT 导引下肺穿刺标本

　　A. 多核和带有核沟的单核朗格汉斯细胞，少量嗜酸性粒细胞；B. 组织学标本同样形态和细胞成分。直接涂片。A. Pap×100；B. Pap×200

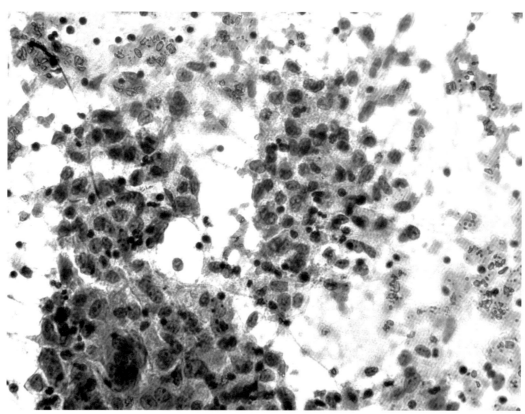

图 2-57　显示大量朗格汉斯细胞呈散在或成片分布

　　其中可见具有明显核沟的朗格汉斯细胞，是其显著特征。CT 导引下肺穿刺标本，Pap×400

充填有富含磷脂的蛋白质沉积物，影响气体交换。

治疗性肺泡灌洗液标本适用于这种疾病的诊断。镜下可见块状、颗粒状或无定形的经淀粉酶消化后 PAS 染色阳性的沉积物（图 2-58A），以及炎细胞和细胞碎片。电镜观察可以发现脂蛋白沉积物内含有嗜锇板层小体。吞噬细胞胞质内可见嗜碱性颗粒状物质（图 2-58B）。

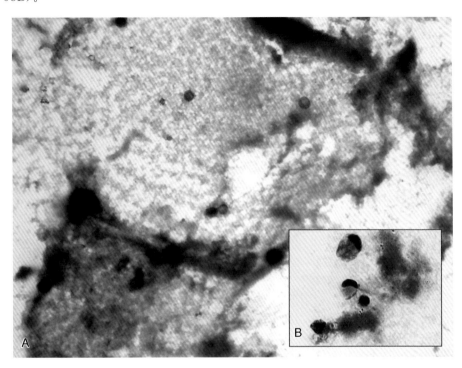

图 2-58　肺泡蛋白沉积症病例灌洗液标本
A. 颗粒状无定形物质；B. 巨噬细胞及其碎片。离心后直接涂片，Pap×400

十、　放疗反应

接受放疗的肿瘤患者会出现全身细胞的异常改变，肺部可出现奇异型形似非典型的鳞状细胞、非典型纤毛柱状细胞以及类似非典型的 II 型肺泡细胞。这时需要谨慎分析，避免误诊。

放疗后，呼吸道细胞学标本中可出现奇异型非典型鳞状细胞，细胞体积增大，细胞核大，深染为均质的不透光核。有些细胞核有皱褶，也可出现多核鳞状细胞，染色质因溶解而淡染，核仁明显。有时可出现核内或细胞质内空泡。由于细胞质出现角化红染，容易误认为是鳞癌细胞（图 2-59）。

纤毛细胞也可发生增大，细胞核大，出现多核，也可出现核内或细胞质内包涵体。此时需要仔细分析，不要诊断为复发性癌。只有在大量活跃的癌细胞出现、有癌细胞的基本表现，并无过量退变细胞时，才能报告复发性癌。

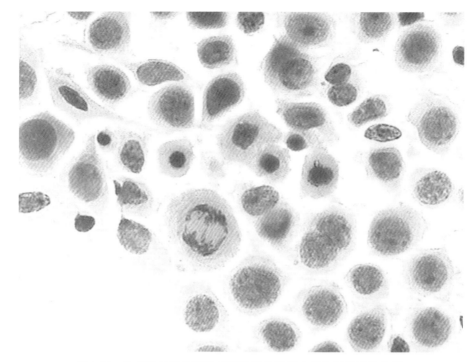

图 2-59　放疗后的鳞状细胞癌细胞淡染肿胀变性和深染固缩变性

核染色质溶解均匀，细胞外形不同，体积相差很大，总体看细胞无活性。肺鳞状细胞癌放疗 2 个疗程后的 CT 导引下穿刺标本，Pap×400

十一、化疗反应

肺癌经化疗后的复查涂片检查是临床肿瘤随访的重要手段，但要注意化疗可以导致呼吸道上皮的形态发生改变。博来霉素、甲氨蝶呤、环磷酰胺等化疗药物都可以引起肺间质纤维化，有些化疗药物还可以出现类似非典型变化的 II 型肺泡细胞。

参 考 文 献

[1]　Miller F A. 'Your true and proper gender'：the Barr body as a good enough science of sex. Stud Hist Philos Biol Biomed Sci，2006，37（3）：459-483.

[2]　Pageau G J，Hall L L，Ganesan S，et al. The disappearing Barr body in breast and ovarian cancers. Nat Rev Cancer，2007，7（8）：628-633.

[3]　Santos J W A，Waldow A，Figueredo C W C，et al. Discinesia ciliar primária. J Pneumol，2001，27（5）：262-268.

[4]　Cowan M J，Gladwin M T，Shelhamer J H. Disorders of ciliary motility. Am J Med Sci，2001，321（1）：3-10.

[5]　Hu Q，Izumi S，Miyazawa H，et al. Mutations in the SLC34A2 gene are associated with pulmonary alveolar microlithiasis. Am J Respir Crit Care Med，2007，175（3）：263-268.

[6]　Tachibana T，Hagiwara K，Johkoh T. Pulmonary alveolar microlithiasis：review and management. Curr Opin Pulm Med，2009，15（5）：486-490.

[7]　Najafi N，Demanet C，Dab I，et al. Differential cytology of bronchoalveolar lavage fluid in asthmatic children. Pediatr Pulmonol，2003，35（4）：302-308.

[8]　Kim R，Meyer K C. Therapies for interstitial lung disease：past，present and future. Ther Adv Respir Dis，

2008，2（5）：319-338.

[9]　Harmanci O，Bayraktar Y. Gaucher disease：new developments in treatment and etiology. World J Gastroenterol，2008，14（25）：3968-3973.

[10]　Smojver-Jezek S，Peros-Golubicic T，Tekavec-Trkanjec J，et al. Transbronchial fine needle aspiration cytology in the diagnosis of mediastinal/hilar sarcoidosis. Cytopathology，2007，18（1）：3-7.

[11]　Trisolini R，Agli L L，Cancellieri A，et al. The value of flexible transbronchial needle aspira-tion in the diagnosis of stage I sarcoidosis. Chest，2003，124：2126-2130.

[12]　Baker J J，Solanki P H，Schenk D A，et al. Transbronchial fine needle aspiration of the mediastinum. Importance of lymphocytes as an indication of specimen adequacy. Acta Cytol，1990，34：517-523.

[13]　Cain H，Kraus B. "Immunofluorescence microscopic demonstration of vimentin filaments in asteroid bodies of sarcoidosis. A comparison with electron microscopic findings". Virchows Arch B Cell Pathol Incl Mol Pathol，1983，42（2）：213-226.

[14]　Papadimitriou J C，Drachenberg C B. "Ultrastructural analysis of asteroid bodies：Evidence for membrane lipid bi-layer nature of components". Ultrastruct Pathol，1992，16（4）：413-421.

[15]　Michael C W，Flint A. The cytological features of Wegener's granulomatosis. Am J Clin Pathol，1998，110：10-15.

第三章 细胞学标本中的微生物及其细胞学改变的意义

随着现代细胞学的发展，对微生物判断的要求越来越细致。应注意观察微生物的形态及其所造成的上皮细胞损害的形态变化。一些微生物的发现产生了重大意义，如HPV及其相关细胞改变诞生了对宫颈癌及癌前驱病变分类的诊断语言系统，这将对细胞学发展产生积极意义。

就呼吸系统而言，微生物的种类更多，对人体的影响之大非其他系统所能及。除了导致炎症外，大部分微生物的出现并不意味着产生严重后果，但有些微生物的出现则提示存在严重疾病。若出现多种微生物，则提示免疫系统可能在遭遇损害，甚至是某种导致严重病变的病原微生物存在。如新型隐球菌的出现，提示进行血清获得性免疫缺陷综合征（AIDS）抗原检查的必要性。

第一节 细菌性肺炎

多种病原体可以导致肺部炎症，而细菌性感染通常引起化脓性炎。在这种患者的痰液标本中可以发现大量的中性粒细胞和坏死物质。油镜下观察还可以发现大量的细菌，如肺炎链球菌、葡萄球菌等，通过细菌培养以及药敏试验可以确诊致病菌种类并针对病因治疗。需要指出的是，在恶性肿瘤患者的痰液中，由于伴发细菌感染所致的化脓性炎，镜下会出现大量厚重的中性粒细胞和坏死物质，从而掩盖癌细胞，造成假阴性的诊断。鉴别这些微生物到底是来源于口腔还是来源于肺部病灶也比较困难，这时如果痰液标本中出现大量的口腔鳞状细胞，则通常提示来源于口腔的污染（图3-1），而如果痰液中有中性粒细胞，则通常提示确有感染存在。

急性细菌性肺炎若迁延不愈则可转为慢性，在患者痰液中偶可发现鳞状化生细胞、非典型的纤毛细胞或杯状细胞。慢性肺脓肿患者由于脓腔壁成纤维细胞增生，肉芽组织使脓腔壁增厚，有时形成孤立性的结节影，此时应用经皮肺穿刺针吸细胞学可资诊断。

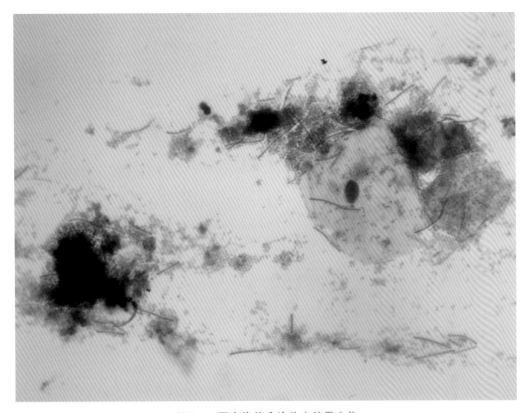

图 3-1　不合格的痰涂片中的微生物

　　细菌覆盖在口腔鳞状细胞的表面和细胞外，这些细菌至少是两种：球杆菌与杆菌，它们的存在并不意味着是致病菌，同时也不能反映是肺部的细菌性感染。Pap×400

第二节　结核分枝杆菌

　　尽管投入了大量人力和物力，肺结核病的发病率在全球范围内仍是逐渐增加，耐多药性结核分枝杆菌患者治疗相当困难，在发达国家中，AIDS 伴发结核病感染的病例渐增。因此，除了用影像学方法、免疫学方法以及 PCR 方法等诊断结核病外，细胞学方法也是不可或缺的。病原体证实可通过齐-耐染色（可见清晰的红色荧光的杆状细胞）或者用金胺-若丹明染色（在荧光显微镜下可见清晰的呈黄色荧光的细菌），也可用 PCR 技术。

　　结核分枝杆菌感染的特征是形成肉芽肿性炎，并引起组织的坏死，这种坏死是一种无结构的干酪样坏死（图 3-2），常位于肉芽肿的中心，病灶内有大量的巨噬细胞，由于其与上皮细胞形态相似，故称为上皮样细胞。这种上皮样细胞呈梭形，细胞质嗜酸，边界不清，细胞核染色较淡，细胞间排列松散，上皮样细胞可以互相融合后形成多核巨细胞，内含的细胞核排列形式类似于花环，称为朗汉斯巨细胞（图 3-3，图 3-4，图 3-5，图 3-6）。

　　痰液和支气管刷检中可以发现有结核病特征性的细胞成分，如上皮样细胞或朗汉斯巨细胞，或是两者混合存在，背景中常出现大量的坏死细胞碎片。

支气管与肺细胞病理学诊断图谱

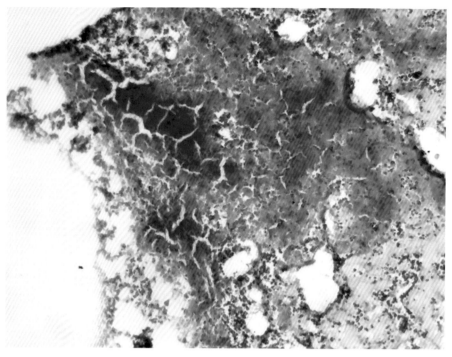

图 3-2　支气管黏膜结核涂片中所见的大片坏死，有裂隙

常与淋巴细胞混存，久置涂片标本可以变为红染。支气管镜刷检标本，直接涂片，Pap×100

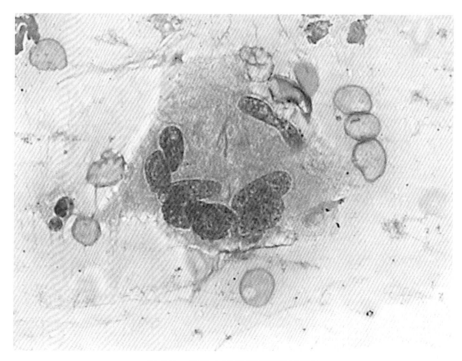

图 3-3　痰标本中的朗汉斯巨细胞

核位于细胞周边，长杆状核，染色质均匀细致。直接涂片，Pap×400

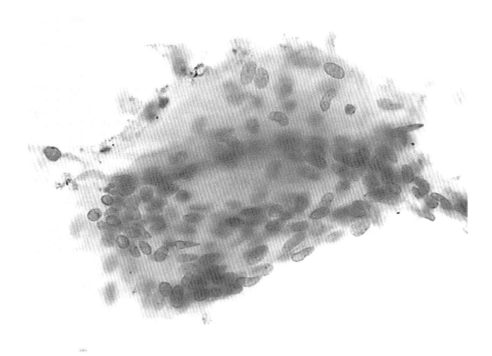

图 3-4　液基制片中的朗汉斯巨细胞
核形与上皮样细胞类似，核染色质细致，可见小核仁，细胞体积巨大。支气管镜刷检标本，Pap×200

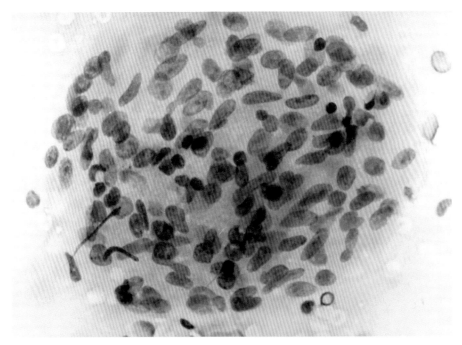

图 3-5　支气管镜刷检标本中的巨大朗汉斯巨细胞
合体样分布的类似上皮样细胞的核。直接涂片，Pap×400

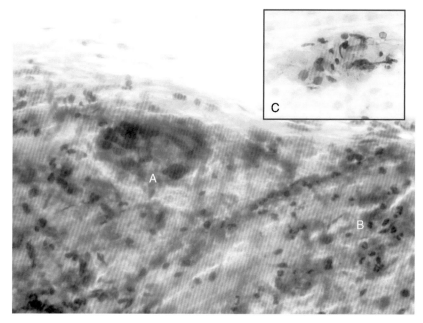

图 3-6　痰涂片中的朗汉斯巨细胞（A）、淋巴细胞（B）和少许上皮样细胞（C）

痰标本，直接涂片，Pap×200

　　淋巴结核运用细胞学确诊的病例相当常见，该方法运用穿刺针吸，也可找到结核病特征性的细胞成分——由上皮样细胞、淋巴细胞或朗汉斯巨细胞等构成的结核性肉芽肿（图 3-7，图 3-8）。有时可以见到针吸物为大量坏死细胞碎片的情况，这种病例中很难找到保存完好的细胞成分，此时，结合抗酸染色方法找到病原体则可以明确诊断（图 3-9）。

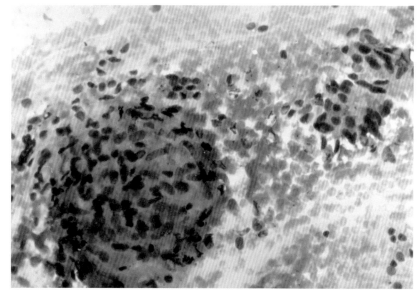

图 3-7　细胞学所见的"结核结节"

由合体状上皮样细胞、淋巴细胞构成，长杆状核染色质淡染而均匀，如同凌乱的鞋印状，外周见有支气管上皮细胞，核染色质较上皮样细胞为深。支气管镜刷检标本，直接涂片，Pap×200

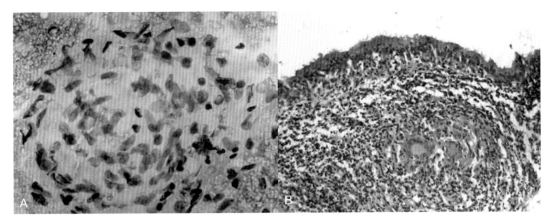

图 3-8　支气管黏膜结核

上皮样细胞与淋巴细胞构成的"结核结节"，核淡染和外形鞋印状是重要特点。直视下咬取活检标本见黏膜下淋巴细胞浸润、上皮样细胞与朗汉斯巨细胞。支气管镜标本，A. 直接涂片，Pap×400；B. 切片，HE×100

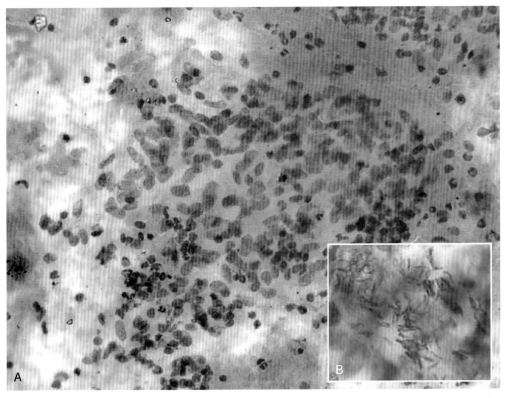

图 3-9　小圆形的淋巴细胞与淡染杆状核的上皮样细胞合体样分布（A）；抗酸染色内的酸性红染的杆菌（B）

支气管镜刷取标本，直接涂片。A. Pap×200；B. 抗酸染色×1000

<h1 style="text-align:center">第三节 放 线 菌</h1>

放线菌是一类特殊的细菌，因其在培养中的菌落呈放射状排列，故得名放线菌。主要以菌丝或孢子的形态存在于空气、水和土壤中。其在医学上涉及的菌属主要包括放线菌属、诺卡菌属、链霉菌属以及小单孢菌属。

本节主要讨论放线菌属和诺卡菌属。放线菌属抗酸染色不着色，可以有菌丝但无孢子，多为厌氧菌；诺卡菌属抗酸染色阳性，菌丝有横隔并断裂，多为需氧菌。对于这两者，放线菌属感染者，在痰液中可找到黄褐色的小颗粒，形似硫黄，故称为硫黄样颗粒，使用苏木素染色深且致密，细丝呈放射状如同棉花球团样或毛线团样外观（图 3-10），但要排除痰液被污染的可能；诺卡菌属则很少形成菌落，故很少形成硫黄样颗粒。

放线菌一般不侵犯组织，但由于大量广谱抗生素的使用，放线菌的机会性感染发病率明显上升，严重时可以侵犯胸腔，导致脓胸的形成。由于放线菌属和诺卡菌属的药物治疗有所差异，故应当申请做细菌培养以便进一步加以鉴别。

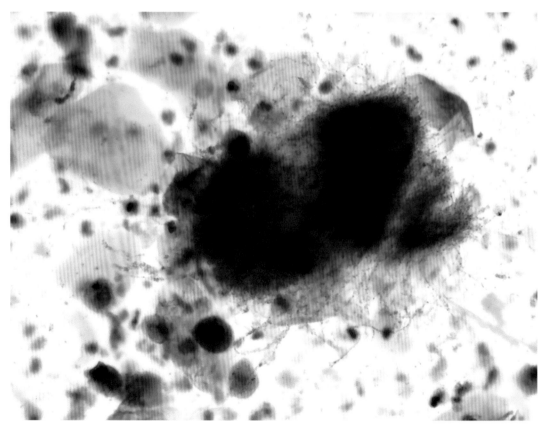

图 3-10　放线菌常以菌落形式出现

如同棉花球团样，其外周可见有放射状分支样菌丝。痰标本，液基制片，Pap×400

第四节　病　毒

　　流感病毒、腺病毒等可以引起肺间质纤维化，痰液标本中可以见到因剧烈咳嗽而引起脱落的纤毛细胞，偶可发现 Creola 小体。

　　呼吸道上皮细胞的核内或细胞质内包涵体对于病毒性感染有辅助诊断价值。

　　巨细胞病毒感染时，细胞学标本中可发现明显增大的支气管上皮细胞或巨噬细胞，偶见细胞质内或核内嗜碱性包涵体，有光晕；虚弱的 AIDS 或肿瘤患者常出现单纯疱疹病毒感染，患者痰液中可出现多核的支气管上皮细胞，核轻度增大，嗜碱性，呈毛玻璃样外观，偶见核内嗜酸性包涵体；腺病毒感染时，增大的纤毛细胞的细胞核中可出现多个嗜酸性包涵体；呼吸道合胞病毒感染时，在细胞学标本中会发现巨大的合胞体，多核，细胞质内有多个嗜碱性的包涵体，有光晕；副流感病毒可引起呼吸道上皮细胞变性崩解；麻疹病毒可以引起 Hecht 巨细胞肺炎，出现特征性的 Warthin-Finkelday 多核巨细胞，主要发生在淋巴样组织和淋巴结。Warthin-Finkelday 多核巨细胞的细胞核可有数十至上百个，其细胞核和细胞质内可出现嗜酸性包涵体（表 3-1）。

表 3-1　呼吸道上皮病毒感染形态学比较

项目	单纯疱疹病毒	巨细胞病毒	腺病毒	流感病毒	副流感病毒	麻疹病毒
特征	鳞状细胞核内包涵体，多核；有核周晕	包涵体周围有光晕	细胞核内嗜酸性包涵体	可见鳞状化生细胞	多核巨细胞，细胞质内有小包涵体	多核巨细胞，体积非常大
核包涵体	有，毛玻璃样，嗜酸	嗜碱性或嗜酸性，有光晕	多个，嗜碱性	无	无	罕见
细胞质包涵体	无	嗜碱性或嗜酸性，有光晕	无	无	嗜酸性，有光晕	多个，嗜酸性
多核巨细胞	有	偶见	无	无	无	有
细胞变性	无	无	无	无	有	轻度

一、单纯疱疹病毒

　　单纯疱疹病毒（HSV）可从气管支气管分泌物、支气管肺泡灌洗液、肺组织中获得。采用纤维支气管镜收集标本可以早期诊断单纯疱疹病毒性气管支气管炎，但 X 线胸片可正常。

　　HSV 属于疱疹病毒的 α 亚科，其复制周期短，在组织培养中产生溶细胞性感染。HSV-1 和 HSV-2 均有一个 20 面体的核壳，核壳厚度约 100nm，由 162 个壳粒（capsomer）组成，核壳包裹含病毒 DNA 的核心。当病毒体穿过细胞核膜时获得富含磷脂的病毒包膜，核壳体穿过核膜出芽释放至细胞表面，可释放至细胞外或直接进入邻近细胞开始进一步地复制。完整的病毒体直径为 110～120nm。病毒导致细胞产生疱疹病毒复制的细胞病理学特征，即所谓的细胞病变效应（CPE），包括细胞肿胀增大变圆、巨细胞和融合细胞，病变迅速扩展，可见考德里 A 型核内包涵体。

【形态描述】 HSV 导致细胞发生鳞状化生，其改变的焦点在核的改变：核增大、多核、空泡状核、薄雾状核、核染色质向核膜集中、镶嵌状核以及核内包涵体等一系列核变化。单核与多核的上皮细胞体积增大，胞核增大并大小不等。胞质深染显厚，为未成熟型化生的鳞状细胞。多核细胞的核相互间凹陷，核中可能有圆形或不规则折叠的嗜酸性包涵体，另外可有增生的支气管柱状上皮，表现为细胞体积增大和大小不一，背景中有急性炎性渗出物和炎细胞反应。

HSV 借助未成熟的幼稚细胞（即基细胞或储备细胞，或具有分化潜能的干细胞）复制，这就产生了感染细胞（靶细胞）加快成熟的过程，而这种过程中的形态表现，又给了专业技术工作者观察并判断特殊细胞改变的契机。将这个过程连接起来就形成了细胞破坏的谱系，特别是核破坏的谱系形态（图3-11～图 3-14）。

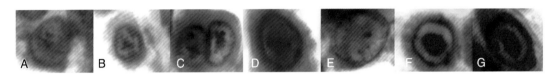

图 3-11 宫颈涂片中所见单纯疱疹病毒所致细胞核改变的过程描述
A. 核染色质增多；B. 染色质由中心向核膜集结；C. 双核；D、E. 病毒复制集中；F、G. 核内包涵体形成

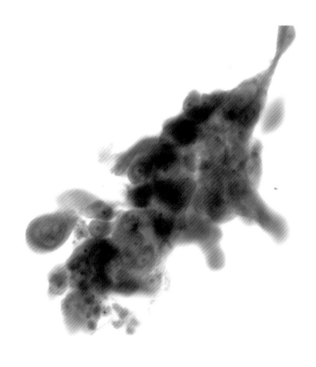

图 3-12 增生的化生型胞质的鳞状细胞
出现核染色质向核膜集中、空泡状核、多核以及核内包涵体等显著特征，包涵有点状到大片样嗜酸性物，其外周呈空晕直至核膜。支气管镜刷检标本，液基制片，Pap×200

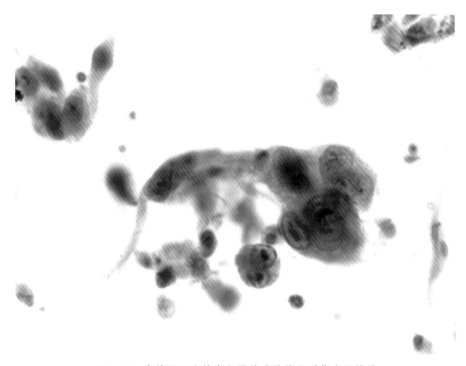

图 3-13　多核及巨大核有包涵体或核染色质集中于核膜

显示高核浆比的未成熟细胞，容易被误诊为非典型细胞，空泡状核、核内包涵体及多核是重要鉴别指标。支气管镜刷检标本，液基制片，Pap×400

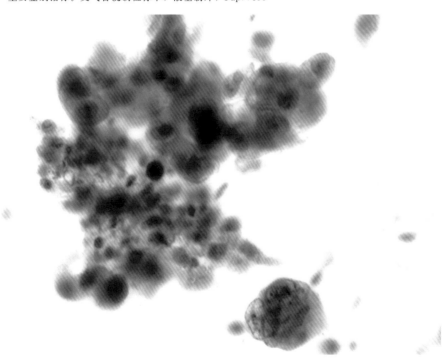

图 3-14　类似非典型特点的细胞

很容易迷惑诊断者，核内包涵体与镶嵌状核的多核细胞是鉴别要点。支气管镜刷检标本，液基制片，Pap×400

【鉴别诊断】　　高级别非典型增生的鳞状细胞在未成熟化生期为嗜碱性深染胞质，其中的单核上皮细胞与单纯疱疹病毒所致细胞改变相似，区别的要点在于非典型增生细胞很少有多核或镶嵌样多核细胞，更未见到核内包涵体。

二、巨细胞病毒

　　人巨细胞病毒（CMV）又称为涎病毒，属于疱疹病毒亚科，是人类疱疹病毒组中最大的一种病毒，由线状双股 DNA 所组成。其最大为由 162 个壳粒构成对称的正 20 面体，有典型的疱疹病毒结构。形态与单纯疱疹病毒及水痘-带状疱疹病毒非常相似，不易区别。CMV 在人群中的感染广泛存在。在免疫力正常的个体，初次感染后，常无临床表现或症状轻微，易呈现为潜伏性感染，而在免疫损害上，CMV 是一个重要的病原体，原发感染或潜伏性感染的复发，均可引起活动性感染。CMV 只能在人成纤维细胞的组织培养中增殖，而不能在其他动物细胞中生长，且增殖非常缓慢。初次分离需 1 个多月才能出现特殊的细胞：细胞变圆，膨胀，细胞及核巨大化，核周围出现一轮"晕"的大型嗜酸性包涵体。在活体中的靶细胞主要是鳞状上皮细胞。初次感染后，CMV 将在宿主细胞中无限期存在，成为潜伏状态。可能累及多种组织器官，尸检提示肺、肝、胰、唾液腺、中枢神经系统及肠也可能是病毒潜伏场所。先天性感染的严重程度，与缺乏产生沉淀抗体的能力和 T 细胞对 CMV 的应答有关。

【形态描述】　　CMV 感染的细胞改变特征是出现有典型胞质及核内包涵体的巨大上皮细胞，故又名巨细胞病毒。它在人体组织中可形成巨大的细胞。常见胞质和核内包涵体的这种巨细胞被称为"枭眼细胞"：单核或多核的上皮细胞，体积显著增大，无胞核镶嵌现象，但有较大的呈双嗜性的核内包涵体，有一浅色核周晕，同时核膜增厚，因其外形类似枭眼而得名。当包涵体内的嗜酸性物质消失后可形成空泡状核。除了单核的巨型上皮细胞外，还可见多核的巨细胞，其核仁明显并可多个（图 3-15～图 3-19）。

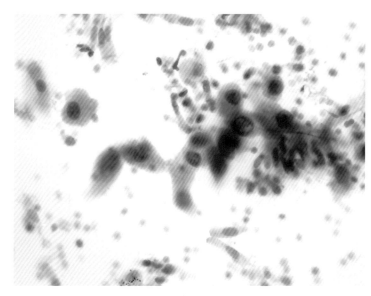

图 3-15　以化生型鳞状细胞的体积增大与核增大为特征

细胞体积远远大于其他支气管上皮细胞，显示其有类似非典型细胞的表象，核内包涵体是很明显的所见。支气管镜刷检标本，直接涂片，Pap×400

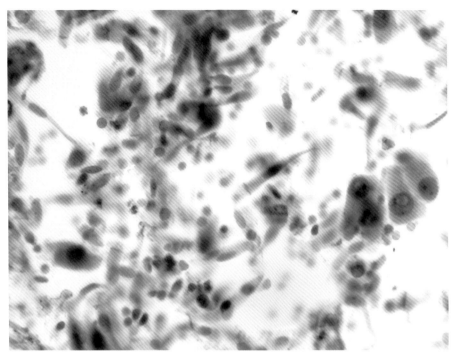

图 3-16　除靶细胞、巨细胞外，支气管上皮细胞增生活跃，体积也相对增大
支气管镜刷检标本，直接涂片，Pap×400

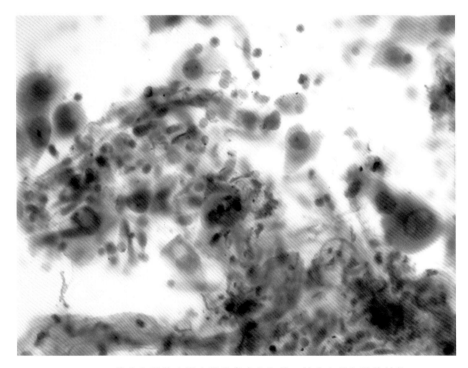

图 3-17　核内包涵体也可表现为多房空泡状，其内亦是包涵体结构
支气管镜刷检标本，直接涂片，Pap×400

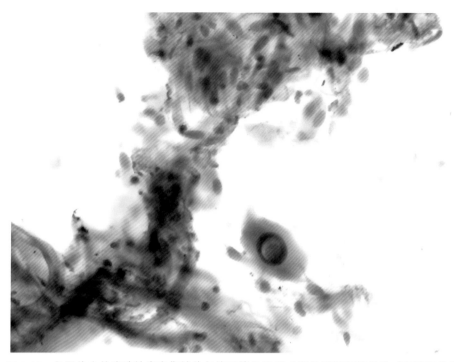

图 3-18　包涵体内的嗜酸性病毒集结体与核周染色质形成类似鹰鹫眼睛样的 "枭眼细胞"
这是典型的特征性表现。支气管镜刷检标本，直接涂片，Pap×400

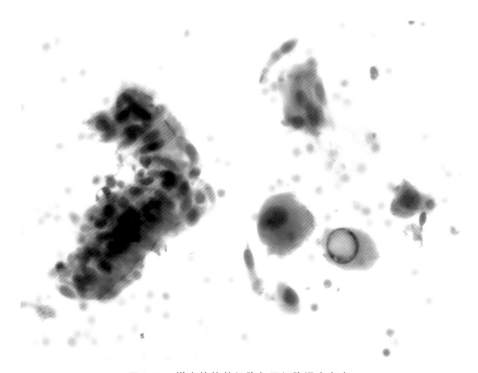

图 3-19　增生的柱状细胞与巨细胞混合存在
逐渐出现空泡状核细胞，其内无嗜酸性物质和 "空晕"，表现为细胞损坏的后期表现。
Pap×400

第五节　真　　菌

　　大剂量使用抗生素的患者、AIDS 患者以及使用免疫抑制药的患者，感染真菌的可能性很大。呼吸道细胞学标本中检出真菌应及时汇报给临床医师，并进一步行微生物学检查。

一、白假丝酵母菌

　　白假丝酵母菌属于念珠菌属，是临床上最常见的致病性真菌。白假丝酵母菌感染多见于潮湿温暖的环境，如口腔或女性生殖道。菌体呈圆形或椭圆形，直径 $2\sim6\mu m$，镜下可见假菌丝和厚膜孢子，菌体的芽生孢子伸长成芽管，又不与母体脱离，形似菌丝，所以称为假菌丝，这是该菌的特征之一。细胞学标本中如果发现大量的假菌丝，则提示白假丝酵母菌正处于活动状态（图 3-20，图 3-21）。

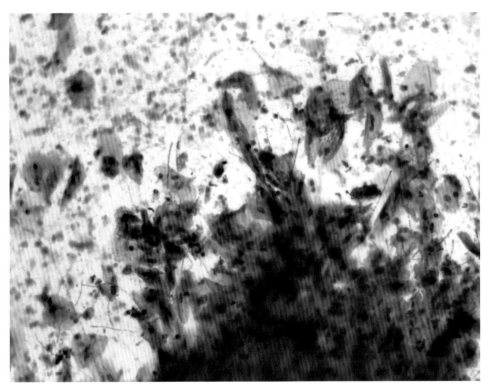

图 3-20　痰液里的白假丝酵母菌分支样假菌丝穿过口腔鳞状细胞，尚不能确定来源

液基制片，Pap×200

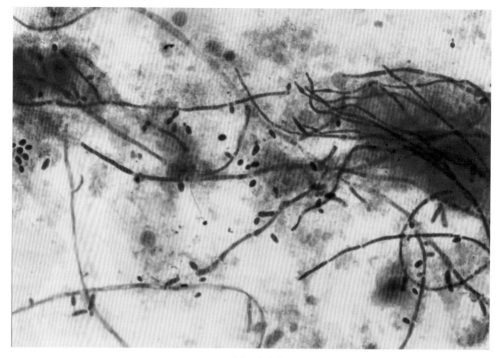

图 3-21　肺部肿块穿刺标本

竹节状、分支状假菌丝和孢子，分支处见芽孢。直接涂片，Pap×400

二、　新型隐球菌

新型隐球菌感染在一般人群中并不常见，在 AIDS 患者和免疫抑制患者中则常见。这种真菌主要累及肺部和脑部，患者症状不明显，可出现发热、咳嗽或胸痛等症状。即使不使用印度墨汁，用其他多种染色方法亦均可见，但是着色很淡，推荐使用黏蛋白卡红、PAS 或银染法。镜下菌体呈圆形或椭圆形，直径 5～25μm，有厚壁荚膜，镜下似空晕，荚膜可比菌体大 1～3 倍。菌体可有出芽，无假菌丝（图 3-22）。

三、　曲霉菌属

曲霉菌属主要通过吸入孢子的方式导致肺部感染，孢子直径<4μm，常在扩张的支气管内形成曲霉菌球，可随体位改变而移动，成为影像学上与结核球或肺部肿瘤鉴别点之一。镜下，曲霉菌属呈棕色有横隔的粗大菌丝，菌丝粗细较一致，宽 3～6μm，有时可见分生孢子。菌丝呈锐角，角度大约为 45°。曲霉菌属感染后，可在呼吸道标本中发现有草酸钙结晶，在偏光显微镜下有双折光性（图 3-23）。

四、　毛霉菌属

在免疫力低下的情况下，毛霉菌经呼吸道吸入之后偶尔会造成肺部感染，还可累及脑和胃肠道等多处部位。毛霉菌属菌丝较宽，无分隔，分支夹角约 90°，能够侵犯血管造成血管栓塞。与曲霉菌属的主要鉴别，见表 3-2。

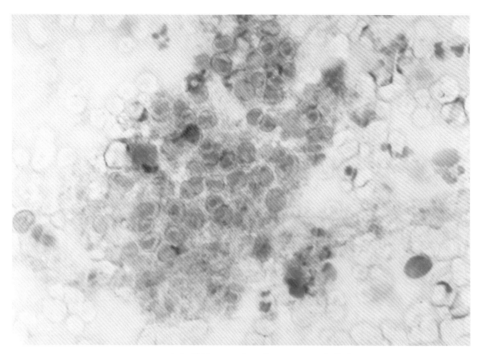

图 3-22 支气管镜刷取涂片中的新型隐球菌菌体

圆形，中心物质外周有晕，淡染。直接涂片，Pap×1 000

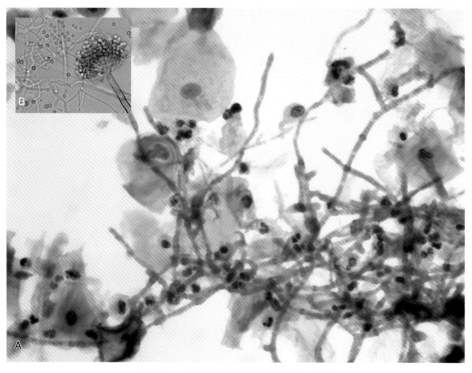

图 3-23 曲霉菌镜下及细胞学标本所见

A. 粗大的有横隔的假菌丝，分支夹角约 45°；B. 细胞学标本中分生孢子球被破坏或见不到。
痰标本，液基制片，Pap×400

表 3-2　曲霉菌属与毛霉菌属鉴别表

鉴别点	曲霉菌属	毛霉菌属
菌丝	较细，有横隔	较宽，无横隔
分支角度	约 45°	约 90°
孢子	有	有
侵犯血管	可	可
草酸钙结晶	可有	无

五、 卡氏肺孢菌

卡氏肺孢菌过去被认为是一种原虫，现根据分子遗传学证实其属于真菌。卡氏肺孢菌在 AIDS 患者或免疫抑制患者中可以引起肺炎，可无症状或出现发热、咳嗽、胸痛等症状。镜下为直径 1~5μm 的小孢子囊，呈球形或椭圆形，在成熟后破裂，孢子囊内的 8 个球形的小孢子便释放出来，似小斑点状，然后再如此循环，形成新的小孢子。卡氏肺孢菌在痰液标本中很少见，而肺泡灌洗液则适合检测卡氏肺孢菌。

巴氏染色下可见密集的圆形的囊，直径为 4~6μm，呈弱嗜碱性；还可见 2~8 个嗜酸或嗜碱性的孢子小体（点状包涵体）。这些孢子小体组成大小相同的泡沫状结构的渗出物沉淀（图 3-24），是细胞学所见的典型特点。细胞学的背景中可见中性粒细胞、淋巴细胞等的反应等。

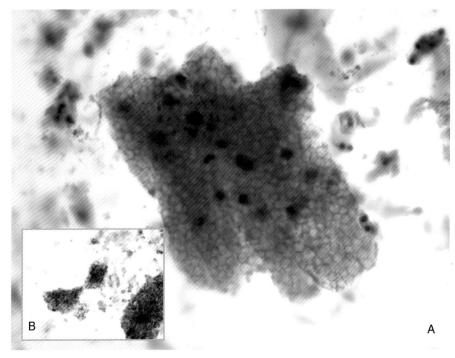

图 3-24　由孢子小体组成大小相同的泡沫状结构的渗出物沉淀
是细胞学所见的卡氏肺孢菌的典型特点。支气管肺泡灌洗液标本。A. 液基制片，Pap×400；B. HE×400（B 病例由首都医科大学附属北京地坛医院病理科王鹏主任提供）

其他染色方法也可以选择，如使用银染法观察孢子囊壁，对于这种病原体，银染法较荧光染色法更为简单实用。再如甲苯胺蓝染色、Giemsa 染色或免疫细胞化学染色等均可选择。

在荧光显微镜下，由于细胞上的黄绿色荧光染料清晰可见，细胞内有两个对称存在的豆状的深染结构，滋养体较难辨认，大多数情况下在肺泡巨噬细胞的胞质中可见 1~3μm 大小呈绿色深染的卡氏肺孢菌的断片。

六、其他

现将国内少见的致病性真菌，整理如表3-3。

表 3-3　国内少见的致病性真菌

分类	荚膜组织胞浆菌	粗球孢子菌	皮炎芽生菌	巴西副球孢子菌
形状	圆形或椭圆形	圆形或椭圆形	圆形或椭圆形	圆形
细胞壁	薄	薄	厚	厚
出芽	单芽生孢子	内生性孢子	单芽生孢子	单芽生孢子或多芽生孢子
染色	银染法可见	巴氏染色淡染	银染法可见	银染法可见
特征	位于巨噬细胞的细胞质内，有透明光晕	巨大的球形孢子内有多个小内生孢子	形同新型隐球菌，或略大，常被巨噬细胞吞噬	在大孢子周围围绕有多个小芽生孢子，特征性"船轮"外观

七、链格孢菌

链格孢菌国内也可见少量报道。在污染的痰液中经常可以发现链格孢菌，属于暗色孢科真菌，主要为植物性致病菌，常见于泥土和水中。链格孢菌感染绝大多数发生在免疫功能低下的宿主，极少成为致病原。因此，在痰液中发现棕色、倒立棒状、砖壁样、船形、有隔膜的分生孢子时，应考虑为外源性污染。因此，对于痰液细胞学标本应使用无菌的标本收集盒盛装，及时送检，避免污染以及长时间搁置后导致的杂菌或真菌生长。

第六节　寄　生　虫

可以引起肺部疾病的常见寄生虫包括肺吸虫、细粒棘球蚴虫、钩虫、蛔虫；原虫包括溶组织内阿米巴、弓形虫；节肢动物有粉螨、尘螨。国内还曾报道过罕见的肺口腔毛滴虫病、肺内棘颚口线虫病等，这里仅对相对常见的肺寄生虫病做少量阐述，有兴趣的读者可参阅相关书籍。

一、肺吸虫

肺吸虫隶属于并殖科，患者常由于食用未煮熟的淡水蟹或蝲蛄导致感染，成虫寄生于肺，肺部损害主要表现为咳嗽、胸痛，甚至出现渗出性胸膜炎、胸腔积液、心包炎等。在肺部囊肿期时，患者痰液呈烂桃样或果酱样，肉眼观可见边界清楚的紫葡萄状结节状虫囊。镜下可见椭圆形虫卵，虫卵的壳呈棕黄色，末端有卵盖。除虫卵之外，还可见嗜酸性粒细胞或夏科-莱登结晶。

二、 细粒棘球蚴虫

在我国的华北、西北等畜牧业发达地区，细粒棘球蚴病在绵羊与犬或牦牛与犬之间的循环传播十分常见。牧区居民与犬接触或食用被虫卵污染的食物或水均有可能被感染。是威胁人类身体健康的人畜共患病之一。

肺棘球蚴病又被称为肺包虫病，患者可有咳嗽、咯血、胸痛等症状。在患者的痰液或灌洗液中可以检测到棘球蚴碎片，如头节或小钩等，棘球蚴囊破裂后，还可在痰液中发现生发囊、子囊和囊壁碎片等。

需要指出的是，肺棘球蚴病不宜采取细针穿刺的方法诊断，这样做会有很大的危险性：穿刺可以刺破囊壁造成囊液外溢，从而引起严重的变态反应——过敏，这是必须要避免的。肺棘球蚴病的诊断检验方法很多，没有必要冒险（图 3-25）。

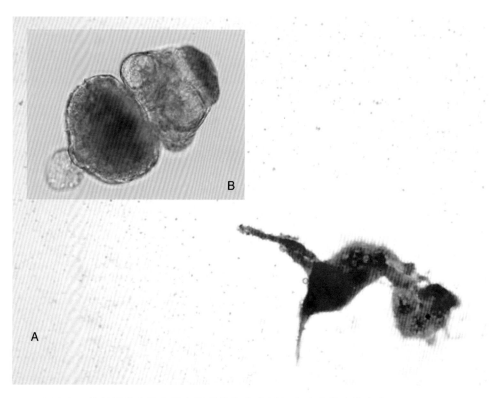

图 3-25　肺棘球蚴病手术标本针吸液涂片中局部囊壁碎片中的虫卵（A），Pap×400；幼虫直接涂片，未染色直接观察（B）

图 B 引自中国细胞病理学网

三、 溶组织内阿米巴

肺阿米巴病通常见于阿米巴肝脓肿破入肺部导致或血源性感染。其病原为溶组织内阿米巴，可引起肺阿米巴病，包括阿米巴性肺炎、阿米巴性肺脓肿、阿米巴性胸膜炎、阿米巴性脓胸、阿米巴性纵隔炎以及阿米巴性心包炎。阿米巴性肺炎患者一般病情缓慢，可有发热、胸闷、咯血等症状，这些症状无特异性，容易误诊为肺结核或肺癌。影像学上可呈巨大肿块影或液平空洞。

将患者的痰液用温热的生理盐水涂片检查，在高倍镜下可以观察到活动的溶组织内阿米巴滋养体，借助患者的病史资料和相关的免疫学检查可确诊。

四、 弓形虫

刚地弓形虫属于等孢子球虫目，人在食用含弓形虫卵囊、包囊或裂殖子的食物后消化系统受到感染，在免疫力低下时，可侵犯肺部。患者多有养猫史或食用生肉史，症状可有低热、咳嗽、咳痰、胸闷、胸痛等。影像学 X 线可呈小斑片状阴影或胸腔积液，类似于肺结核病。在患者的肺泡灌洗液或肺活检标本中可以发现虫体。

取肺泡灌洗液离心沉淀涂片或活检穿刺针吸物直接涂片，使用瑞-吉氏染色，可发现滋养体，长度为 $4\sim7\mu m$，宽度为 $2\sim4\mu m$，呈月牙形或香蕉状，细胞质呈蓝色，核呈紫红色。也可使用荧光染料配合荧光显微镜镜检。

五、 粪类圆线虫

粪类圆线虫在我国华南地区有少量报道，经常见于卫生条件差、免疫功能低下的患者。

患者多有赤脚下地耕作史，皮肤与土壤中的幼虫接触，幼虫可随血液移行至肺部，成虫则主要在小肠内寄生。丝状蚴在肺部移行时，可导致患者出现发热、咳嗽、咯血、呼吸困难等症状。

粪类圆线虫在痰液中检出率低，血液中嗜酸性粒细胞数量很少见有升高，一般取患者的肺泡灌洗液或支气管刷检标本进行卢戈碘液染色，虫体染棕黄色，头圆尾尖，呈杆状线形。

六、 肺螨病

肺螨病的病原体多见于粉螨和尘螨，患者吸入后可出现慢性支气管炎、支气管哮喘等症状，影像学表现可见肺部有散在大小不一的结节影。使用消化法检测痰液，可发现虫体或虫卵，虫体呈椭圆形，长约 0.5mm，宽约 0.02mm，螯肢明显，呈钳状。结合病史资料和皮内试验等免疫学方法可以确诊。

参 考 文 献

[1] Motamedifar M，Noorafshan A. Cytopathic effect of the herpes simplex virus type 1 appears stereologically as

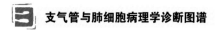

early as 4 h after infection of Vero cells. Micron，2008，39（8）：1331-1334.

［2］ Wazir J F，Ansari N A. Pneumocystis carinii infection. Update and review. Arch Pathol Lab Med，2004，128 （9）：1023-1027.

［3］ Salo P M，Arbes S J，Sever M，et al. Exposure to Alternaria alternata in US homes is associated with asthma symptoms. J Allergy Clin Lmmunol，2006，118（4）：892-898.

［4］ Gillespie S H，Pearson R D. Principles and Practice of Clinical Parasitology. Chichester：John Wiley & Sons，Ltd. 2001：197-212.

［5］ Dubey J P. The history of Toxoplasma gondii——the first 100 years. J Eukaryot Microbiol，2008，55（6）：467-475.

［6］ 马博文，房新志，姜家豫，等. 纤维支气管镜刷检涂片细胞学诊断支气管结核. 诊断病理学杂志，1996，3 （2）：101-102.

第四章 支气管上皮细胞增生与非典型增生

第一节 支气管上皮细胞
非典型增生的病理学研究概况

典型或非典型增生发生于这些细胞"先前的细胞",这已得到证实。当幼稚的细胞在疾病因素作用下开始增生时,这些病变在临床上虽没有明显改变,但此时病变已经发生。随着病因的诱导和机体的适应性,细胞开始发生变化。前面已经提及典型增生时的形态学变化,本章不再赘述。非典型增生是指致癌因子导致的异质性细胞在数量上大量增加,并发生从细胞个体到组织或机体的改变。

首先,必须明确基细胞增生的病变进程。在基细胞增生的组织学中,正常的假复层柱状上皮内有超过三层的基细胞。病变进程被认为是从基细胞增生发展到鳞状细胞化生,然后发展为成熟的鳞状上皮,这即是肺及支气管鳞状细胞的谱系过程。非典型增生也始发于基细胞或更幼稚的前期细胞,这些细胞来源与正常细胞一致,其遗传过程也一致。非典型变化的幼稚细胞可以直接分化为非典型腺细胞,也可以化生为非典型鳞状细胞及原位癌,最后成为侵袭性鳞状细胞癌。这个过程被称为癌细胞谱系过程,与正常细胞谱系对应。这些非典型增生病变又被称为上皮浸润前病变(图4-1)。

在目前的 WHO 分类中,确定了三种主要的癌前病变,即鳞状上皮非典型增生及原位癌、支气管肺泡上皮非典型腺瘤样增生和弥漫性特发性肺神经内分泌细胞增生。

一、鳞状上皮非典型增生及原位癌

鳞状上皮非典型增生及原位癌患者大多有吸烟史,病灶位于大气道,即中心部。鳞状上皮非典型增生及原位癌的患者几乎没有症状,影像学或纤维支气管镜检查都很难发现病灶,此时使用自荧光支气管镜检查往往会有意想不到的收获。大约 75% 的病灶呈扁平状或表浅位,25% 的病灶则可呈结节状或息肉状。

组织学上,鳞状上皮非典型增生及原位癌的病灶常为多灶性,其病灶大小为 1~3mm,原位癌的病灶大小则为 4~12mm。有 4 种组织学分级:即轻、中、重度非典型增生以及原位癌。

严重的鳞状上皮非典型增生,可以出现细胞非典型性,细胞体积增大,细胞具有多形性,并且核分裂象延伸至上皮的上部1/3处。原位癌则呈极度非典型性,延伸至表面并

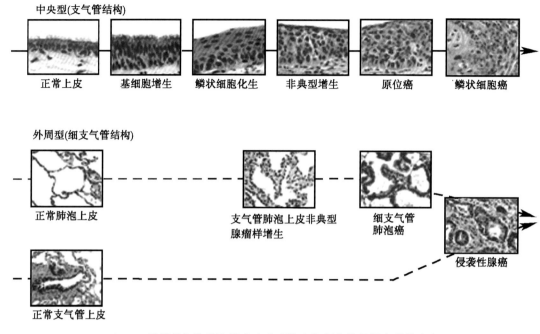

图 4-1 肺鳞状细胞癌和腺癌在病理发生机制上的组织病理学改变

至少有两种类型的上皮样细胞（肺泡细胞、细支气管及支气管细胞）被认为是肺腺癌的前体细胞。图片改编自 Genetics of preneoplasia：lessons from lung cancer

取代整个上皮层。反应性非典型性见于炎症、感染以及放化疗等情况，虽然有细胞数量增多，但是不出现细胞异常的情况。尽管肺的癌前病变与宫颈定义不同，但大多数学者仍承认增生的分度（轻度、中度、重度）有一定意义，虽然这种分类方法带有主观性（图 4-2）。细胞学上已将上述 4 级分类归于 2 级分类：一级为低级别病变；二级为高级别病变。后者包括中、重度非典型增生以及原位癌。

二、 支气管肺泡上皮非典型腺瘤样增生

支气管肺泡上皮非典型腺瘤样增生（AAH）被认为是腺癌的前驱病变。临床表现病灶为外周型，紧邻呼吸性细支气管，起源于细支气管肺泡上皮细胞。这种病灶往往在细支气管肺泡癌或原发癌的肺组织学检查时被发现。大约有 50% 的病例显示有 2～6 处病灶。肉眼观，非典型腺瘤样增生为灰色至黄色的离散结节，直径 1～5mm，大多数 <3mm。而细支气管肺泡癌的直径亦罕见超过 10mm，所以根据大小不能鉴别 AAH 与细支气管肺泡癌。

非典型腺瘤样增生的形态特征为一层明显的立方形或柱状细胞衬覆于终末支气管和邻近的肺泡上，伴或不伴轻微的间质纤维化。这些衬覆细胞的细胞核通常较大，稍深染，并可见核仁。但是细胞的异型性尚不能达到腺癌的水平。通过表面活性剂载脂蛋白 A（PE10）对核内包涵体染色，有超过 25% 的细胞呈阳性。某些炎性或慢性阻塞性肺疾病中也可以出现增生的肺泡衬覆上皮细胞，其形态可与非典型腺瘤样增生相似。而且，有时在某些良性反应性疾病患者的痰液中，可以发现有形态学异常的 II 型肺泡细胞，核大，

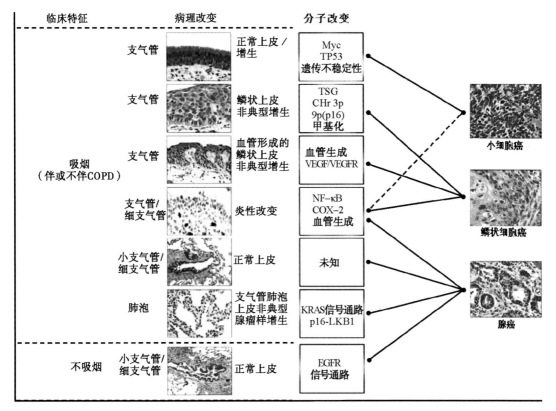

图 4-2　已知肺癌发病机制的组织病理学与分子途径

　　将其分为吸烟者和不吸烟者途径。吸烟途径有多种不同的机制，包括肿瘤抑制基因（TSG）的失活、炎症、血管生成以及多种信号通路的活化。但是，目前关于肺腺癌的病理机制和分子机制尚不清楚。最新的研究表明，非吸烟者的 GPC5 水平较低也是导致肺癌的原因之一。图片改编自 Genetics of preneoplasia：lessons from lung cancer

核仁也大，与腺癌细胞相似，故鉴别诊断非常困难。

　　目前，尚未建立 AAH 及与非黏液性细支气管肺泡癌鉴别诊断的细胞学标准。二者的细胞学特征之间存在明显的重叠。早期肺癌执行方案中有一个细胞学标准草案，包括命名为"非典型细支气管肺泡增生"的病种。当病变检查结果怀疑但不能诊断为细支气管肺泡癌时，切除后即可证明其是非典型腺瘤样增生或是细支气管肺泡癌。

三、　弥漫性特发性肺神经内分泌细胞增生

　　弥漫性特发性肺神经内分泌细胞增生（DIPNECH）的临床表现为干咳和气短，疾病发展缓慢，肺功能检查可发现伴有弥散能力减退的阻塞性或混合性肺功能损害。弥漫性特发性肺神经内分泌细胞增生主要表现为肺神经内分泌细胞广泛增生，细胞数量明显增加。病变可局限于支气管或细支气管上皮内，呈小团状、结节状或巢状聚集。

　　神经内分泌细胞结节能够突入气道腔内，偶尔会引起堵塞。随着病灶进展，肺神经内分泌细胞可突破基底膜，并形成 2～5mm 的微瘤型类癌。发展至微瘤型类癌时，肉眼观可见小而分界清楚的、灰白色的结节，形似"粟粒型小体"。一旦肺神经内分泌细胞增

生病灶达到或超过 5mm，即可诊断为类癌。免疫化学显示嗜铬粒蛋白、突触素以及细胞角蛋白 8/18 阳性。

神经内分泌细胞癌前驱病变的细胞学研究尚属少见，目前仅限于组织学观察，有待于今后研究观察，对这种并不少见的肿瘤类型，研究其发生、发展过程是必要的。

四、 其他

除上述三种病变之外，还有两种支气管上皮非典型增生的亚型，包括 2003 年由 Ullman 和 Bongiovanni 描述的细支气管柱状细胞非典型增生（BCCD），以及支气管上皮异常增生伴过渡分化。

这些被观察到的病变并未被目前的 WHO 分类所纳入，但在一些文献和出版物中却屡有记载。由于仍存在着一些争议，本书仅对这些病变作简要介绍。

（1）细支气管柱状细胞非典型增生　2003 年，Ullman 和 Bongiovanni 描述了一种新的肺部病变，并将其命名为"细支气管柱状细胞非典型增生"（BCCD），而在此之前，国际上未曾有报道，在 2004 年出版的《WHO 肺、胸膜、胸腺及心脏肿瘤病理学和遗传学》中也并未收录这一病变。2007 年，曾参与过编写《WHO 肺、胸膜、胸腺及心脏肿瘤病理学和遗传学》、主编《Frozen Section Library：Lung》，并在国际肺病理学界享有声望的 Philip T. Cagle 正式将细支气管柱状细胞非典型增生收纳在其主编的第 2 版《Color Atlas and Text of Pulmonary Pathology》一书中的"化生、非典型增生和癌前病变"章节中，并作为一种独立的非典型增生病变与鳞状上皮非典型增生及原位癌、支气管肺泡上皮非典型腺瘤样增生，以及弥漫性特发性肺神经内分泌细胞增生等鉴别讨论。

Ullman 等在 14 例 BCCD 中使用比较基因组杂交技术（CGH）成功对其中 8 例进行了分析。该研究发现 BCCD 中染色体畸变主要包括 3p、9、13、14 的丢失，以及 1q、17、19q 和 20q 的扩增，他们在总结了形态学和基因分析的特点后认为 BCCD 是细支气管上皮的一种癌前病变，通过进一步对 BCCD 标本和腺癌标本中的杂合性缺失（LOH）分析发现，BCCD 和腺癌标本均缺失 6q23-ter、12q23-ter 和 13q14-21，并且存在 7q11-q21、13q32-ter 和 19q13.1 扩增，并据此认为 BCCD 最终将发展为肺腺癌。

BCCD 的特征是细支气管上皮结构的重新排列。细支气管上皮中正常典型的柱状细胞，以及储备细胞都被一致且连续的非典型柱状、立方形或多边形细胞所取代，可形成多层。这些细胞的非典型性特征，主要在于细胞失去极向，细胞增大，并出现核仁，核轮廓不规则、粗糙。Pankiewicz 等还观察到核形态存在异常，染色质浓缩，多核常见（图4-3）。

Pankiewicz 还对 30 例 BCCD 进行了免疫组织化学染色观察。30 例中有 21 例（70%）被观察到有 $P16^{INK4a}$ 的表达缺失；有 8 例（26.7%）存在 TP53 过度表达；其中 29 例中有 14 例（48.3%）核表达 Rb 蛋白；其中 28 例中有 10 例不同程度表达 Ki-67。

（2）支气管上皮非典型增生伴过渡分化　来茂德等曾对此进行过详细研究，并在 2009 年将这种病变纳入了其主编的《Intraepithelial Neoplasia》一书的"下呼吸道上皮内瘤变"章节中。文献中这种病变的名称并不统一，也缺少足够的描述。这种病变呈现出由基细胞向支气管柱状细胞分化或鳞状细胞分化的过渡状态。免疫组织化学研究

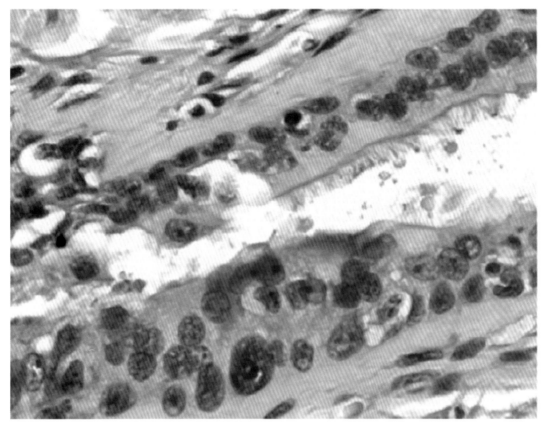

图 4-3　细支气管柱状细胞非典型增生（BCCD）

与需要借助大体标本观察的支气管肺泡上皮非典型腺瘤样增生不同，细支气管柱状细胞非典型增生主要依靠显微镜诊断。引自 Immunohistochemical Markers of Cancerogenesis in the Lung

发现这种支气管上皮非典型增生病变的免疫表型可呈现适度的柱状细胞分化、大部分柱状细胞分化或呈基细胞与柱状细胞的中间阶段。常有不完全的鳞状细胞分化，并且鳞状分化可出现局灶性细胞间桥，不伴鳞状分层和角化形成。支气管上皮非典型增生伴过渡分化与再生支气管上皮的主要区别在于：前者呈现出明显的核非典型性，染色质粗糙，具有明显的核仁和不规则的细胞排列，这些变化在再生的支气管上皮中是见不到的。

　　来茂德等将这种支气管上皮非典型增生病变独立分为一类，原因在于这种病变的高发生率，且拥有独特的形态学结构和免疫表型。支气管上皮非典型增生伴过渡分化常表达 Ki-67 和 p53，提示其可能为癌前病变（图 4-4）。

　　组织学上，在支气管上皮非典型增生伴过渡分化病变中可以观察到一些基细胞、柱状细胞和（或）鳞状上皮，在它们之间有形态学的分化过渡，支气管上皮异常增生伴过渡分化这个术语即由此而来。当支气管上皮出现全层非典型增生时，贯穿上皮的细胞具有相同细胞学形态特征，无细胞间桥或是局部有细胞间桥而无鳞状分层和角质化时，便可作出诊断。通常，这些假多层或多层非典型增生细胞呈柱状、椭圆形或圆形，一些细胞内含有黏液空泡。

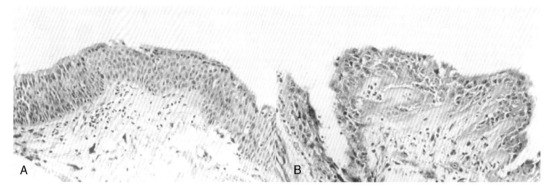

图 4-4　细支气管柱状细胞非典型增生的组织学所见

低级别（A）与高级别（B），HE×100

（引自：来茂德. Intraepithelial Neoplasia）

第二节　支气管上皮细胞非典型增生的细胞学

有关通过细胞学研究支气管及肺癌前驱病变的文献很少，远没有宫颈腺细胞病变或其他领域细胞学癌前病变的研究文献多见。痰液标本中所见的异常细胞或被诊断为癌细胞阳性，或因形态学不典型被忽略，而这两种情况都有可能检出癌前病变的细胞。痰标本因来自深部，所得细胞数量往往不是很多，透过痰细胞学研究癌前病变的可操作性较差，因而文献不多。纤维支气管镜刷取标本是研究支气管上皮癌前病变的较好途径，取材细胞量多而且可以与活检同步对照，可惜这方面的研究尚少见，故开展这方面的研究课题是当务之急。

纤维支气管镜下的刷取标本细胞学目前已普遍开展，每年的标本量虽然尚无统计报告，但其数量无疑是很大的，有三方面的理由：其一，肺部肿瘤增长的速度很快，其癌前病变的检出量会因检测手段的改进和细胞学观察的深入了解大为增加；其二，全民健康意识与 20 世纪末相比已大为进步；其三，医疗机构中纤维支气管镜配备已经普及，且质量得到提高，同时支气管细胞学研究的意识和条件已经具备，重视这方面的研究将对呼吸系统肿瘤的诊断质量产生重大影响。基于这些原因，对细胞学所见做初步观察和描述，以求有利于进一步开展研究。

一、　基细胞非典型增生

基细胞位于紧邻上皮的基底膜处，平时不会引起注意。文献中对基细胞层次、数量的变化描述沿用的是术语"基细胞增生（BCH）"，又被称为储备细胞增生，即在正常的假复层柱状上皮内出现 3 层或 3 层以上的基细胞。根据基细胞增生的严格定义，这些增生的基细胞不出现角化形成或细胞间桥。

在少量文献中，存在着"基细胞非典型增生"这一术语，"dysplasia"在国内一些文献中被翻译为"非典型增生"，有的称之为"间变"。"dysplasia"定义为：组织细胞异常，但却不是癌。根据记载，这种"非典型增生"的基细胞形态与正常的基细胞相似，呈现出圆形、椭圆形或不规则形的外观，层次增多，排列紊乱，无细胞间桥，亦无鳞状细胞分化，且免疫组织化学研究发现，CK17 常在这种"基细胞非典型增生"中呈阳性，而 CK17 主要表达于非角化鳞状上皮，但是在某些"基细胞非典型增生"中 CK17 也是阴性。用于区分"基细胞增生"和"基细胞非典型增生"的证据尚不充分，但也有文献认为虽然 CK17 对于幼稚的储备细胞显示阴性结果，但并不影响细胞向鳞状细胞分化。因此，"基细胞非典型增生"这一术语是否成立，还需要进一步有说服力的研究结果支持。所有成熟细胞均不能直接变为另一种成熟细胞，必须由幼稚的、具有分化潜能的细胞在疾病因素的影响和机体反应机制的调节下化生而来，这符合"所有细胞均来源于先前的细胞"这一规律。从这一点而言基细胞分化（无论正常抑或癌病变）的存在，有助于解释细胞来源及其分化。

虽然可以检索到基细胞增生的文献，但对于细胞学标本中的基细胞非典型增生却很少见研究。因为患者在无症状和体征时一般不会去医院就诊，更不要说取材检查。只有一种情况可以进行取材：因咳嗽、咳痰而就诊，影像学显示阳性或不清楚时，医师通常会建议患者选择支气管镜检查并同时取材做病理学检查。刷取细胞或咬取组织标本做病理学检查是一个不错的选择，可以发现早期病变或癌病变，其中就包括基细胞非典型增生病变，这种增生的细胞现象在现实中存在并被发现本身就值得研究。

【基础细胞】　基细胞或其更幼稚型细胞。

【细胞形态描述】　非典型基细胞在此时的形态学异质性不是很明显，因为细胞体积很小，核染色质表现并不明显，但仍然有一些现象值得重视：细胞数量明显增加，堆积重叠的细胞呈很密集的小簇样；胞质稀少，核深染；细胞排列虽然密集重叠，但尚有一些特点即呈串状并有菊形样结构（图 4-5A），可能为原始腺样分化，具有向腺样分化的迹象(图 4-5B)。松散分布的细胞，虽然具有退变致使细胞无胞质和核增大，但其形态本质仍为非典型增生即具有异型性表现，与前述良性基细胞增生相比量和质均有不同，具体表现在核深染和稍有体积增大的特点（图 4-6）。

成簇的体积小的基细胞具有深染的核仁，细胞质稀少，总是让观察者不太放心，即使是有经验的细胞学医师，也有可能会误诊为小细胞恶性肿瘤。特别是在临床上或影像学上高度怀疑的情况时，诊断尤为困难。Koss 提出，根据下列支气管基细胞的特征可进行正确的鉴别和诊断。

①通常情况下，这种细胞呈簇状排列，挤压很紧密，并且很少会有分离的倾向（图 4-5）。细胞簇的一端可呈一直线，提示可能是从基底膜剥落下来的一端。

②细胞体积小，有些较粒细胞大，拥有比较明显、非常均一的深染、圆形或椭圆形的细胞核。可见核仁，但体积很小或不明显。细胞质稀少且嗜碱性。至少在某些细胞簇的外周部可以找到体积更大的细胞，有着相似的细胞核，但细胞质较多一些，提示其向柱状或鳞状细胞分化的进程（图 4-5，图 4-7）。

③细胞核由于邻近的细胞紧密而被挤压，而特征性的小细胞癌不会发生于成簇的良性储备细胞之中，并不具备小细胞癌中核异常的特征。

【鉴别诊断】　如果遇到小基细胞结构松散，排列并不紧密，并且其细胞核较大的情况时，非典型基细胞增生可能很难与小细胞癌相鉴别。鉴别诊断包括类癌和恶性淋巴瘤。小细胞癌或神经内分泌肿瘤同样为小细胞肿瘤,在异型性表现上小细胞癌更严重并具有

支气管与肺细胞病理学诊断图谱

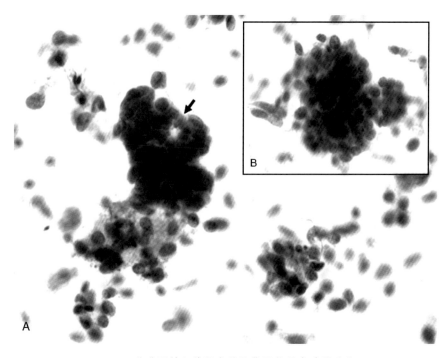

图 4-5　非典型基细胞紧密的聚集团状具有腺样分化

A. 外周较整齐的类栅栏样局部边缘细胞和"开口现象"；B. 与增生基细胞的无序堆积状排列形成鲜明对比。支气管镜刷取标本，液基制片，Pap×400

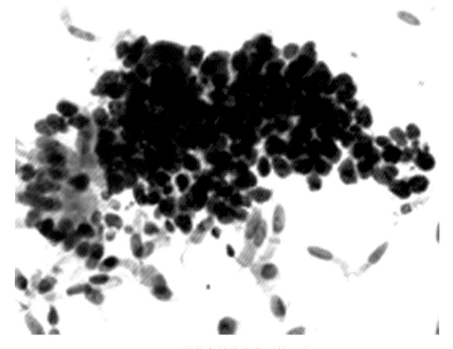

图 4-6　退化变性的非典型基细胞

呈裸核并以松散堆积状形式分布，核增大并深染，颗粒状染色质，需要加以鉴别的肿瘤为神经内分泌肿瘤，最容易误诊为小细胞癌。支气管镜刷取标本，液基制片，Pap×400

其明显细胞学特点（见第七章相关内容），区别相对容易。神经内分泌癌在异型性上不如小细胞癌，但与非典型基细胞相比差异不大，有时可能会具有一定的异型性。非典型基细胞的核膜较厚，核仁清晰，核染色质呈细致均匀兼有数量少的颗粒状分布（图 4-7，图 4-8）。神经内分泌癌细胞核膜薄，核仁小或不清楚，核染色质呈椒盐状分布不均，核染色质质点多个，在染色质的模式上两者不同。在细胞排列特点上也不同，非典型基细胞致密重叠，呈堆积状集群形式分布，神经内分泌癌则是条索状、片状分布，细胞密度较稀疏。细胞外形上，神经内分泌癌为圆形、椭圆形或梭形，而非典型基细胞为一致性的小圆形细胞。值得注意的是，神经内分泌癌细胞团中可有假菊形结构（见第五章），非典型基细胞可见有腺样分化结构（图 4-5A，黑色箭头）。此外，基细胞在退化变性时核增大并深染、胞质更稀少甚或裸核，仍然以堆积状形式分布（图 4-6），此时更容易被误诊为小细胞癌，必要时选用免疫细胞化学（ICC）标记物标记。

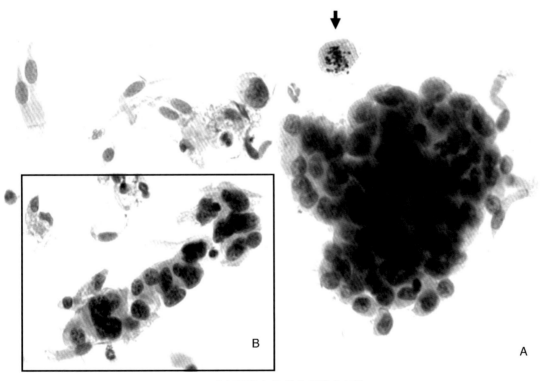

图 4-7　高级别基细胞非典型增生细胞

　　具有堆积样成团、胞质稀少、腺样开窗、小核仁（B）及核分裂象（A，箭头）等异型性特点。支气管镜刷取标本，液基制片，Pap×400

　　Koss 指出，由于基细胞的体积小，而且其细胞核在细胞中几乎占据了所有的体积，导致上皮呈现出不整齐的外观。与小细胞癌不同，这种良性的基细胞增生上皮由依照某种顺序排列的均一细胞构成，仅在上皮的成熟细胞丢失时，才会出现识别困难的情况。基细胞非典型增生时会出现失去排列秩序、退变的核以及松散分布等变化，这时的基细胞体积有所增大，但与小细胞癌相比其异型性尚不足。

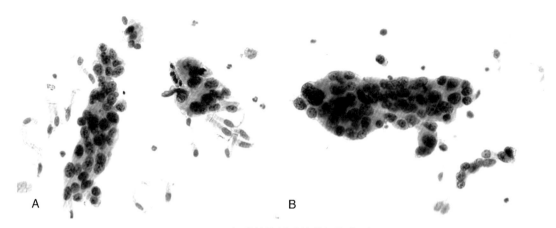

图 4-8　与成熟的纤毛柱状细胞鉴别

A. 高级别非典型增生的基细胞体积增大；B. 大小不一并呈合体样团或簇状，明显的变化还有核深染和染色质颗粒增粗等。支气管镜刷取标本，液基制片，Pap×400

二、　支气管非典型鳞状上皮细胞

非典型基细胞可以分化为非典型增生的柱状细胞（图 4-5，图 4-7），同时也可以化生为幼稚的鳞状细胞的非典型细胞（图 4-9，图 4-10）。这是因为在病原微生物或其他因素的刺激下，基细胞增生使细胞由单层变为复层，进而鳞状细胞化生直至成熟，成为非典型鳞状细胞。非典型增生也遵循这个基本规律，而且该过程还被加速，以适应致病因子所造成的细胞损害或修复。这个过程中的形态学变化也就容易被观察到。

【基础细胞】　基细胞；鳞状化生细胞；鳞状细胞。

【细胞形态描述】　在支气管镜刷取标本中观察到的非典型鳞状细胞为化生型的，因此具有化生型的胞质，深染均质，呈合体样成堆积状重叠密集的细胞片，细胞密度大且核间距小，高核质比。细胞体积增大并核增大是显著特征，细胞或核增大的程度不等，增大程度越大越接近表现为非角化型鳞状细胞癌。细胞片外周不整和无规则紊乱排列，被称为尖锐突起样片（图 4-9，图 4-10）。外周或游离的单个细胞常被发现具有鳞状特征。以下是非典型鳞状细胞的细胞学特点。

①化生的鳞状细胞，可呈扁平片状、簇状或单个散在。

②细胞的体积较基细胞大，但是较痰细胞学中的口腔上皮细胞小。

③细胞质嗜碱性或橘黄，细胞核规则，圆形至椭圆形。

④细胞大小变化不定，而关键的特点在于核质比增高。

⑤染色质形态可为细致粉尘末状，甚至可变得粗糙、边集。

⑥在严重的非典型增生情况下，可出现小核仁和核轮廓变得不规则。

⑦原位癌时，可出现细胞重叠和多核堆积形成。

⑧化生的非典型鳞状细胞胞质深染显厚，透光性差。

⑨核形状可变长呈椭圆形，核呈无序分布。

⑩少见成熟型非典型鳞状细胞，但在癌性病变中多见成熟型细胞。

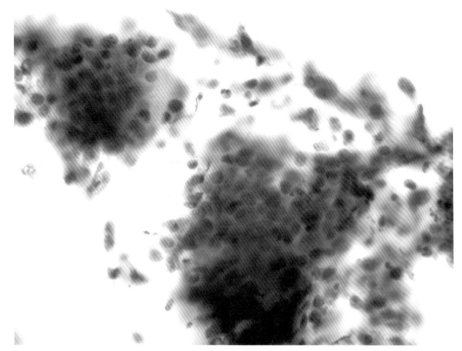

图 4-9　簇状分布的堆积样非典型增生细胞具有向鳞状未成熟细胞分化的变化
　　密集重叠无开窗，边缘部细胞凌乱、尖锐突起和不整齐，胞质深染均匀显厚，有增大的核仁显示生长活跃。支气管镜刷取标本，液基制片，Pap×200

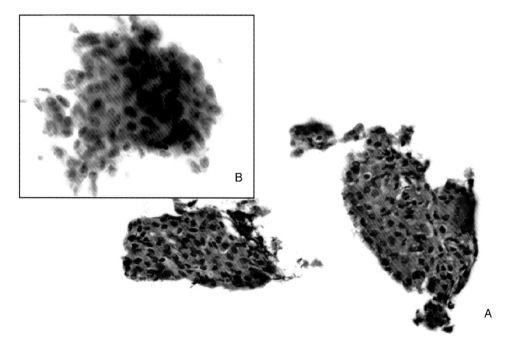

图 4-10　重叠堆积簇状排列的细胞核形变长，呈较大的椭圆形核
　　核染色质增粗显示具有高级别非典型性，簇边缘细胞具有深染的化生型胞质和凌乱不规整排列的现象（B），与活检的组织学碎片相似（A）。A. 支气管镜下活检标本，HE×400；B. 支气管镜刷取标本，液基制片，Pap×400

【鉴别诊断】 与单纯性鳞状化生相比，如果在标本中找到伴有细胞核异常的鳞状化生细胞，则应提高对癌前病变的警惕程度。非典型鳞状细胞增生可伴随原位癌，或是出现在一些明显的进展为侵袭性癌的病例中。因此非典型增生并不是排除癌的诊断用语，相反，癌的可能性增大。

许多病变情况的形态学表现可类似于非典型鳞状细胞化生，包括来自口腔和喉部上皮深层的小鳞状细胞，常见于炎性或溃疡进程，如痰标本中喉部的"巴氏细胞"。非典型鳞状细胞也可以与累及上呼吸道时非典型天疱疮的鳞状细胞相混淆。病毒感染时也可以观察到非特异性细胞异常，如单纯疱疹病毒或巨细胞病毒感染等（详见第三章）。

三、 支气管非典型增生腺细胞

非典型增生腺细胞在支气管镜刷取标本中的镜下辨识不是特别困难，因为标本中细胞量丰富，并且可供对照的支气管正常或良性细胞在良或恶性标本中已经是熟识的细胞形态，对比是区分良性和非典型腺细胞的最直接的方法。

支气管上皮细胞的非典型变化同样起源于基细胞，从基细胞增生的细胞学所见中已经发现原始腺样发育的痕迹（图4-5，图4-7，图4-8），同时在低级别非典型基细胞向成熟型非典型腺细胞发育的过程中，具有渐进的过渡形态出现（图4-11～图4-16）。

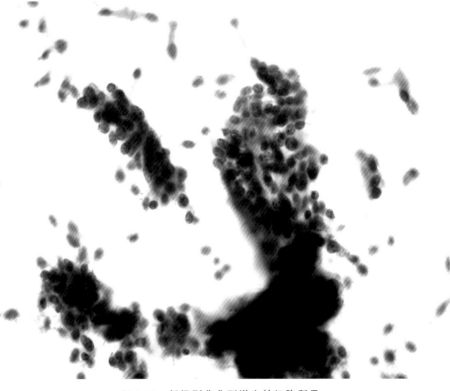

图 4-11　低级别非典型增生基细胞所见

已经出现腺细胞分化的痕迹：呈串状或花边样围成微小的菊形排列和平铺状蜂窝状。支气管镜刷取标本，液基制片，Pap×400

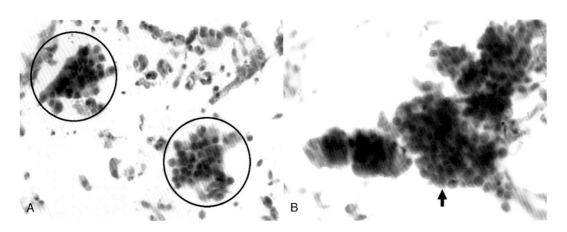

图 4-12 低级别腺细胞具有腺样排列和体积增大并呈小簇状分布的特点

A. 边缘部细胞排列整齐有凹陷或带状排列；B. 部分细胞团具有三维立体感，细胞密集并体积增大，大小尚一致，核仁增大，核染色质呈较均匀的小颗粒状。支气管镜刷取标本，液基制片，Pap×200

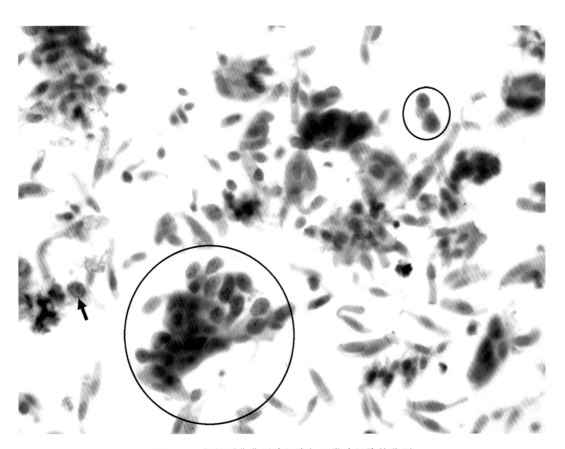

图 4-13 低级别非典型腺细胞与正常腺细胞的鉴别

低级别非典型腺细胞的体积较正常腺细胞大，并有核染色质增粗的表现（箭头和圈内细胞），细胞具有与正常细胞结构不同的特点，称为"正常结构丧失或部分丧失"。支气管镜刷取标本，液基制片，Pap×200

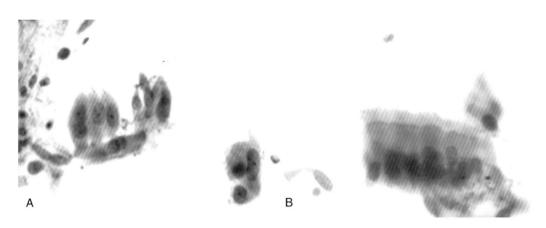

图 4-14　低级别腺细胞尚有不完全丧失的腺细胞特点

高柱状、带状和核复层化，核增大和拉长，核仁增大明显，核膜增厚。A. 低级别上皮内病变；B. 对照腺细胞良性增生支气管镜刷取标本，液基制片，Pap×400

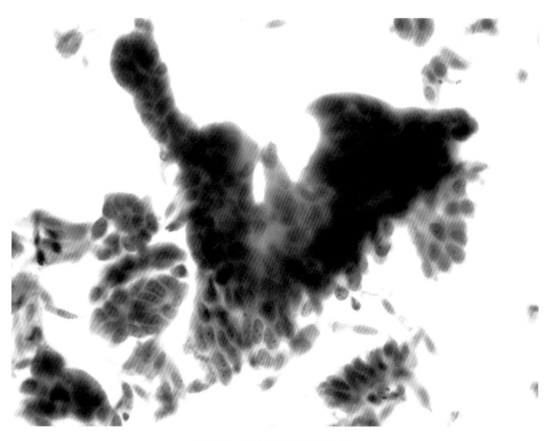

图 4-15　密集的长核细胞聚集

呈小乳头状，边缘带细胞整齐排列，核染色质增粗，颗粒状分布显示多个质点。支气管镜刷取标本，液基制片，Pap×400

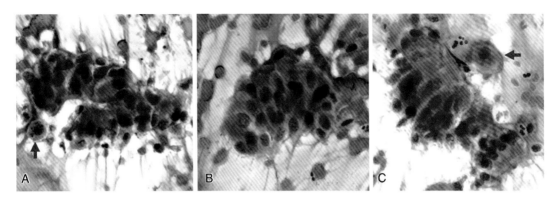

图 4-16　低级别柱状细胞非典型增生

体积增大明显，核拉长并复层化，核染色质颗粒状但分布较均匀，细胞外形仍然保持纤毛柱状细胞特点。

A、B. 非典型增生；C. 非典型增生，疑似高级别非典型增生或原位癌支气管镜刷取标本，直接涂片，Pap×400

【基础细胞】　基细胞或其前体形态的幼稚细胞。

【形态描述】　与正常腺细胞相比，低级别非典型腺细胞的体积增大，核增大，核染色质基本均匀，但有 2～4 个染色质质点；虽然细胞看起来较为松散，但保持蜂窝状结构、带状结构和腺细胞本身的结构特点。结构特点具有重要意义，从失去柱状细胞的纤毛、刷状缘和尖尾及其外形到圆形腺癌细胞的变化，经历了渐进性过程才发展而成，是形态变化过程，同时也是一个谱系过程。低级别非典型增生的细胞学含义并不是一个确定名词，在评价其对诊断的价值时应与临床医师沟通，强调其在具有不典型改变的同时也具有不确定性，因为对细胞的分析具有难度，尤其对初学者。比起低级别的非典型细胞，真正意义上的高级别非典型腺细胞不但体积增大而且向腺细胞分化的趋向更加明显：呈串或带状排列的非典型腺细胞体积增大与其周围的正常腺细胞形成强烈反差，而在致密区的细胞密度更大，核间距更小，并具有部分重叠的细胞团片（图 4-17～图 4-23）；碎片状细胞群周边不规则，但尚保留带状并核复层化拥挤排列（图 4-17～图 4-19）；蜂窝状成

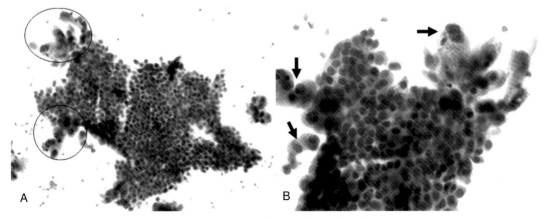

图 4-17　单层蜂窝状排列的大片细胞

体积较一致但边缘部细胞增大明显和具有非典型性改变（A、B 圈内或箭头所指细胞），为高级别非典型腺细胞。支气管镜刷取标本，液基制片。A. Pap×100；B. Pap×400

片细胞的密度增加，核间距变小并重叠，边缘部细胞参差不齐，其异型性更明显（图 4-19，图4-20）。总体看高级别腺细胞病变的细胞更松散一些。以上这些细胞可以与腺癌细胞同在一个标本中，也可以单独出现。判读异型性不难，但判断癌与癌前病变具有一定难度。

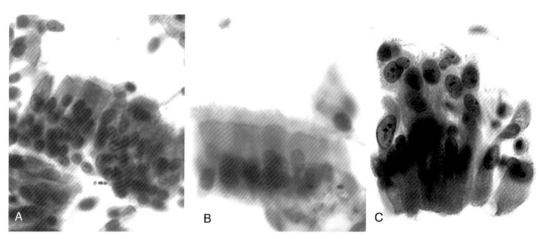

图 4-18　从良性增生（A）到低级别（B）和高级别（C）非典型腺细胞的形态学改变有异型性加重的趋向
支气管镜刷取标本，液基制片，Pap×400

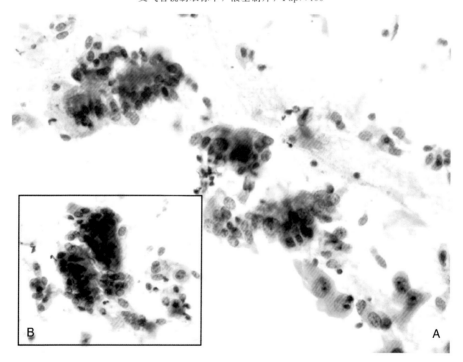

图 4-19　密集和有些凌乱的带状分布高级别腺细胞
细胞或核增大、拥挤、核复层化、核染色质增粗，以及细胞外观形态变化表现与正常或低级别腺细胞显著不同。A. 细胞松散的视野中，深染的细胞具有墨碳状的核染色质；B. 细胞大小显著不等，核致密深染，核染色质松散处的大核仁细胞凸显处，核增大明显，胞质丰富，具有鳞状化生的特点。本例为肺腺癌手术后切片，部分为非典型增生支气管镜刷取标本，直接涂片，Pap×200

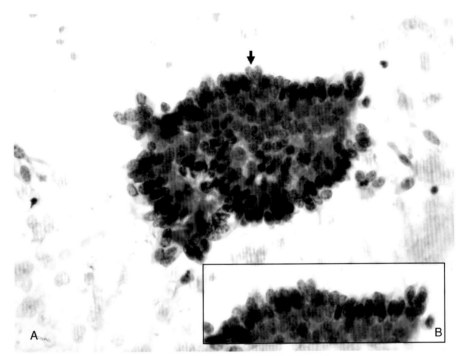

图 4-20　高级别非典型腺细胞呈片状

　　其边缘部腺细胞复层化参差不齐、拥挤和胞质稀少如同裸核样（A、B），细胞肥大饱满，核深染和核染色质呈粗颗粒状分布不均。支气管镜刷取标本，直接涂片，Pap×400

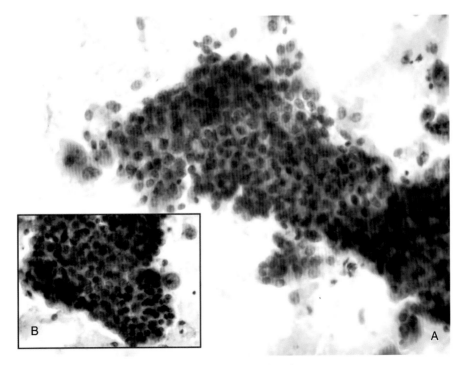

图 4-21　高级别非典型腺细胞表现

　　致密分布的细胞碎片边缘不整，核间距小，排列紊乱，微腺体（A，细胞围圈相），个别细胞增大明显和明显的核仁肥大（B）。支气管镜刷取标本，直接涂片，Pap×200

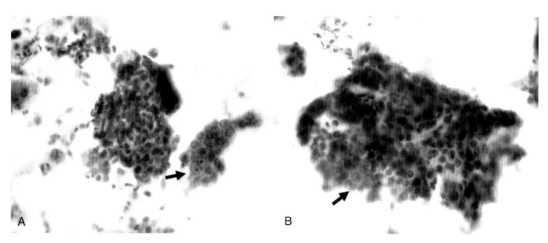

图 4-22　成片的高级别非典型腺细胞

　　密集化并重叠丧失原有结构，细胞增大并大小不一，排列上趋向三维化，部分细胞核增大和核仁增大（A、B，箭头）。支气管镜刷取标本，直接涂片，Pap×200

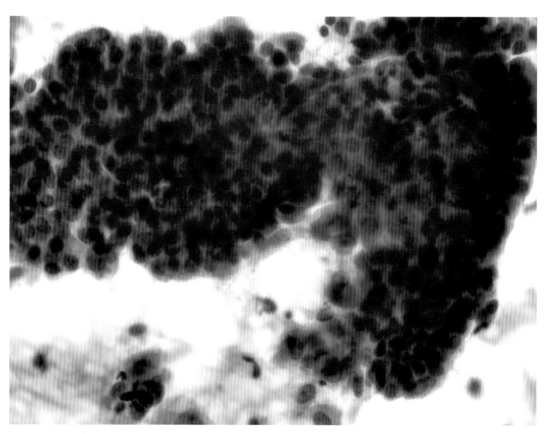

图 4-23　低级别腺癌细胞团

　　边缘部渐呈圆弧状，带状逐渐减少，平铺状被三维团所取代，部分细胞团被染成暗红色，显示嗜酸性变化，核染色质增粗和深染，核大小较一致并拥挤。支气管镜刷取标本，直接涂片，Pap×400

四、 非典型腺细胞与腺癌之间的鉴别诊断

非典型腺细胞被细胞学检出的可能性大于基细胞或鳞状细胞非典型增生。关于支气管柱状细胞非典型增生的研究文献远远多于基细胞、神经内分泌细胞和鳞状细胞的非典型增生文献。在宫颈细胞学中，根据澳大利亚著名细胞病理医师 Ayer 等的研究而制定的子宫颈腺细胞病变的诊断标准促进了宫颈细胞学 2001 版本贝塞斯达系统有关腺细胞病变的确定。几乎所有原位腺癌病例都是历时十二年余、从 180 万例宫颈涂片中观察筛选出来的。平均年龄 33～48 岁，无症状或有接触性出血。其细胞学主要表现为：核增大，直径$>8\mu m$，核膜规则或略有畸形，核拥挤聚集时核被拉长，呈雪茄烟状；深染，有明显的小核仁。核形不规则，核分裂；可见有少许气球样裸核细胞。这些宫颈腺细胞的形态学变化可以作为支气管上皮（同样为柱状细胞）诊断的参考标准。Koss 以及其他细胞病理学学者更深入地研究，揭示了细胞病理学在发现支气管非典型腺细胞病变方面的深刻意义不仅在于发现恶性肿瘤，更在于发现癌前驱病变。这些研究得益于 20 世纪取材工具的进展和细胞病理学医师锲而不舍的努力。

同时，腺细胞病变的组织学研究新进展也日益深入，上述论述已涉及，不再赘述。

腺细胞非典型增生与腺癌细胞在鉴别诊断上有如下细微不同（图 4-24～图 4-27）。

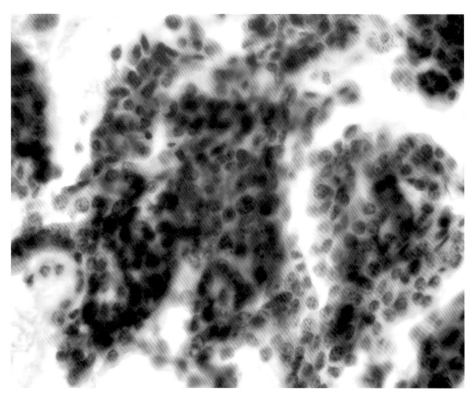

图 4-24　致密的排列紊乱无极性的高级别腺癌细胞
其中可见细胞围圈所形成的"微小腺体"样结构，染色质质点粗大并多个，核仁增大明显。
细胞排列紊乱，刷取标本，直接涂片，Pap×400

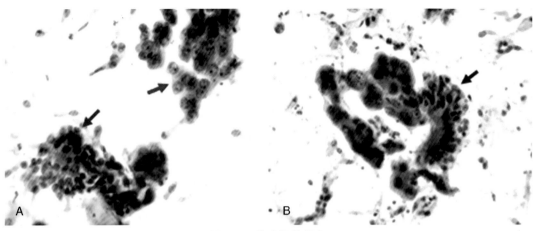

图 4-25　腺癌阳性标本

常常会发现腺癌细胞（红色箭头）旁伴有非典型增生的腺细胞，表现为低级别或高级别病变的形态学特点（A、B蓝色箭头）。支气管镜刷取标本，直接涂片，Pap×200

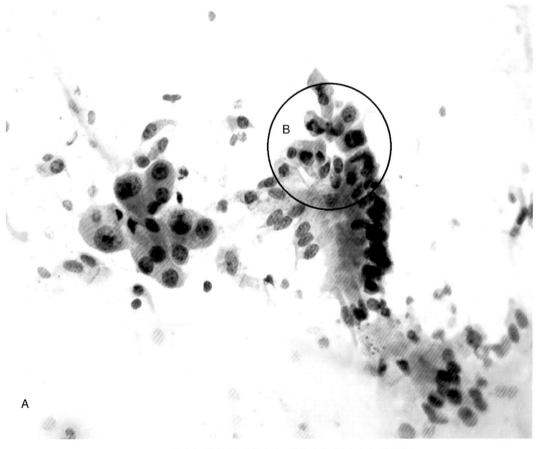

图 4-26　腺癌细胞的外形与低级别或高级别病变细胞不同

前者与正常柱状细胞完全不一样，而后者则完全或不完全保持柱状细胞的结构特点（B），腺癌细胞（A）的体积明显大于非典型腺细胞（B）。支气管镜刷取标本，直接涂片，Pap×400

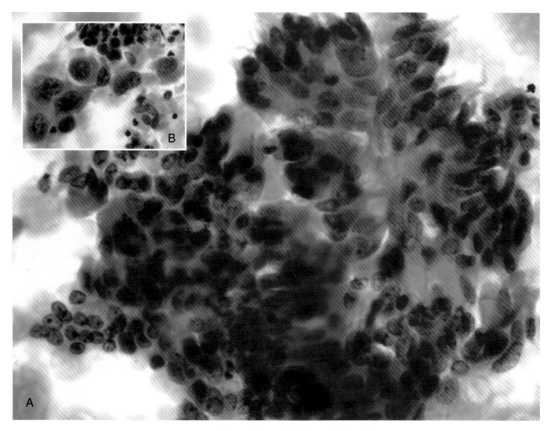

图 4-27　高级别腺细胞病变的核普遍增大

其中可以见到非典型基细胞（A 图左下方）及其腺样分化细胞，右上为菊形结构排列的非典型腺细胞，其他视野中查到的腺癌细胞（B）。支气管镜刷取标本，直接涂片，Pap×400

①细胞体积增大与核增大，但在增大的幅度上不如腺癌细胞。

②核指标如核膜、核仁、核染色质、裸核等，腺癌细胞有别于高级别病变的腺细胞。

③核外形变化。正常或高级别腺细胞保持高柱状特点，核沿胞质长轴展开，因此多为椭圆形核或长椭圆形核；腺癌细胞逐渐变化为圆形，核随之变为圆形或椭圆形。

④细胞外形上的差别。非典型腺细胞部分失去正常柱状细胞的结构，如纤毛、刷状缘、尖尾和外形柱状特点，而腺癌细胞则完全失去这些结构。

⑤蜂窝状排列的腺细胞片在非典型腺细胞时有部分或局部的密集核导致核间距变小，但仍旧保持单层，"开窗现象"多见于正常柱状细胞，腺癌时则致密地重叠呈三维立体样团，无蜂窝状排列特点而腺样结构更多见。

⑥核透光度不同。高级别病变腺细胞核较深染，并由于核染色质模式为低密度透光型，少数质点形成染色质凝聚而不同于正常柱状细胞的核染色质均匀细致；腺癌细胞由于核体积更大，核透光性更强。

⑦带状排列的非典型腺细胞核复层化、核拉长、核染色质点增多呈粗颗粒状和细胞碎片边缘部参差不齐，形成"羽毛状复层化带"（图 4-20）。

⑧腺癌细胞的核可以有偏位，高级别病变的腺细胞核拉长并位于沿长轴展开的柱状

支气管与肺细胞病理学诊断图谱

细胞的中下部或基底部（尖尾部）。

⑨胞质密度不同。腺细胞的胞质密度一般较化生型鳞状细胞稀疏，故透光度好，正常柱状细胞胞质密度较浓厚，而在非典型或腺癌细胞则显得很透亮并着色淡，腺癌细胞由于体积大、胞质量多更能显示颗粒样或微细空泡样胞质质感，因而更透光。

⑩胞质内分泌物不同。有些腺癌细胞因分泌黏液而出现胞质内空泡，而一些支气管黏膜的高级别病变的腺细胞则不会出现较大的空泡而仅限于微细颗粒样空泡。

⑪高级别腺细胞病变在刷取标本中常常与腺癌同在，此时应当以最严重的病变为主要诊断内容，而高级别病变细胞的形态表现可以作为对比或认识此类改变的途径之一（表4-1）。

表4-1　支气管上皮细胞高级别病变与腺癌的鉴别

鉴别要点	高级别病变或原位腺癌	腺癌
细胞外形	多边形或柱状	圆形或椭圆形
细胞排列分布	平铺状单层，拥挤，羽毛状或刷状	三维立体团或散在分布
核形	椭圆形、长椭圆形	圆形、椭圆形或长圆形，少见畸形核
核膜	核膜清晰，轻度不规整	核膜厚而明显，轻到中度不规整核膜
核染质	多中心星形散在分布，透光	团块状凝聚、疏松分布或向核膜集中
核仁	可见，小或大	清晰，肥大，可多个
核位	居中或居基底部	贴边或居中
核分裂象	不清楚或少见	可见或较常见
核排列	羽毛状、不均匀密度排列，核间距密集	重叠拥挤、层次增加和紊乱
裸核	少见或不见	常见
胞质	薄而透明，颗粒状，嗜碱性，胞质量多	嗜酸或嗜碱性，胞质量少或多，透明
胞质内空泡	一般无，分泌细胞可见小空泡状胞质	常见，分叶状黏液空泡，印戒状细胞
核浆比例	1/(1~2) 或更小	倒置，(3~5)/1 以上或更大
细胞结构	纤毛残缺或刷状，结构紊乱但保留柱状结构	完全或部分失去正常柱状结构

上述鉴别要点必须要在全面地观察和思量后得出理性的判读结论，不能以一或两种的变化得出总体结论。

参 考 文 献

[1] Wistuba，Ignacio I. Genetics of preneoplasia：lessons from lung cancer. Current Molecular Medicine，2007，7（1）：3-14.

[2] Wistuba I I，Gazdar A F. Lung cancer preneoplasia. Annu Rev Pathol，2006，1：331-348.

[3] Ullman R，Bongiovanni M，Halbweld I，et al. Bronchiolar columnar cell dysplasia - genetic analysis of a novel preneoplastic lesion of peripheral lung. Virchows Arch，2003，442：429-436.

[4] Pankiewicz W，Minarowski L，Niklińska W，et al. Immunohistochemical markers of cancerogenesis in the lung. Folia Histochem Cytobiol，2007，45（2）：65-74.

[5] Wang G F，Lai M D，Yang R R，et al. Histolo-gical types and significance of bronchial epithelial dysplasia. Mod Pathol，2006，19（3）：429-437.

第五章 支气管及肺肿瘤细胞学

痰液细胞学是诊断肺癌的有效方法，也是筛查肺癌的最基本程序。痰液细胞学的敏感度取决于咳痰方法、制片前的取材以及制片、固定、染色等诸方面因素，也与该肿瘤的部位、组织学类型和临床分期有关。支气管刷检方法的定位效果较好，方便准确诊断；肺泡灌洗液能够获取更多的深部癌细胞，对于外周型肿瘤，有时其阳性率甚至高于影像导引经皮穿刺肺针吸或活检等方法；影像导引经皮穿刺肺穿刺可以早期诊断外周型肿瘤或纵隔内肿瘤。这些细胞学方法不但可以确定肿瘤的良恶性，还可以进一步将其分类，从而避免不必要的开胸活检，并为临床制订治疗方案提供依据。

在痰液中发现癌细胞，但在影像学上并未见到任何明显异常时，则需要多次复查。如果多次复查仍为阳性，则首先需要排除上呼吸道癌的可能性，再全面检查下呼吸道，结合各种可能的检查手段寻找原发部位。

第一节 常见肺癌的细胞学形态

一、肺癌的细胞学分类

大多数肺癌起源于支气管或细支气管上皮，有些肿瘤则起源于肺泡被覆的上皮细胞。在细胞学上主要将它们分为小细胞癌和非小细胞癌。

偶尔会遇到由两种或多种癌组织组成的混合性癌，遇到这种情况时，通常会无视所占比例小的肿瘤成分，而是根据所占比例多的某种肿瘤成分来进行分类，如果遇到两种癌成分比例相当，可诊断为混合性癌，如腺鳞癌，这种癌的诊断基于两种主要癌细胞类型的存在，一部分细胞的细胞质内有黏液空泡，另一部分细胞的细胞质有明显角化，且需要根据成分比例多少来判断，即在同一个腺鳞癌标本中，每种癌组织成分必须≥10%，因此依靠组织学诊断这种混合型癌更为精确。

由于小细胞癌的治疗与其他非小细胞癌的治疗方式不同，故区分小细胞癌与非小细胞癌是细胞学的首要任务。

细胞学的进一步分类依赖于大量已经报告的病例，这些病例具有特殊类型癌的基本特征，而且有些特征不但是形态学的细微区别，有些还具备唯一性，如黏液癌、印戒细胞癌、小细胞癌、乳头状癌以及神经内分泌癌等。为了了解这些癌的诊断问题，须了解癌细胞的一般形态学特点。

二、 癌细胞的一般形态学

与正常细胞不同，癌细胞在恶性肿瘤或其前驱病变的细胞形态学上表现为异型性变化，这些变化具有一系列特征。理出这些特征，有利于进行全面观察、分析、归纳和判断。在形成细胞学诊断思路的过程中，相关的基础知识和经验也很重要。因此细胞学基础是每个细胞学医师应当具备的基础，没有这些基础就直接凭少量标本的经验诊断，其诊断的质量和准确度不可能接近病变实体的真相。

由于取材方法不同，肿瘤细胞的形态也有差异。如痰液中的肿瘤细胞通常分布松散，并常伴坏死和退变，而刷检或穿刺针吸标本中的肿瘤细胞则保存相对较好，能够辨认细胞内的精细结构。但刷检仅能取得表面覆盖的细胞，而影像导引经皮穿刺肺标本则可以取得深层中的细胞。经各种染色方法处理的肿瘤细胞也有形态学上的差异，风干的标本染色后，不易观察细胞内的精细结构，因此，对于肺细胞学检查，最好是及时固定和使用巴氏染色。

标本涂片背景具有特征性，如血性背景、炎性背景、坏死背景或核丝背景等，有辅助诊断价值。肺癌细胞可出现的恶性形态特征包括：细胞增大、核大、核深染、染色质不均、核质比升高、核碎裂、核分裂象增多、核多形性、核仁数量增加等，当观察到这些形态时，需要警惕恶性的可能性。

1. 癌细胞的一般形态具有共同特性（以肺鳞状细胞癌为例，图 5-1～图 5-3）

（1）核的特点　①肿瘤细胞的核增大与大小不一；②肿瘤细胞的核深染和深浅不一；③核染色质呈粗颗粒状；④癌细胞的核膜不规整——核畸形；⑤核质比例失常；⑥部分细胞核仁可增大或肥大，注意不能仅根据大的核仁来区分腺癌还是再生上皮，也不能区别腺癌和鳞癌；⑦可有非典型核分裂象。

（2）细胞外形或胞质的特征　①多形性——多样形态，形状怪异；②幼稚性——胞质嗜碱性、蓝染，小圆形细胞；③成熟性——胞质红染，趋成熟，或双嗜性；④谱系性——细胞显示出从幼稚到成熟的谱系形态过程。

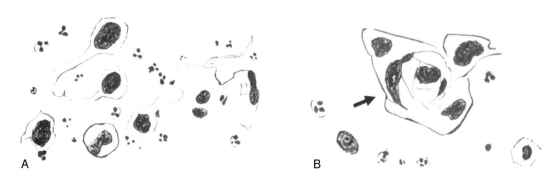

图 5-1　**鳞状细胞癌细胞形态**

多形性癌细胞各型癌细胞（A）；癌珠（B），根据实际视野绘制

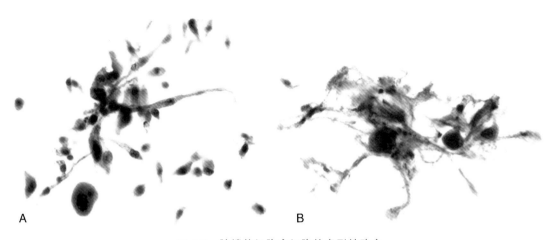

图 5-2　肺鳞状细胞癌细胞的多形性改变

　　明显显示出小圆形、梭形、多边形及怪异形等形状，可有核分裂象（A）和角化红染（B）。支气管镜刷检标本，液基制片，Pap×400

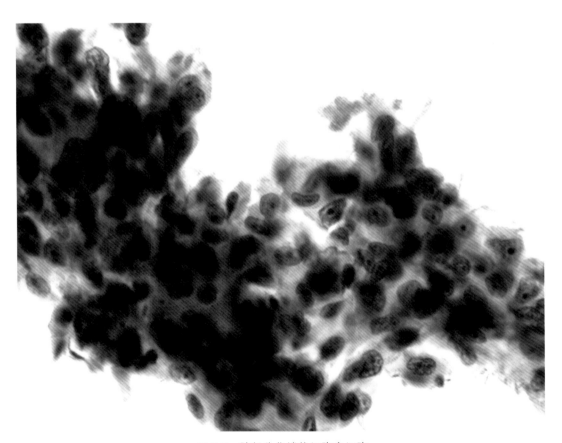

图 5-3　肺低分化鳞状细胞癌细胞

　　呈不规则片状分布，显示核的不规整、少量不透光核以及核仁大，尚有一定幅度的多边形深染均质的胞质。支气管镜刷检标本，液基制片，Pap×400

（3）肿瘤性素质　①坏死的有形物——多边形鳞状细胞癌的核消失所遗留的"鬼影细胞"；②坏死的分解物——纤维素样颗粒状蛋白质物质；③常见出血和溶血。

2. 腺癌细胞的形态特征（图5-4～图5-6）

（1）核的特点　①圆形或椭圆形；②核膜清晰并增厚；③核仁清晰并增大；④核膜规整或轻度不规整；⑤核染色质粗颗粒状分布不均和胞质内透亮区；⑥核位可偏位、居中；⑦核大小较一致；⑧核分裂象常见。

（2）胞质的特点　①胞质一般稀少，也有丰富者；②胞质一般嗜碱性，偶见嗜酸性。

（3）细胞之间的关系　①呈三维立体团存在（图5-4）；②拥挤片状，核间距缩小密集；③连接紧密或松散分布；④细胞团呈梁状、乳头状、球形、饼状、腺样（图5-5）等外观，与组织学相类似；⑤类型较多。腺癌细胞分化差时可分散分布（图5-6）。

（4）肿瘤性素质　①坏死可见，但较鳞状细胞癌少见；②出血常见。

3. 关于核质比问题

在判读细胞异型性时，核质比值很重要，几乎所有细胞学的描述都认可这一点。那么究竟怎样理解核质比呢？理想的核质比值应该是核与胞质的面积之比，即核在胞质中所占的面积（N/C）。但在实际应用中这种比值计算量巨大，不适于及时判读。通常所应用的核的最大直径与胞质最宽幅度之比，能够快速判断，很有使用价值。要注意同类型

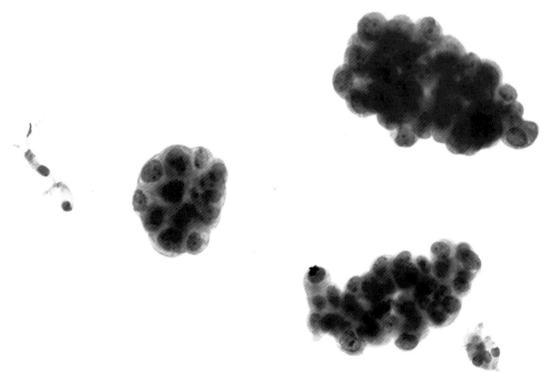

图 5-4　腺癌细胞呈团状排列与分布

团周呈规则的圆弧状胞质，类似桑葚样，明显的核仁、核膜与核染色质粗颗粒状。痰标本，液基制片，Pap×400

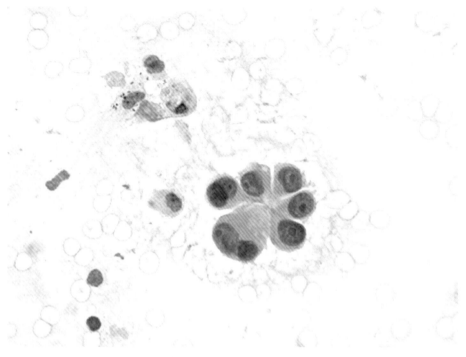

图 5-5　腺癌细胞形呈玫瑰花瓣样腺样结构

其胞质透光性好，如颗粒状，核与核仁增大明显。支气管镜刷检标本，直接涂片，Pap×400

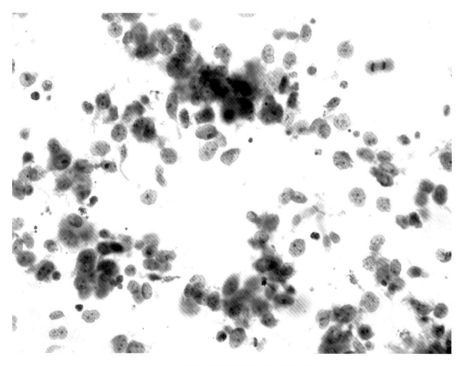

图 5-6　分化差的腺癌细胞分散分布

细胞小，核增大，核仁多个。核因染色质分散分布而透光度好，与鳞状细胞癌相比墨碳状
核更少见，胞质稀少或呈裸核样。支气管镜刷检标本，直接涂片，Pap×400

细胞之间和异类型细胞之间比较的可比性，如鳞状细胞的表层成熟型细胞与底层未成熟细胞之间就没有可比性，也比不出可用的结果。一般而言，同类型细胞之间的比较是能比较出两者的判读依据的，如基底细胞与非典型的基底细胞，前者的核质比要小于后者，这对于后者的诊断来说是具有诊断意义的。同类型细胞之间比较，可以区分出幼稚抑或成熟的细胞，对于了解该种类细胞的谱系有帮助。至于核质比大于多少才有意义，各类型细胞并不一致，要以实际情况和诊断医师的经验作为判读标准（图5-7）。

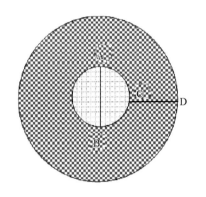

核质比例=AB(**最大核直径**)/CD（**最宽幅处长度**）
（N/C）

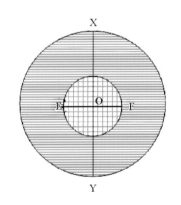

N/C= 核面积/细胞面积

图 5-7　核质比例

4. 关于核染色质的类型问题

核染色质是核内物质在光镜水平下所见的嗜碱性物质，它是分布在核质内的细小颗粒，很容易与嗜碱性染料苏木精结合，染成明显的深紫色，称为"染色质"。正常细胞的染色质颗粒细小并均匀分布于核网上，个别颗粒较大，称"染色质结"或"质点"。当细胞生长活跃时，细小的颗粒随即聚合成为粗大杆状或钩状的"染色体"。肿瘤时细胞发生的一系列变化中以核的变化尤为重要，不但包括核体积增大，还可以包括核深染、染色质数量增多、核畸形以及核质比值增大等异常表现。虽然细胞学者对肿瘤细胞核染色质变化的重要性具有很深的了解，但其应用也仅仅限于良恶性质的判断。从染色质的类型着手分析肿瘤的类型这方面最为成功的莫过于对浆细胞核染色质的研究（图5-8，图5-9），车辐状染色质已成为判读浆细胞的经典依据。图5-10列举了正常和部分肿瘤的染色质类型，虽然现在还不能完全确定其对肿瘤细胞类型的判读意义，但根据其细微区别去鉴别各种肿瘤，其应用前景可能较广阔，可进一步加大观察和研究。

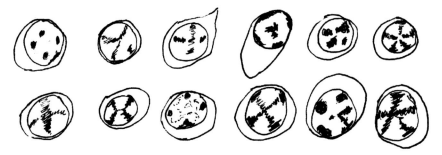

图 5-8　浆细胞的染色质类型

由斑块状、近核膜状到车辐状逐渐演变而形成，上排为分化好的浆细胞染色质类型，
下排为分化差的浆细胞染色质类型

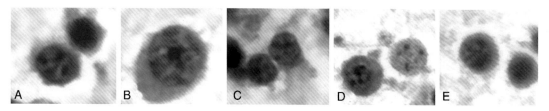

图 5-9　浆细胞肿瘤细胞的染色质类型

A. 近核膜状；B. 近核膜并形成 X 形；C. 十字车辐状；D. 离核膜状，多点块状；E. 车辐状

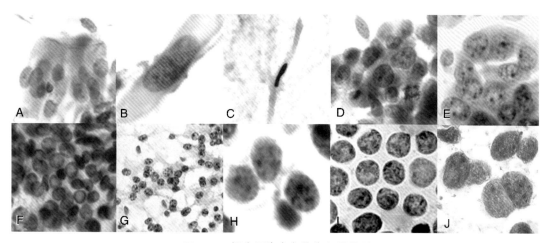

图 5-10　部分细胞病变的染色质类型

A. 均质型：正常或增生的柱状细胞；B. 低密度不均匀型：角化型鳞癌细胞；C. 高密度不透光型：角化型鳞
癌细胞；D. 高密度不均匀型：非角化型鳞癌；E. 低密度透光型：腺癌细胞；F. 核膜型：乳头状癌的空泡状核；
G. 椒盐状：类癌细胞；H. 椒盐状：小细胞癌；I. 点彩型：T 淋巴母细胞型淋巴瘤细胞；J. 高密度点彩型：低分
化肿瘤或肉瘤细胞

第二节　鳞状细胞癌

　　鳞状细胞癌主要见于 50 岁以上的吸烟者，大约 75% 的患者为中央型。常见的临床症状是咳嗽、咯血，抗炎治疗效果不明显。

　　对于疑为肺部恶性肿瘤的患者，痰液细胞学是常规检查之一。痰液细胞学取材方便、价格低廉且无创伤性，即使是在没有影像学证据的支持下，痰液中也可能发现恶性肿瘤细胞。

　　【基础细胞】　　鳞状细胞；化生型鳞状细胞；鳞状细胞癌细胞（图 5-11）。

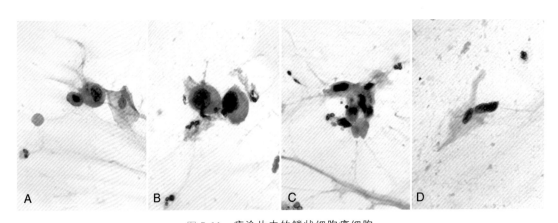

图 5-11　痰涂片中的鳞状细胞癌细胞

从化生型（A、B）到角化型逐渐成熟（C、D），形成角化型癌细胞。Pap×400

　　【形态描述】　　在细胞学分类中，主要将鳞状细胞癌分为两类：一类为角化型鳞状细胞癌，另一类为非角化型鳞状细胞癌。镜下观，角化型鳞状细胞癌细胞学涂片通常为炎性背景，伴有细胞坏死碎片。鳞状细胞癌细胞通常单个散在，形态颇为怪异，可呈圆形、多边形、梭形或蝌蚪形等。依据细胞体积的大小可分为大细胞型和小细胞型（图 5-12），后者在呼吸道中更常见。细胞形状不规则，多边形或多角形。细胞核增大，核质比也加大。畸形核多见，核常深染，甚至由于核溶解导致其核似墨碳状。角化型鳞状细胞癌细胞的细胞质可发生角化，在巴氏染色中呈橘黄色，有的缺少细胞核，仅见橘黄色或绿色的细胞质，称为"鬼影细胞"（图 5-13～图 5-17）。可见核分裂象，但在角化型癌的涂片中少见。有时，鳞状细胞可形成角化珠，呈洋葱皮样的同心圆状结构，角化珠中的细胞异型性明显（图 5-19），核明显深染，形状不规则，可与正常角化珠相区别。

　　肿瘤的坏死是判断肿瘤细胞类型的一个重要方法，尤其是在鳞状细胞癌的涂片中更容易见到凝固性坏死，分为两类：一是有形坏死，保留细胞死亡前的外形，形成所谓"鬼影细胞"（图 5-17），鳞状细胞癌细胞的坏死是渐进性的，其死亡细胞遗留有鳞状分化特点即相应鳞状细胞癌细胞的外形特点。二是无形坏死，经历有形坏死的过程后，这些有形成分发生分解，形成"纤维素样颗粒状蛋白质物质"。一般情况下这两种坏死成分同时出现在阳性涂片的背景中。

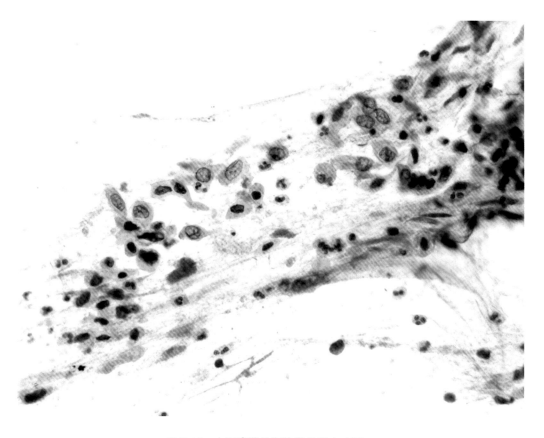

图 5-12 小细胞鳞状细胞癌体积大小不一

其核的变化分为透光核与不透光核，透光核体积大，不透光核有类似固缩或凋亡表现，在直接涂片中随黏液散在分布。痰标本，Pap×400

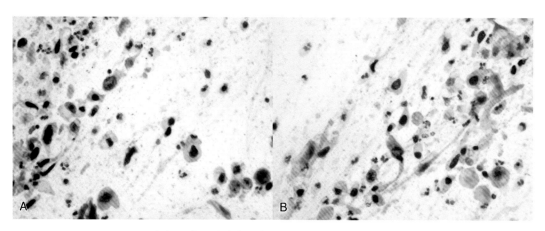

图 5-13 角化型鳞状细胞癌细胞在痰液的直接涂片中很容易被检出

明显的多形性外观，大而深染畸形及大小不一的核（A、B）。Pap×400

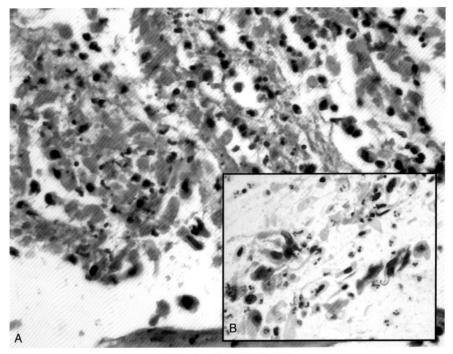

图 5-14　鳞状细胞癌细胞

A. 组织学中见大量凝固性坏死，怀疑鳞癌；B. 细胞学见多形性鳞状细胞癌细胞，同时伴有坏死形成的"鬼影细胞"及纤维素样颗粒状蛋白质物质等癌性素质。A. 支气管镜活检标本，HE×400；B. 痰标本，直接涂片，Pap×400

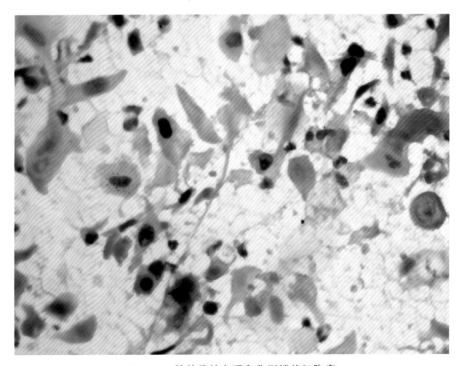

图 5-15　肺转移性宫颈角化型鳞状细胞癌

癌细胞从化生型向角化型分化，细胞体积大于肺鳞状细胞癌的细胞，墨碳状核细胞以及"鬼影细胞"多见。多发性周围型肺肿瘤 CT 导引穿刺标本，直接涂片，Pap×400

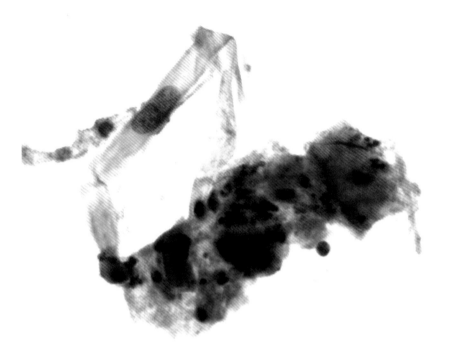

图 5-16 角化型鳞状细胞癌的液基制片所见

角化型鳞状细胞癌细胞具有丰富的成熟性角化胞质，细胞外形可以是多边形或纤维形等，细胞体积较大。支气管镜刷检标本，液基制片，Pap×400

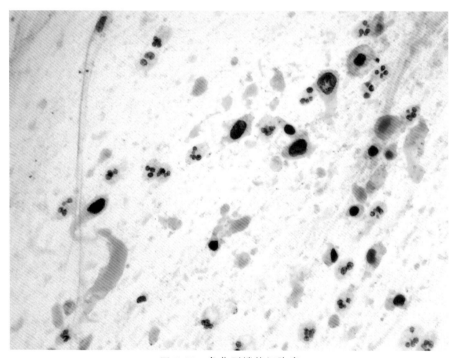

图 5-17 角化型鳞状细胞癌

以梭形为主的奇异型细胞和墨碳状核为特点，并伴有坏死形成的"鬼影细胞"。痰标本，直接涂片，Pap×200

非角化的鳞状细胞癌细胞占多数，核同样深染，染色质粗糙，通常无核固缩，核透光性很好。有时在标本中发现少许角化的癌细胞。非角化的癌细胞胞质一般呈嗜碱性，偶可嗜酸，胞质较角化的癌细胞要少得多。非角化型的鳞状细胞癌细胞少有角化形成，核固缩的发生率没有角化型普遍（图5-18，图5-19）。

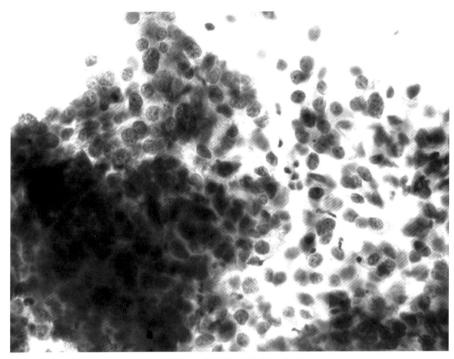

图 5-18　非角化型鳞状细胞癌

由堆积状重叠、排列无极性、幼稚和高核质比的肿瘤细胞构成，核染色质为高密度不均匀型，可见核仁，其中可见不透光型核染色质，少见角化型癌细胞。支气管镜刷检标本，液基涂片，Pap×400

【鉴别诊断】　在实际工作中可能会遇到一些变异型鳞状细胞癌，如梭形细胞鳞状细胞癌，梭形癌细胞占大多数，细胞质无角化性形成，其实际上属于分化差的鳞状细胞癌。部分鳞状细胞癌细胞呈多边形中等大小和胞质深染显厚的表现，称为化生型鳞状细胞癌（图5-20），当部分细胞的核仁增大时，被误认为腺癌的可能性很大；当散在于正常腺细胞的背景时，又易被漏诊（图5-21）。成片的化生型鳞状细胞癌细胞如有核仁与腺癌很难区别，此时要观察周围散在的癌细胞是否具有空泡状透光性好的胞质或深染胞质，如有大的核仁和核膜厚，排列如蜂窝状，则应考虑腺癌。有时在鳞状细胞癌细胞中，可发现一些透明细胞，具有鳞状细胞癌分化特征，称为透明细胞鳞状细胞癌；而基底样型鳞状细胞癌的癌细胞形态类似于基底样癌，癌细胞呈栅栏状排列，可有角化形成。

在肿瘤或非肿瘤的支气管细胞标本中有时会出现梗死所致的"影细胞"，这种"影细胞"看起来与肿瘤性坏死的"鬼影细胞"很相像，这是需要区别的。梗死形成的"影细胞"是正常的柱状细胞，其外形与纤毛柱状细胞相似，并可以见到类似刷状缘（图5-22）。而肿瘤细胞的"鬼影细胞"则与相应的肿瘤类型细胞一致。

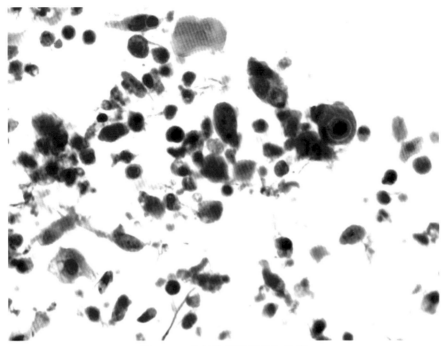

图 5-19　小细胞型肺鳞状细胞癌

　　细胞以嗜碱性蓝染的幼稚型鳞状细胞为主，个别可以见到角化的小体积鳞状细胞癌细胞，偶见角化珠，墨碳状不透光核染色质。支气管刷检标本，液基制片，Pap×400

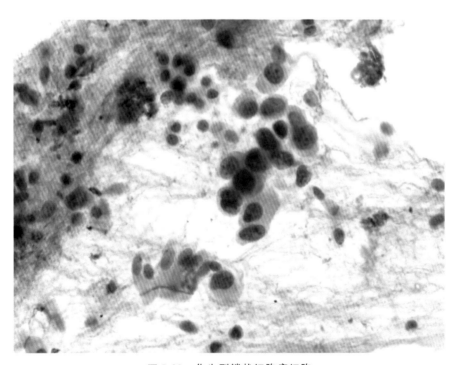

图 5-20　化生型鳞状细胞癌细胞

　　胞质量较多且深染，外形为多边形，以散在形式分布，细胞体积较大，核染色质粗颗粒状，核膜薄或不清楚，核仁可见，核位居中。支气管镜标本，液基制片，Pap×400

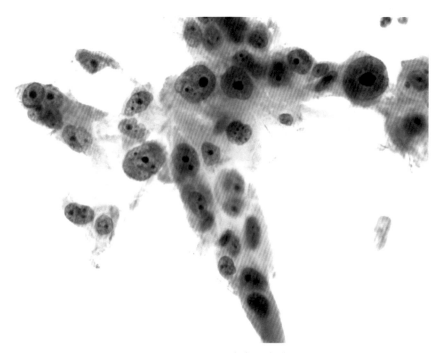

图 5-21　化生型鳞状细胞癌细胞增生活跃

　　核具有肥大的核仁和明显的核膜，如被外力变形，容易被误认为腺癌细胞。此时的鉴别要点在于胞质特点，化生型胞质为均质深染，而腺癌胞质则为颗粒状微小空泡，且透光性好。支气管镜刷片标本，液基制片，Pap×400

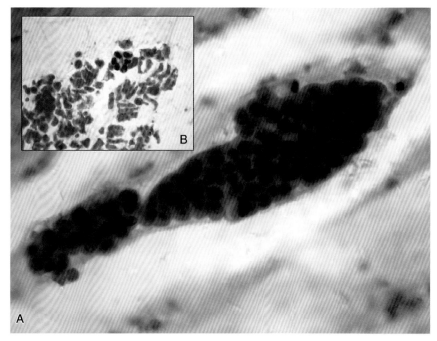

图 5-22　肺腺癌病例支气管镜检查后的痰标本所见

　　成团的腺癌细胞（A）；另一视野中固缩的腺癌细胞与背景中梗死的柱状细胞形成的"影细胞"互为对照（B），梗死很容易被判读为坏死的鳞癌"鬼影细胞"。Pap×400

对于小细胞型鳞状细胞癌，需要特别指出：这种癌细胞可单个散在，也可成群存在，形状可呈圆形、椭圆形或梭形。体积与小细胞癌相似，容易被忽视而被漏诊，但是它们的细胞质相对较多，核也更大一些，核深染，可有泡状核，染色质粗糙，核固缩与坏死等现象较小细胞癌少见。如果是非角化型小细胞鳞状细胞癌，其表现为胞质量稀少，那么与小细胞癌的鉴别就会有一定难度，此时核染色质的类型、胞质的多少、有无角化、细胞间关系以及排列方式等可以帮助鉴别（图 5-23，图 5-26,图 5-27）。

　　痰标本中的坏死是十分有用的鳞状细胞癌诊断指标，其外形与鳞状细胞癌细胞相似，染色呈淡绿色，有些则可见比胞质稍深一些的核消失后的遗留痕迹——"核影"（图5-24，图 5-25）。在 Pap 染色下，如胞质染为淡绿色，"核影"则为稍深的绿色；在 HE 染色下如胞质染为红色，"核影"则为稍深的红色，仅显示核位置及其大小，也同时说明细胞死亡是渐进性的。腺癌的死亡细胞痕迹以纤维素样颗粒状蛋白质物质为主，"影细胞"呈圆形者少见。

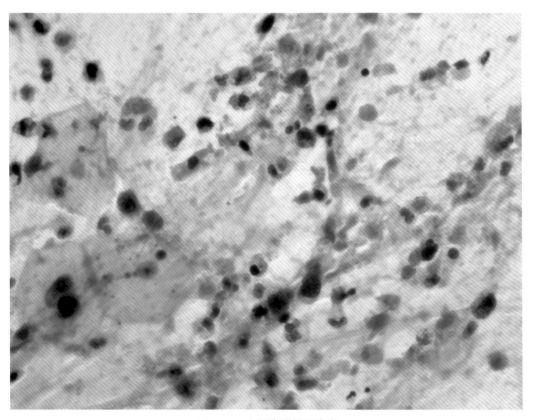

图 5-23　小细胞鳞状细胞癌

　　其中的一些癌细胞由于在痰黏液中胞质显示不清，类似裸核样小细胞癌，很容易被误判为小细胞癌，除"鬼影细胞"的多边形外形，一些角化型橙红色胞质的鳞状细胞癌细胞也可作为鉴别要素。痰标本，Pap×400

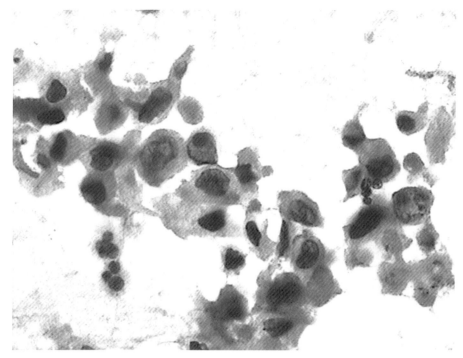

图 5-24　多边形胞质深染、墨碳状不透光畸形核的鳞状细胞癌细胞

伴有细胞死亡后遗留的痕迹——"鬼影细胞"（无核胞质轮廓物）。痰标本，Pap×400

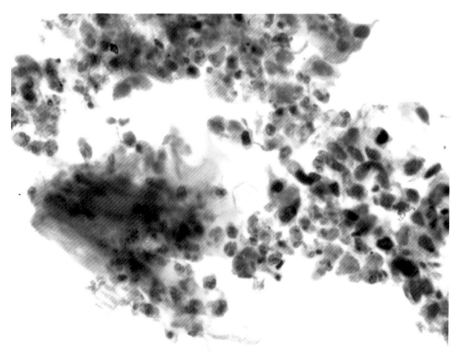

图 5-25　液基片中的坏死较少见

混合在炎性细胞或癌细胞中，与不透光核的鳞状细胞癌细胞形成对比，明暗相间十分明显。支气管镜刷检标本，液基制片，Pap×400

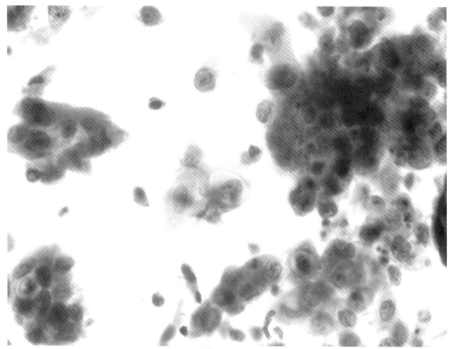

图 5-26 中等分化的鳞状细胞癌

细胞具有一定幅度的胞质，但很少有角化型癌细胞，核仁不明显。支气管镜刷检标本，液基制片，Pap×400

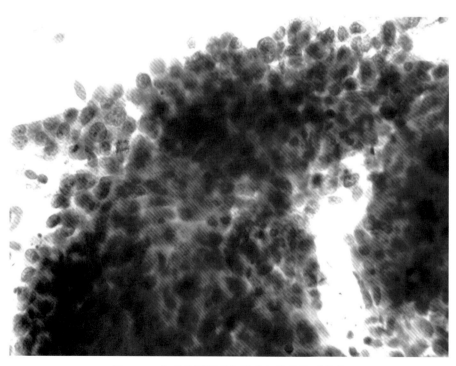

图 5-27 非角化型鳞状细胞癌细胞的胞质稀少

呈堆积状细胞"碎片"，能观察出其排列特点甚至层次特点，高密度不均匀型核染色质，可见核分裂象、小核仁、核膜薄。支气管镜刷检标本，液基制片，Pap×400

需要指出的是，原位癌的诊断必须由肺叶切除术后全面取材检查确定，活检或细胞学不能确诊。但是对于原位癌，可以观察其细胞形态学改变，增加鉴别诊断经验。

原位癌的癌细胞通常以幼稚型的小圆形或小梭形高核质比细胞为主，痰液中的原位癌细胞偶见有角化细胞，细胞核增大，核膜不规则，深染，染色质粗糙；在刷检标本中常成群分布，其特征是小细胞、核深染、核不规则、少量的嗜碱性细胞质、高核质比和偶见角化型细胞。

对于免疫化学染色，鳞状细胞癌可表达 CEA、CK5/6 以及 p63。

第三节 腺 癌

腺癌常见于女性，大约 75％ 的腺癌位于外周部。通常为单个肿块或数个结节状肿块，大小不一，容易侵犯胸膜后引起胸腔积液。腺癌的种类很多，这可能与各种腺管被覆的细胞有差异以及肿瘤的分类不同有一定关系。腺癌细胞不但细胞分化形态不同，其在细胞之间的关系即细胞排列组合的结构特点也不同。

痰液中，腺癌细胞体积大，呈圆形或多边形，可呈三维细胞簇或球形排列，或散在分布。细胞核体积大，根据固定的程度不同，核可以呈泡状、淡染、透明等形态。核仁明显是腺癌细胞的特征，偶见细胞核内有空洞形成，系细胞质突入核内所致。细胞质较丰富，嗜碱性，其内含有空泡，空泡较大时可将细胞核挤向一边。

刷检标本中的肿瘤细胞含量较丰富，细胞呈乳头状或片状、梁状、条索状等排列。

穿刺针吸的细胞学标本中偶可见间皮细胞，也可排列成簇状，需要与腺癌细胞相鉴别，间皮细胞核无异型性，其细胞间可有开窗结构。沙粒体可见于乳头状腺癌（见第四节）。

【基础细胞】 基细胞，腺细胞。

【形态描述】 腺癌的细胞学诊断依据是单个细胞形态和细胞团结构特征相结合。可表现为单个散在分布或呈三维的桑葚状、腺泡状、假乳头状及具有纤维血管核心和（或）层状细胞的真乳头结构。细胞簇边界非常清楚，细胞胞质含量不同但通常较为丰富。与鳞状细胞癌相比，肿瘤细胞呈嗜碱性且半透明状。大多数细胞的胞质呈均一性或颗粒状，而其他细胞呈含有丰富的不清晰的小空泡状。在一些病例中可见到含有单个充满黏液的大空泡的细胞，膨胀的胞质将细胞核挤向一侧，形成所谓的印戒细胞。肿瘤细胞的单个核，位于细胞一侧，圆形至卵圆形，外形较光滑，轻度不规则，染色质呈细颗粒状。在分化较好的肿瘤中染色质呈均匀散在分布，而在分化差的肿瘤中呈粗糙状不规则分布或表现为深染。在大多数肿瘤中核仁表现明显，特征性呈单个巨大的核仁，外形从圆形光滑至不规则形（图 5-28～图 5-34）。

【特殊染色】 可协助诊断，黏液可使用 PAS、黏蛋白卡红或阿辛蓝染色。

【免疫细胞化学染色】 标记物可选用 TTF-1、CEA、泛角蛋白 AE1/AE3、CAM5.2、EMA、Ber-Ep4、Leu-M1 等。不超过 10％ 的患者有表皮生长因子受体（EGFR）的突变，可使用易瑞莎行靶向治疗。

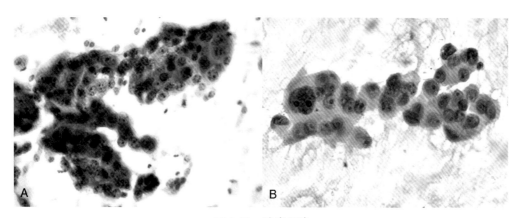

图 5-28　腺癌细胞

　　A. 呈串状或片状，核间距很小甚或拥挤；B. 高倍镜下细胞与核均有增大，核膜与核仁巨大，核位偏心，异型性明显。支气管镜刷检标本，直接涂片。A. Pap×200；B. Pap×400

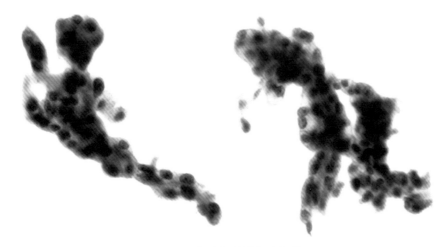

图 5-29　细支气管肺泡癌细胞

　　排列成单层或双层细胞条索样团，细胞小并大小一致，其中可见间隔出现胞质含黏液空泡的细胞，将核挤向一端形成偏位核。支气管镜下穿刺标本，液基制片，Pap×400

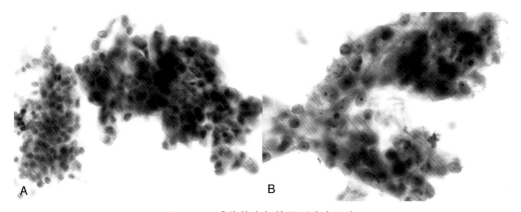

图 5-30　成片的支气管源型腺癌细胞

　　排列上呈无整齐的蜂窝状，显得极性消失和紊乱，并有"开窗相"，与左侧的正常腺细胞相比差异很大（A）；巨大核仁的癌细胞具有很显著的特征性核（B）。支气管镜刷检标本，液基制片。A. Pap×200；B. Pap×400

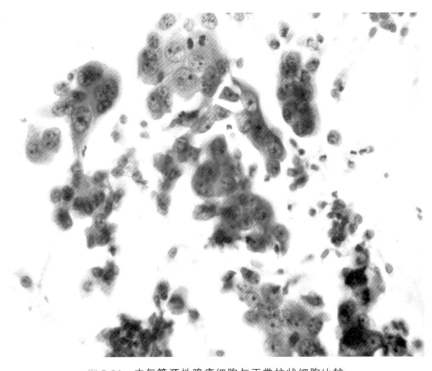

图 5-31　支气管源性腺癌细胞与正常柱状细胞比较

　　最重要的表现是原来的柱状特点消失和细胞体积增大并大小不一。支气管镜刷检标本，直接涂片，Pap×400

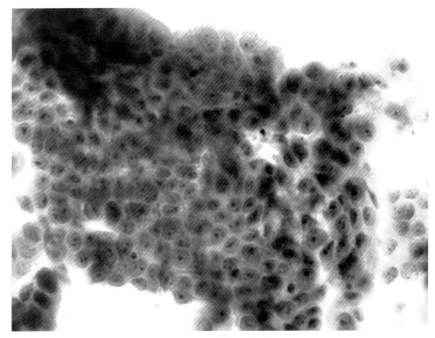

图 5-32　成片的腺癌细胞密集分布

　　核拥挤和核间距小，并有开窗现象，核仁肥大。支气管镜刷检标本，液基制片，Pap×400

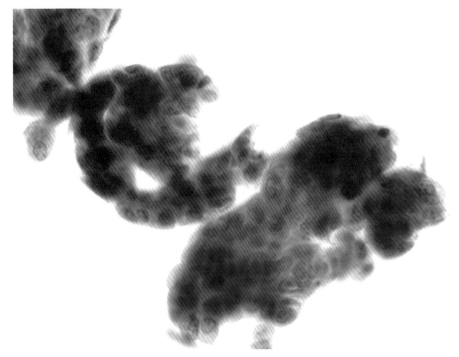

图 5-33 腺癌细胞呈不完整的腺样圆弧状凹陷，是腺体的局部碎片

其团外圆弧状较齐整，内弧则形成"凹陷"，胞质端位于内侧面。支气管镜刷检标本，液基制片，Pap×400

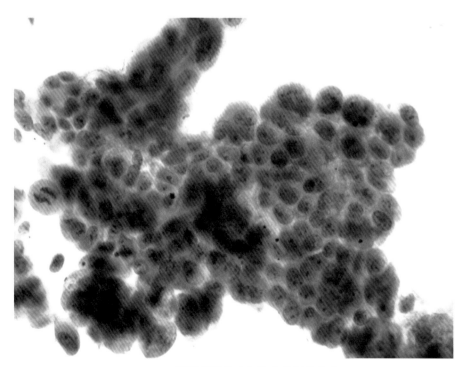

图 5-34 不规则团腺癌细胞密集拥挤分布

细胞碎片中细胞拥挤，其内可见核分裂象、核仁大与"开口"现象。支气管镜刷检标本，液基制片，Pap×400

第四节　乳头状腺癌

　　肺的乳头状腺癌在痰标本、支气管镜刷检标本中较少见，且常因所取材的细胞碎片很小，使乳头不能很好地展示。而在影像学导引下的肺肿块穿刺标本中却得到意想不到的效果。鉴于甲状腺乳头状癌的肺部转移很少见，因此所发现的乳头状腺癌往往是肺原发肿瘤。

　　【基础细胞】　高柱状细胞或柱状细胞。

　　【形态描述】　典型乳头状癌在甲状腺很常见，很有细胞学特点的类型，但发生肺转移的病例很少见，本节主要介绍原发于肺的乳头状腺癌，虽然该类型较少见，但其细胞学特点与甲状腺乳头状癌很相似。分支状、成片状细胞团大量在标本中分布，细胞体积小，密集分布于乳头状细胞"碎片"中，边缘部高柱状细胞排列整齐如栅栏样，但在破损处则无此栅栏样分布的形态表现。特别是在穿刺标本中可以见到大量这样的乳头状细胞团。高倍镜下，细胞的大小和类型一致，边缘部整齐的栅栏样排列，空泡状核的特点很明显。核内偶见包涵体。球形团或腺样团的中心可见层状结构，如同树之年轮，被称为沙粒体，其外周有明显的细胞存在，有些细胞甚至呈现出半部在层状内、半部显示细胞外形特点，说明有细胞死亡而形成钙化（图5-35～图5-39）。

　　【鉴别诊断】　由于乳头状腺癌细胞体积小而类型一致，故若仅从异型性特点出发，可能被认为缺乏异型性而被忽视，从而被判读为阴性结果。

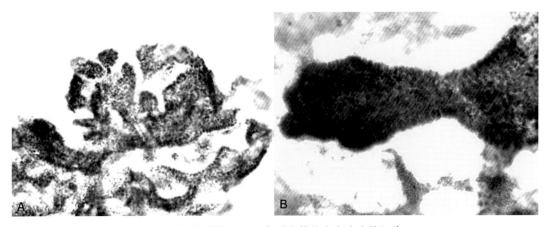

图 5-35　低倍镜下可观察到完整的分支乳头状细胞

　　A. 其外周衬以高柱状细胞，整齐栅栏样排列，而在乳头断裂处缺如；B. 表面细胞呈致密蜂窝状排列。CT 导引下肺肿瘤穿刺标本，直接涂片。A. Pap×100；B. Pap×200

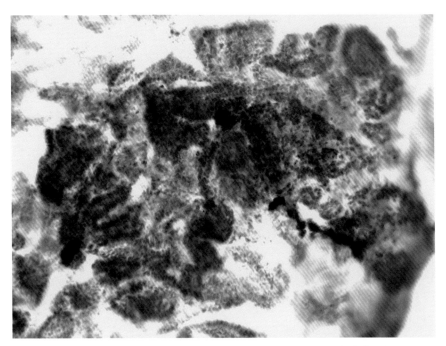

图 5-36　细胞碎片丰富的标本中有大量乳头状排列结构的碎片组织

与组织学所见相同，偶见乳头中心有纤维血管轴心和出血现象。CT 导引下肺穿刺标本，直接涂片，Pap×100

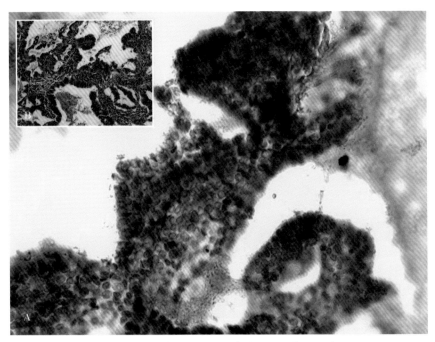

图 5-37　细胞学表现为细胞的大小和类型一致

A. 边缘部为整齐的栅栏样排列，细胞核为空泡状核；B. 组织学为高分化乳头状癌：外衬高柱状细胞，中间为纤维血管轴心。CT 导引下肺肿瘤穿刺标本，直接涂片。A. Pap×200；B. HE×400

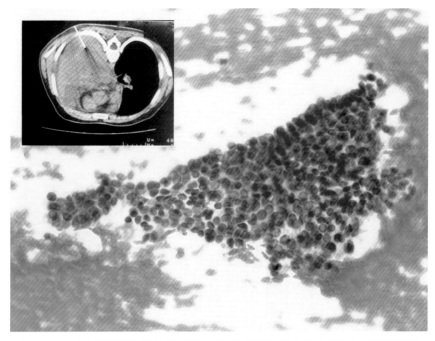

图 5-38　CT 导引下肺肿瘤穿刺过程扫描图和高倍镜下的残片状乳头状腺癌细胞
空泡状核的特点很显著，边缘部仍有局部栅栏样排列。Pap×400

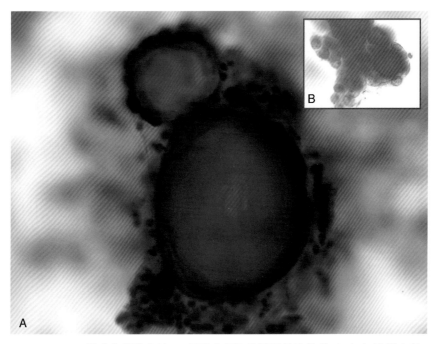

图 5-39　肺乳头状腺癌的 CT 导引穿刺涂片所见的沙粒体（A）与该例支气
管镜刷检标本中的沙粒体（B）

A. Pap×200；B. Pap×400

第五节　黏　液　癌

黏液癌是一种特殊的腺癌，其形态学具有明显特点，在与其他腺癌的形态学比较中，是一个排除性诊断。

【基础细胞】　柱状细胞、立方细胞、黏液细胞。

【形态描述】　癌细胞紧密聚集成圆形、椭圆形团或条索状团，在黏液池中飘浮，如同小岛。这些细胞岛中的癌细胞数量不等，细胞大小单一，体积小，核膜明显且规整，清晰小核仁，胞质嗜碱蓝染，细胞排列拥挤重叠，黏着性好，很少见散在的细胞，由于涂片时所施加的外力使细胞沿黏液拉长变形，黏液在巴氏染色片中呈淡蓝色或浅绿色。细胞化学染色证明为黏液蛋白，PAS及阿辛蓝均呈阳性（图5-40～图5-43）。

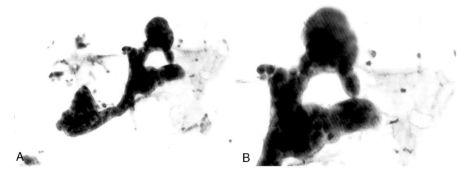

图 5-40　由条索样团分支形成的乳头状团陷于黏液池中

细胞体积小而一致，排列紧密而拥挤，无散在的单个细胞。支气管镜刷检标本，直接涂片。

A. Pap×200；B. Pap×400

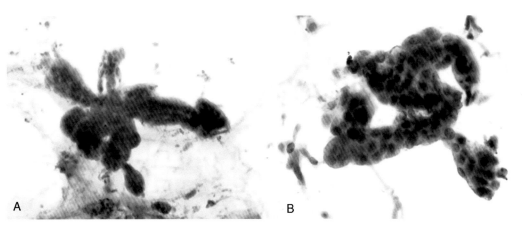

图 5-41　不规则条索样分支团边缘部细胞整齐排列

团内细胞结合紧密，高密度染色质内见小而明显的核仁，核膜增厚。支气管镜刷检标本，液基制片。

A. Pap×100；B. Pap×200

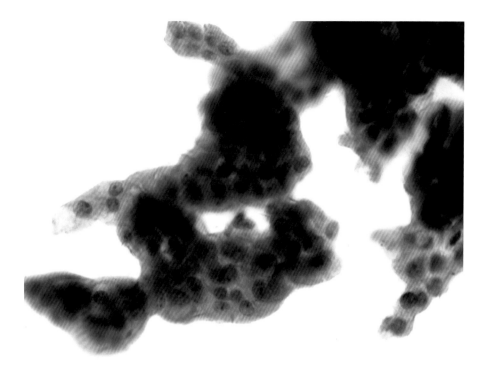

图 5-42　高倍镜下的条索状分支样乳头状细胞团紧密而整齐排列
核仁清晰可见，细胞境界清楚。支气管镜刷检标本，液基制片，Pap×400

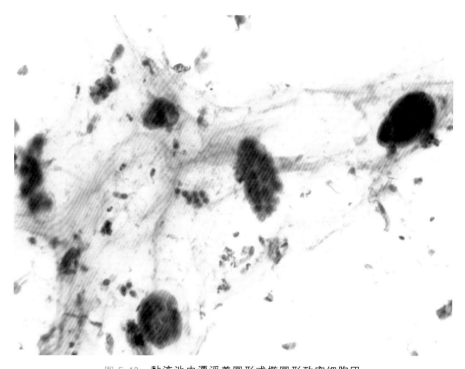

图 5-43　黏液池中漂浮着圆形或椭圆形致密细胞团
如同岛状被称为"细胞岛"。因是刷检标本故可见正常的柱状细胞也在涂片中。支气管镜
刷检标本，液基制片，Pap×200

【鉴别诊断】　　黏液是黏液癌的重要组成部分，但同时也是所有痰标本或支气管镜刷取标本中常见的成分，此时应该重点分析肿瘤细胞的各种异型性表现，而不仅仅是黏液。

第六节　细支气管肺泡癌

细支气管肺泡癌（BAC）是一种特殊类型的腺癌，它与普通的腺癌不同，男女之间发病率相等，与吸烟关系不大。这种肿瘤发生于外周肺组织的支气管或肺泡上皮，癌细胞沿着肺泡隔生长，常形成乳头状突起，伸入肺泡腔中，可形成孤立性结节或多发性结节，孤立性结节型常无黏液分泌。在细胞学中，很难将其与其他类型的腺癌区分开来，有时甚至需要与某些良性疾病出现的细胞学问题相鉴别，如 Creola 小体等，因此当证据不充分时，应慎重作出细胞学诊断。Morishita 等总结认为细支气管肺泡癌细胞直径小，与其他小体积腺癌（浸润性腺癌）细胞相比，细胞更小，细胞外形呈圆形或卵圆形。肺泡细胞癌具有特殊的临床、放射学以及流行病学特征。CT 上有毛玻璃样改变的肿块需考虑肺泡细胞癌的诊断，对于肺部实变而抗炎治疗无效的患者亦需考虑肺泡细胞癌的诊断。

【基础细胞】　　Ⅰ型细支气管肺泡细胞；Ⅱ型细支气管肺泡细胞。

细支气管肺泡癌可分为Ⅰ型和Ⅱ型。Ⅰ型的特征是高柱状的细胞，核位于基底部，细胞可分泌黏液，沿着肺泡隔生长；Ⅱ型的特征是小立方形细胞，核位于中央，无黏液分泌。

Ⅰ型细支气管肺泡癌的痰液细胞学中，可见高柱状的黏液分泌细胞，可成簇或单个散在。肿瘤细胞较大，细胞核 1～2 个，核膜清晰，核仁明显，细胞质丰富。Ⅰ型细支气管肺泡癌刷检细胞学中的癌细胞同痰液中的细胞改变相似。Ⅰ型细支气管肺泡癌的影像导引经皮穿刺肺针吸标本中的癌细胞体积更大，呈柱状或立方形，细胞质丰富，可含有较多空泡。常可发现核沟和核内包涵体（图5-46）。

Ⅱ型细支气管肺泡癌的痰液细胞学中，可见圆形或乳头状排列的细胞簇，细胞体积较Ⅰ型小，呈圆形或立方形，细胞核稍深染，核仁 1～2 个，细胞质少，淡染。Ⅱ型细支气管肺泡癌刷检细胞学中的癌细胞则相对较大，有时可呈柱状外观，核仁更明显，细胞质较痰液中的稍多。Ⅱ型细支气管肺泡癌的影像导引经皮穿刺肺针吸标本中的癌细胞与刷检标本中的形态相似（图 5-49，图 5-50）。

【形态描述】　　在 WHO 的分类中，BAC 分为非黏液性、黏液性和混合型。单纯采用细胞学，特别是在缺乏对这些肿瘤进一步观察的情况下来诊断、分类细支气管肺泡癌是不现实的，但对细支气管肺泡癌的研究观察是很有必要的。通过细胞学结合细胞学标本的电镜超微结构可以发现在Ⅱ型肺泡细胞型癌细胞的胞质内有多数板层小体，为高电子密度的环层状结构（图 5-50）。据此，可诊断痰涂片或其他标本中的癌细胞为细支气管肺泡癌——肺泡Ⅱ型细胞型。板层小体与其他细胞的分泌颗粒不同，不呈有界膜的圆形颗粒，可看作是分泌颗粒，因为它从功能上说是分泌表面活性物质的。该物质分泌至肺泡内，以维持其表面张力。

WHO 的分类指出，虽然有学者提出一些有利于 BAC 诊断的细胞学特征，但 BAC 诊

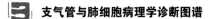

断仍需要通过组织学评估并排除浸润性生长的存在。结合合适的放射学检查方法，黏液性 BAC 可根据细胞学特征进行诊断。冲洗和支气管肺泡灌洗获取的 BAC 细胞倾向于表现为均一性，具有一致的圆形、光滑、淡染的核和不明显的核仁。BAC 常表现为均一的细胞排列成簇状，呈"三维样结构"，特别是黏液型，可能是由于它们含有丰富的胞质。抽吸活检标本中的组织碎片可表现出沿着完整的肺泡隔表面生长的特征，但并不代表未取到浸润成分。有时可见个别类似于肺泡巨噬细胞的 BAC 细胞在切片中散在分布，但也可以识别，因为其胞核比巨噬细胞的更圆、更大。常可见少许的黏附性细胞簇存在。

涂片中可见小的非典型柱状上皮，常以立体的、假乳头状或单层连接的细胞簇形式出现。这些细胞小，呈立方形；核在核质比中所占比例大，故细胞的胞质少；在单个细胞中可见小的空泡，核小且多形性不明显，染色质或者固缩或者呈细小颗粒状。

①非黏液性中以克拉拉细胞型为最多见，在光镜下辨识克拉拉细胞较困难，但其在一些形态上具有特点。首先是排列上可呈乳头状并有二级或三级分支，呈三位团样的细胞群显得很松散，或以条索状、梁状细胞群的形式出现（图 5-49）。细胞团外周呈圆弧状，中心则尖锐突起形成三角形的"图钉状细胞"，总体看细胞的异型性并不大，但也有异型性大的表现。部分细胞的核内有嗜酸性的包涵体（图 5-44～图 5-48）。

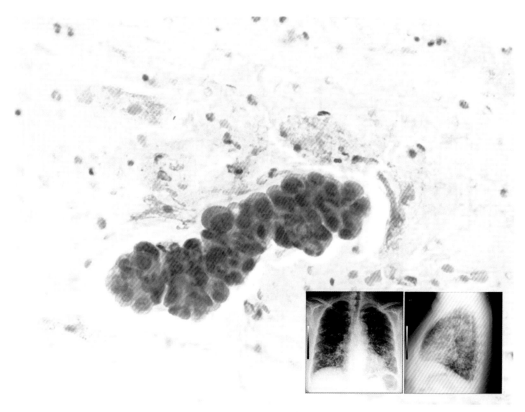

图 5-44　细支气管肺泡癌的细胞团

其中的细胞异型性不如其他腺癌明显，细胞向心集聚，类似组织学上的"图钉状细胞"。痰标本，直接涂片，Pap×400

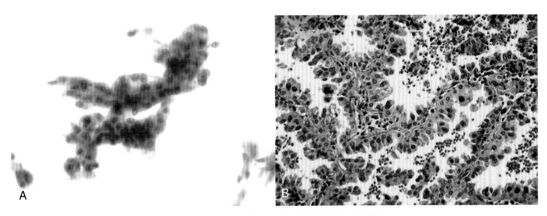

图 5-45　条索状和分支乳头状排列的细胞团

A. 细胞双层排列似管状，间隔有黏液空泡细胞；B. 组织学示分支乳头状。支气管镜刷检标本，液基制片。
A. Pap×400；B. HE×400

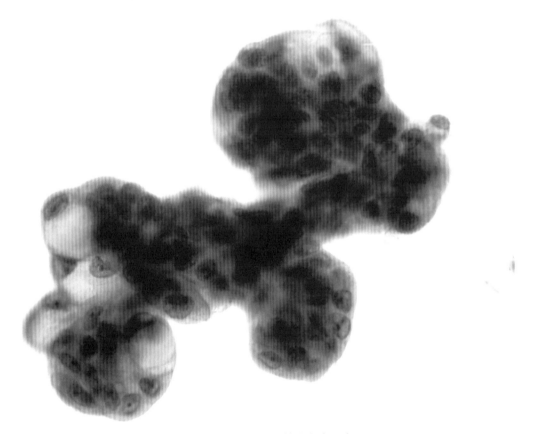

图 5-46　Ⅰ型细支气管肺泡癌细胞

呈乳头状三维立体团，细胞大小一致，核膜清晰且光滑规整，小核仁，三维团类似乳头状分支，其中间
隔有黏液空泡的肿瘤细胞。支气管镜刷检标本，液基制片，Pap×400

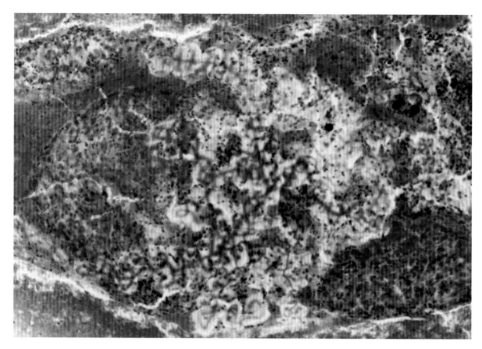

图 5-47　CT 导引下肺肿瘤穿刺标本

细支气管肺泡癌涂片中所见的绳索状 Curschmann 螺旋体。Pap×100

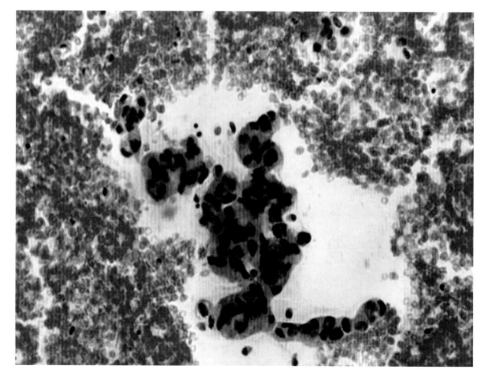

图 5-48　与图 5-47 同一病例所见的细支气管肺泡癌的癌细胞单层条索样细胞链

胞质中有嗜碱性黏液，其他仅显示核深染的异型性。CT 导引下肺肿瘤穿刺标本，直接涂片，Pap×400

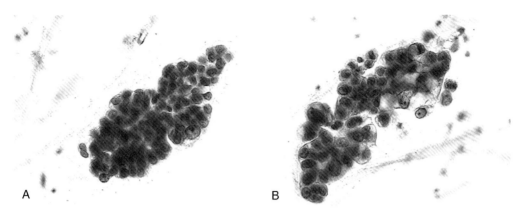

图 5-49　Ⅱ型细支气管肺泡细胞癌细胞

A. 呈团状和散在分布，胞质透光性好，核仁、核膜和核染色质结构清晰；B. 细胞团中可有胞质中黏液空泡，似印戒细胞。痰标本，直接涂片，Pap×400

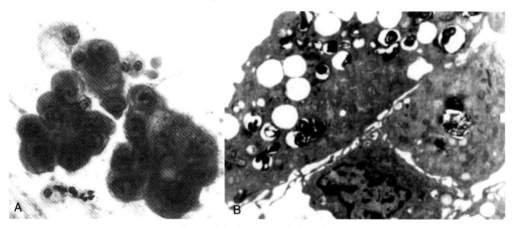

图 5-50　Ⅱ型细支气管肺泡细胞癌的胸腔积液标本

A. 细胞呈球形、串状或散在，细胞体积小和外周圆弧明显，可见个别类似印戒细胞；B. 同一标本的电镜所见：胞质内有高电子密度的同心圆板层小体结构。A. Pap×400；B. 铅油双染×3000

②在非黏液性的类型中还有Ⅱ型肺泡细胞型，很少见。细胞群与克拉拉细胞型很相似，瘤细胞呈立方或圆顶形，胞质如颗粒状或泡沫样，PAS 染色胞质内见有阳性颗粒，核位于细胞顶端，核内包涵体较常见。

③黏液细胞型以单个细胞或黏集成团的形式分布，细胞的单个立体感强烈，观察时用微调可以看到黏液颗粒。瘤细胞为圆形细胞或高柱状细胞，其胞质内充满着黏液小的空泡，常将细胞的核局部遮盖，形成"新月"型核，被称作杯状细胞，杯状细胞是产生黏液的细胞，常向核上方的腔面分泌黏液，因此有人称此型癌为杯状细胞癌。肿瘤细胞的类型大小较一致，核内可有核沟。高密度嗜碱性胞质与颗粒状质感是重要辨识内容。胞质充满黏液并将核挤压移位于细胞的基底部，此类型癌最容易被认为是良性细胞而误诊。核被黏液部分覆盖，形成半月样核。这些瘤细胞呈蜂窝状排列，有显得"不恶"的形态，值得注意的是这种瘤细胞常与无黏液的瘤细胞混合存在，而这种细胞是具有异型性的。这种情况下，肿瘤细胞量的丰富也是一个恶性属性的参考指标（图 5-51，图 5-52）。

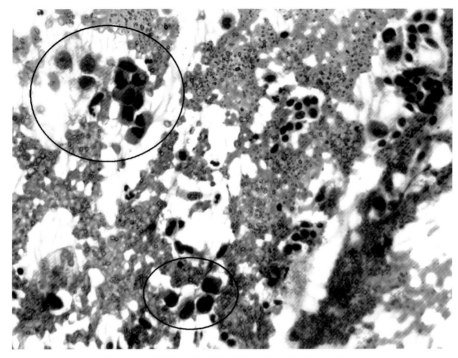

图 5-51　杯状细胞癌的癌细胞具有突出特点（圈内）

　　核深染、半月形核以及胞质中的嗜碱性微泡状颗粒，外形呈现多边、类圆或柱状等，常与正常柱状细胞形成鲜明对比。低倍镜下易漏诊。支气管镜刷检标本，直接涂片，Pap×200

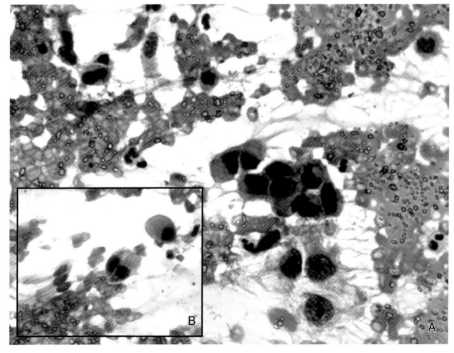

图 5-52　高倍镜下嗜碱性颗粒状胞质更明显，浓缩型核染色质更深

Pap×400

在组织学里，肺泡衬里被含有丰富黏液、核位于基底的高柱状细胞所取代，这种类型就是黏液型细支气管肺泡癌。在细胞学中，肿瘤细胞类似于支气管上皮中的杯状细胞，胞质充满黏液并将核挤压移位于细胞的基底部，这种胞质被称为分泌型胞质。

【鉴别诊断】　在蜂窝肺或肺间质纤维化等慢性疾病中，可能会发现非典型腺瘤样增生的细胞，这种细胞表现与腺癌细胞相似，这时在痰液中可能会出现非典型Ⅱ型肺泡癌细胞，细胞大，核大，有明显核仁，但是没有发展至癌的证据，也没有达到形态学上腺癌细胞的程度，现被视为是腺癌的一种癌前病变。此外，泡沫样组织细胞与杯状细胞化生常被误诊为杯状细胞癌或腺癌，也应该引起注意（表5-1）。

表5-1　细支气管肺泡癌细胞、Ⅱ型肺泡癌细胞以及Creola小体鉴别

项目	细支气管肺泡癌细胞	增生的Ⅱ型肺泡癌细胞	Creola小体
细胞数量	多	少	偶见
排列	三维细胞簇，立体感	单个或成簇，呈扁平状，立体感不强	球形或乳头状，平铺，外周部细胞有纤毛或终板
大小	细胞大	细胞大，与副基底细胞相当	细胞小，均一
核异常	有异型性	有时具有非典型性	无
核仁	明显	明显	偶有小核仁
细胞质	可有空泡	可有空泡	无空泡
常见疾病	细支气管肺泡癌	慢性阻塞性肺疾病、成年人呼吸窘迫综合征、病毒性肺炎等	支气管哮喘、支气管扩张等慢性呼吸系统疾病
其他	不会消失	持续时间短暂，起病2～4周消失	如发现正常杯状细胞的存在，则可以肯定为良性

第七节　大细胞癌

大细胞癌又称大细胞未分化癌，由于在形态学上缺乏向鳞状或腺性分化的特征，故将这类癌命名为大细胞未分化癌，大多数大细胞未分化癌位于外周部。其诊断需要排除腺癌、鳞状细胞癌或小细胞癌等具有任何分化特征的癌。

【基础细胞】　储备细胞或来源未明。

【形态描述】　大细胞癌的癌细胞常单个散在分布，明显的细胞非典型性，呈扁平平铺排列，很少抱团，支气管刷片中的癌细胞簇远较痰液中的常见。细胞间通常排列松散，细胞大小不一。细胞核大，圆形或卵圆形，异型性明显，核深染，轮廓不规则，染色质粗糙，有一个或多个核仁，可见核分裂象。细胞质较少，但细胞膜或核很薄，易损，大多为裸核样，可嗜酸或嗜碱，染色淡，无角化形成。细胞分化不显示任何向腺癌或鳞状细胞癌分化的特征（图5-53，图5-54），并缺乏更大的细胞分化、非典型多核细胞或瘤巨细胞。偶见偏心性强嗜酸性胞质内包涵体。在液基片中细胞要比直接涂片中的细胞小一些（图5-55）。

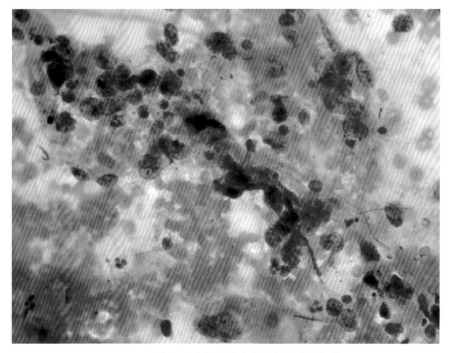

图 5-53　散在或小簇状分布的大细胞癌的细胞

分化很差，胞质稀少，细胞整体要大于小细胞癌，常见核膜破裂，核物质易外泄。支气管镜刷检标本，直接涂片，Pap×400

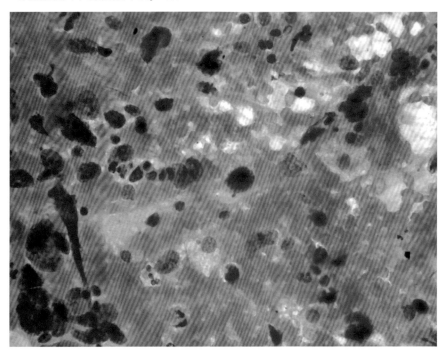

图 5-54　细胞大小不一，很难辨认出是鳞状细胞癌还是腺癌的类型

核膜很薄，核仁不明显，核染色质粗糙，散在或小簇样分布。支气管镜刷检标本，直接涂片，Pap×400

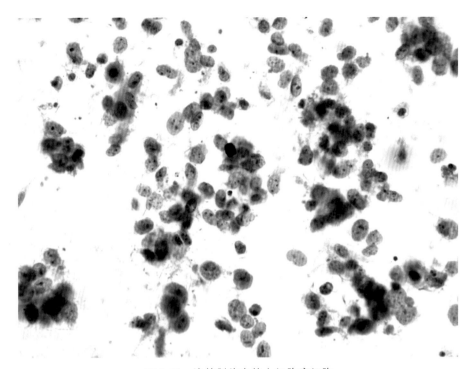

图 5-55　液基制片中的大细胞癌细胞

体积较小，但较小细胞癌大，胞质量更稀薄，细胞更集中和数量多，有小核仁，核染色质
稀疏，无椒盐状的粗颗粒。支气管镜刷检标本，液基制片，Pap×400

在支气管镜针吸或经皮穿刺肺针吸的标本中，大细胞癌细胞数量较痰液或刷检标本
多，呈片状排列，或单个散在，细胞的体积和细胞核的异型性更明显，细胞核形状古怪，
染色质凝块状，质点少于 5 个，核仁小而可见。

【鉴别诊断】　由于细胞学标本或活检标本的局限性，大体标本无法全面取材，故细
胞学上诊断大细胞癌时，并不能完全排除鳞状细胞癌或腺癌的可能，因此，在遇到这种
病例时，最好将其诊断为非小细胞癌。

第八节　巨细胞癌

巨细胞癌为伴有假肉瘤性间质的癌，有人建议将其改称多形性癌。这种肿瘤很罕见，
一般认为是重新发现的类型，与任何普通类型的癌无任何关系。

【基础细胞】　高度多形性的恶性巨细胞或不明来源细胞。

【形态描述】　镜下见高度异型性和具有核分裂活性的巨细胞以及梭形细胞，单个散
在分布的巨细胞癌细胞形态怪异，体积巨大，可出现多核，核形态也较怪异。背景中可
出现出血坏死。有些病例可伴有局灶性普通腺癌或鳞状细胞癌（图 5-56）。

【鉴别诊断】　巨细胞癌需要与分化差的高级别鳞状细胞癌和腺癌，以及其他部位转
移的肿瘤相鉴别。

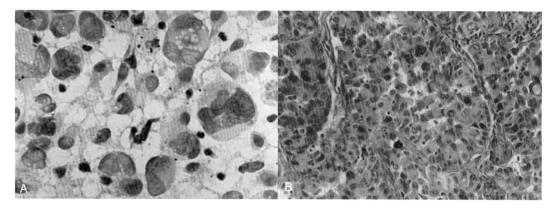

图 5-56　高度异型性的恶性巨细胞

类圆形或梭形，单核或多核，细胞大小不一，形态怪异。CT 导引下肺穿刺标本。A. Pap×400；B. HE×400

第九节　神经内分泌肿瘤

神经内分泌肿瘤是一类来源于神经内分泌细胞的恶性肿瘤，在肺、支气管较为多见。在电镜下，可见肿瘤细胞内存在神经分泌颗粒，免疫细胞化学示其对神经内分泌标记物 NSE、chromogranin 及 synaptophysin 有特异性反应。小细胞癌属于低分化神经内分泌肿瘤，但由于其特殊的生物学行为，本书将对其单独阐述。

一、典型类癌

类癌可发生于任何年龄，与吸烟关系不大。好发部位为肠道，也可发生在肺。患者可发生类癌综合征。类癌综合征是类癌及其转移灶的分泌活性胺引起的一种内分泌-代谢综合征。患者表现为阵发性皮肤潮红、腹痛、腹泻、哮喘样发作及心脏瓣膜疾病等。肿瘤常局限性生长，表现为结节状肿块，突出于支气管而引起阻塞。典型类癌的转移率较低，手术完整切除后，五年生存率可达 90%～98%。在组织学上，类癌可形成巢状、菊形团状或条索状结构。细胞体积小且大小一致。多种神经内分泌标记物在类癌细胞可有阳性表达。组织学上，可以借助 KI-67 增殖指数来判断：如果<20%，则不可能是小细胞癌；如果>50% 则不可能是类癌。

【基础细胞】　神经内分泌细胞。

【形态描述】　细胞学上，类癌细胞不容易脱落，故罕见于痰液和支气管分泌液中，只能借助于支气管刷检或针吸标本。镜下，类癌细胞形态温和而均一，排列松散，连接不紧密，扁平状，可形成条索样细胞簇。细胞体积小，细胞核精细，由于核增大和胞质稀少而呈高核质比，核染色质椒盐状，核仁小或不明显，细胞质稍嗜碱性。细胞学上肿瘤细胞与小细胞癌相比较看起来较温良（图 5-57～图 5-61）。

类癌还可以有一些特殊类型，如嗜酸性细胞类癌，这种肿瘤的细胞学涂片中可出现大量嗜酸性的瘤细胞，癌细胞较大，泡状核，这种肿瘤相当少见；梭形细胞类癌，常获取于外周部，主要由梭形细胞构成，细胞质稀少；透明细胞类癌，除了典型的类癌细胞

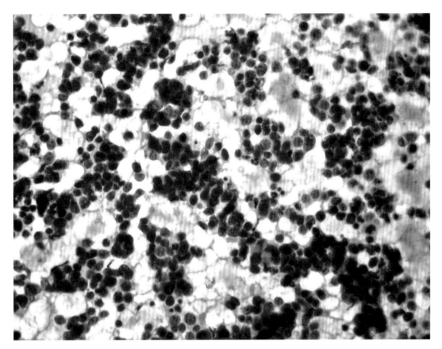

图 5-57 类癌 (1)

条索样无序排列的小细胞肿瘤细胞，核深染和深浅不一，淡着色的核染色质类型为椒盐型；细胞大小一致，胞质很少，具有高核质比值。CT 导引下肺部肿瘤穿刺标本，直接涂片，Pap×400

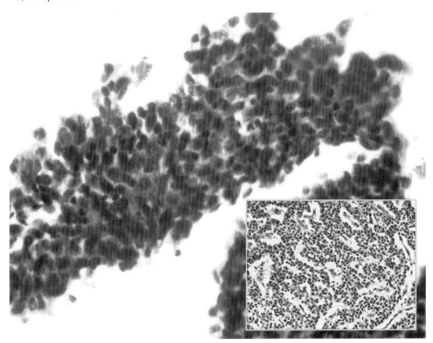

图 5-58 类癌 (2)

条索样密集无序排列的小细胞肿瘤细胞，不如小细胞癌异型性明显，核染色质为较细腻的椒盐型。支气管镜刷检标本，直接涂片，Pap×400

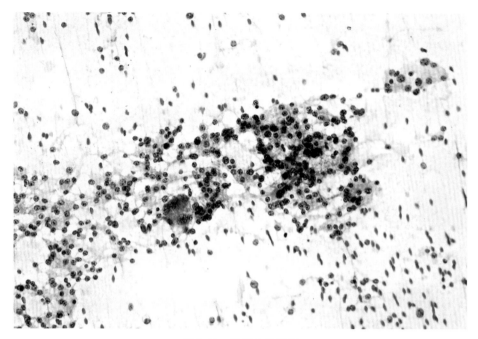

图 5-59　神经内分泌癌

　　肺门肿物 CT 导引下穿刺涂片，细胞体积小，松散或簇状分布，细胞间有连接关系，细胞排列呈假菊形结构。有小核仁，染色质呈椒盐状分布。HE×200［由山东省聊城市第一医院病理科任玉波主任提供（含图 5-60、图 5-61）］

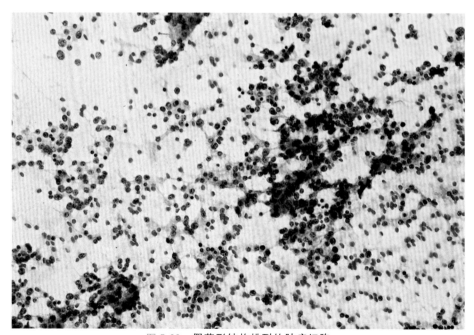

图 5-60　假菊形结构排列的肿瘤细胞

　　与淋巴瘤细胞无连接关系的分布截然不同，椒盐状染色质的质点少使核显示透亮，并有恶性程度不高的特点。HE×200

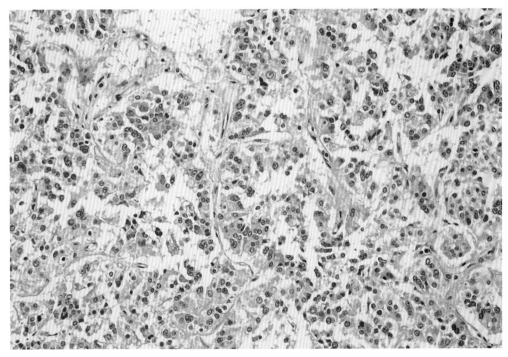

图 5-61　图 5-59 的手术标本组织学所见

同样为神经内分泌癌，该片 IHC 结果：CK7⁻，CK20⁻，TTF-1⁻，Syn⁺，CgA⁺，S100 部分细胞核＋，符合类癌。HE×200

特征之外，可发现一些细胞质透明的癌细胞，需与肺透明细胞瘤以及转移性透明细胞瘤鉴别。类癌可使用神经内分泌标记物辅助诊断，大多数类癌可表达 CD99。

二、 非典型类癌

非典型类癌属于中分化的神经内分泌肿瘤，并不常见，较典型类癌侵袭性强。组织学中每 10 个高倍镜视野下核分裂象为 2～10 个，可有坏死，KI-67 增殖指数为 10%～48%。

【基础细胞】　神经内分泌细胞。

【形态描述】　细胞学上，肿瘤细胞的表现与典型类癌有所不同，主要表现为细胞排列更为松散孤立，核分裂活跃，有坏死。细胞成簇状分布，细胞核稍增大并可深染，核染色质为高密度椒盐型，可有核仁。小簇状或合体样无结构或假菊形结构。细胞膜与核膜很薄，核物质很容易外泄，形成嗜碱性的 DNA 条丝，组织学上常被当作组织挤压。细胞形状除圆形外，可有腺癌细胞样和梭形细胞，其核质比较高（图 5-62，图 5-63）。

三、 大细胞神经内分泌癌

大细胞神经内分泌癌（LCNEC）常见于肺的外周部位。组织学上，大细胞神经内分泌癌在每 10 个高倍镜视野下（$2mm^2$）核分裂象≥11 个，伴有坏死。大细胞神经内分泌癌在细胞学标本中常呈松散的簇状或菊形团状，核仁明显，染色质粗糙，可有坏死。免疫化学染色可使用神经内分泌标记物、CK 和 CEA，有 50% 的大细胞神经内分泌癌可表

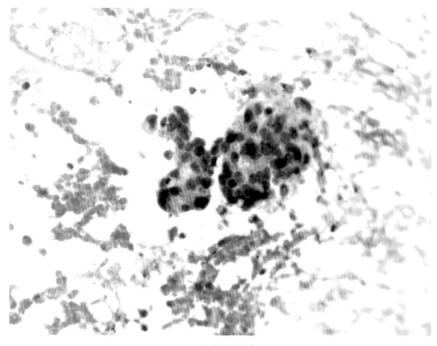

图 5-62　非典型类癌（一）

松散分布的小细胞肿瘤细胞，核染色质为致密性椒盐型，可见小核仁；有时见细胞围成假菊形样排列，细胞大小一致。支气管镜刷检标本，直接涂片，Pap×400

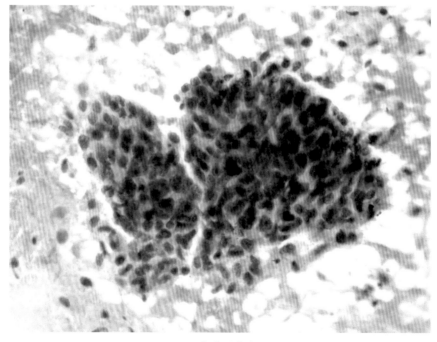

图 5-63　非典型类癌（二）

实性团块样分布，细胞致密重叠；细胞外形为梭形，胞质稀少；实性团中见有假菊形样围圈相；核染色质为椒盐型。支气管镜刷检标本，直接涂片，Pap×400

达 TTF-1。诊断 LCNEC 的最低标准为以下项目：①低分化非小细胞癌；②条索状排列，混有玫瑰花环样结构；③神经内分泌标记物如突触素或嗜铬素染色阳性；④"基底细胞样"表现为"基底细胞岛"，为鳞状细胞癌的亚型。

【基础细胞】　神经内分泌细胞。

【形态描述】　大细胞神经内分泌癌的特点是细胞大，而且可有类型上的不同，常见的如形态类似腺癌的类型。细胞稍大于小细胞未分化癌细胞，圆形到卵圆形，核膜光滑到不规则，染色质细到粗颗粒状，核仁常见，核分裂或碎裂常见。细胞排列呈玫瑰花瓣样，如同细胞学上的微小腺样结构（图 5-64）。

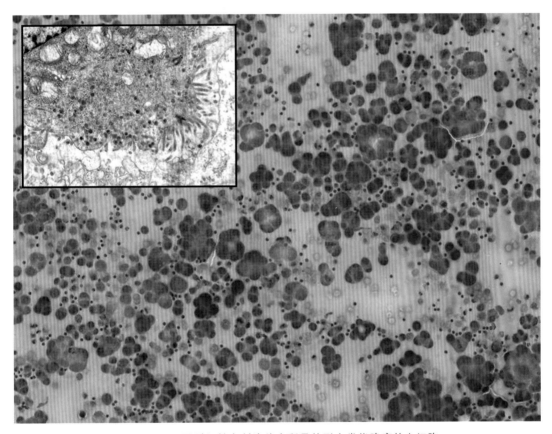

图 5-64　CT 导引细针穿刺涂片中所见的形态类似腺癌的大细胞

由数个细胞构成菊形或玫瑰花样团。Pap×200（电镜下细胞质内可有黑色小圆形颗粒，被称为神经内分泌颗粒。铅油双染×3600）（病例由海南省人民医院电镜室谢瑶芸主任提供）

【鉴别诊断】　最重要的鉴别是与腺癌的其他类型鉴别。如果仅从形态看，类似腺癌的大细胞神经内分泌癌的肿瘤细胞无法与腺癌区分，需要依赖于免疫细胞化学染色进行标记。在形态学上类癌的细胞体积小于一般性腺癌，特别是在细胞的排列上，由几个或数十个细胞构成微腺体结构，即所谓玫瑰花瓣样结构，一般腺癌细胞体积大，由多数细胞组成，多细胞聚合为三维立体团，这是不同点（表 5-2）。

表 5-2　各类型神经内分泌癌与基底细胞、淋巴细胞的鉴别

项　目	基细胞增生	淋巴细胞	典型类癌	非典型类癌	大细胞神经内分泌癌	小细胞癌
分布方式	紧密簇状	散在	紧密簇状或菊形团	松散簇状或菊形团	松散簇状或菊形团	散在
细胞大小	小	小	小至中等	中等	大	小至中等
核镶嵌	无	无	罕见	有	有	明显
染色质	深染，均匀	细颗粒状，均匀	粗糙颗粒状，椒盐状	粗糙颗粒状	粗糙颗粒状	细颗粒状
核分裂象	无	无	罕见	不常见	大量	大量
核多形性	无	无	轻度	中度	明显	明显
核碎裂	无	无	无	轻度	中度	明显
坏死	无	无	无	中度	明显	明显
细胞质	稀少	少	中等	较少	较少	少

四、鉴别诊断

神经内分泌癌属小圆形细胞肿瘤，在肺部需与储备细胞增生、支气管上皮细胞增生、淋巴细胞（滤泡性支气管炎、假瘤、假性淋巴瘤）、恶性淋巴瘤、低分化鳞癌及原发和转移性腺癌等肿瘤鉴别，其鉴别要点见表 5-2 及第十节小细胞癌。

第十节　小细胞癌

小细胞癌属于低分化神经内分泌肿瘤，由于其特殊的生物学行为，以及在老年人群中发病率较高，在肺癌中占有重要地位，故本书对其进行单独归类并进行阐述。

小细胞癌多见于吸烟者，生长快，具有高度侵袭性，发现时通常已经伴有广泛转移，常侵犯肺门和纵隔淋巴结，五年生存率<10％。

小细胞癌曾被称为"燕麦细胞癌"，由于其在组织学中呈密集的片状，有大量圆形或细长的细胞，形似燕麦，故得名。免疫细胞化学上，小细胞癌的 Ki-67 增殖指数通常＞50％（图 5-69）。

【基础细胞】　神经内分泌细胞；小细胞未分化癌细胞。

【形态描述】　痰液中，少量的小细胞癌细胞由于体积很小，常被误认为是淋巴细胞而漏诊，应注意观察。癌细胞比淋巴细胞稍大，是淋巴细胞的 1.5～2.5 倍，排列松散，大小不一。由于固定的时间不一致或染色方法不同，导致对及时固定存在不同认识，以及细胞本身存在不同程度的退变形态，所以很难判断癌细胞的大小，有时体积较大，有时则较小，难于与其他类型细胞的体积大小比较。细胞孤立、松散、或粘连成簇，在痰标本中细胞随黏液丝走向呈单行纵队排列，如同马队样或串珠样，细胞体积为小淋巴细胞的 1.5～2.5 倍，高核质比或少而难以察觉的胞质，核形有圆形、椭圆形、三角形或其

他不规则形，椒盐状染色质，核深染；核仁不明显或缺如；不透光核是重要特点；有时因牵拉导致核物质因核膜破裂而外泄，呈嗜碱性丝状拉长物。背景中有坏死及其遗留外形"鬼影细胞"（图5-65～图5-71）。

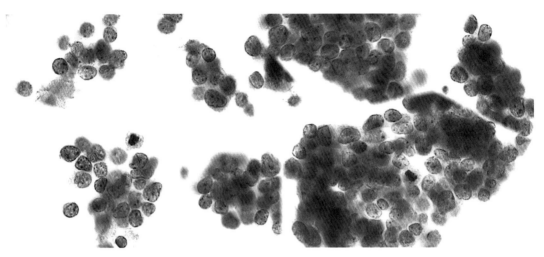

图 5-65　小簇状的癌细胞

体积小，小簇样分散分布，胞质稀少，高核质比值；可见有小的核仁及非典型核分裂象。支气管镜刷检标本，液基制片，Pap×400

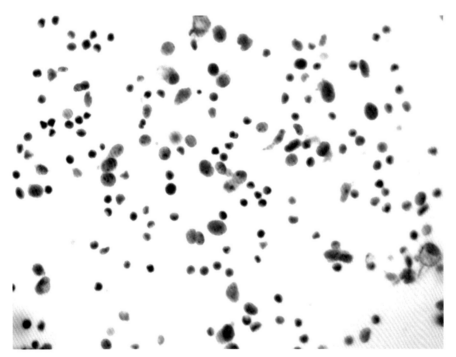

图 5-66　液基制片，支气管刷检涂片中的小细胞癌的癌细胞

与其中小圆形深染核的淋巴细胞相比较，小细胞癌的细胞要大于小淋巴细胞3倍以上。Pap×400

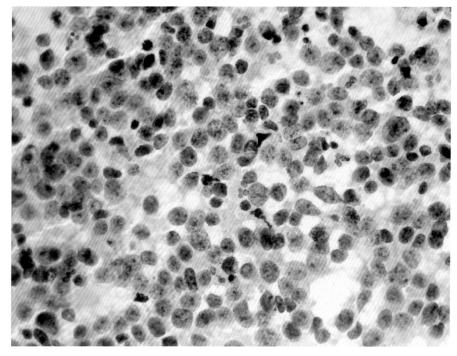

图 5-67　小细胞癌以集群形式分布

圆形或椭圆形核的椒盐状染色质和小核仁表现得很清晰。痰标本，直接涂片，Pap×400

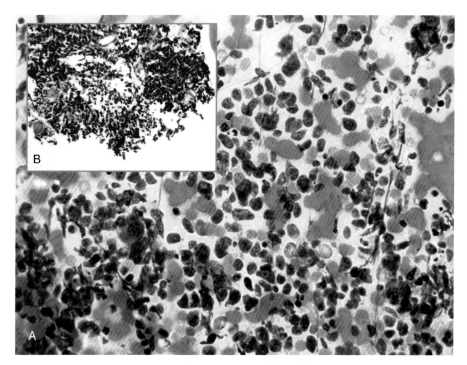

图 5-68　散在分布的小细胞癌细胞丰富

胞质稀少，涂片过程中使用的力度不均，造成细胞膜与核膜破裂，使核内容物溢出被涂片时的外力拉成长丝状与组织挤压相类似（A、B）。支气管镜刷检标本，直接涂片，Pap×400

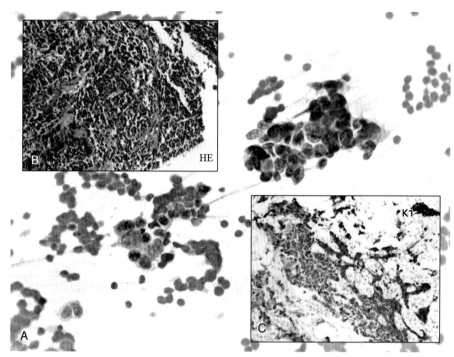

图 5-69　小细胞癌常见的分布形式

A. 小簇状，有些小簇状细胞之间有镶嵌状结构；B. 组织挤压使得切片组织松散；C. 免疫细胞化学染色 Ki-67 阳性表达。支气管镜刷检标本，直接涂片，Pap×400

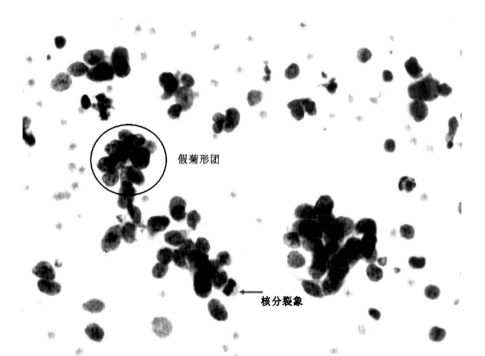

图 5-70　散在或小簇状分布癌细胞形成假菊形结构

核分裂象可见（红色箭头）。支气管镜刷检标本，液基制片，Pap×400

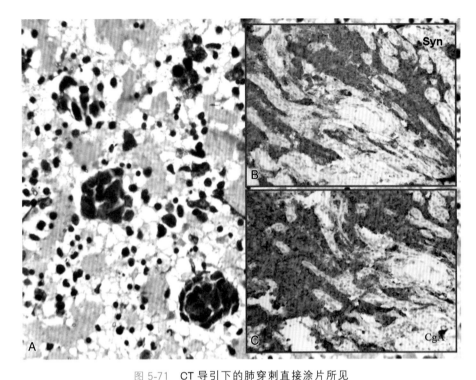

图 5-71 CT 导引下的肺穿刺直接涂片所见

满视野的癌细胞，核形极不规则。以散在为主，少量成团的镶嵌样核细胞，这种"团"极
易被认为是腺癌细胞（A）。免疫细胞化学（图 B、C，Syn、CgA）阳性表达。Pap×400

细胞之间互相挤压，形成等距离的胞质空白区域，如同镶嵌样结构。细胞核相对较大，细胞质极其稀少，呈嗜碱性，有时由于过于稀少导致细胞似裸核，坏死常见。痰液涂片时由于用力过度导致细胞的牵拉变形非常严重，细胞膜或核膜遭到破坏，使核内的嗜碱性 DNA 物质溢出，并被牵拉呈丝状，但尚存在较为完整的癌细胞可以判读。

支气管吸取液中的癌细胞挤压更为明显，甚至相互重叠。在支气管刷检标本中，癌细胞数量更多，保存较好，同样可见大小不一的癌细胞呈镶嵌状排列，细胞质稀少，使得细胞似裸核，核固缩或深染。在 CT 导引经皮穿刺肺针吸标本中，癌细胞类似于刷检细胞学中的形态，细胞数量更多，挤压的现象更为普遍。

由于小细胞癌这种挤压的人为假象太普遍，故将其作为小细胞癌的诊断标准之一。细胞体积小、细胞质稀少以及常伴坏死也是诊断需要参考的重要特征。

液基制片的细胞由于及时固定使细胞得到很好的保存，因此基本不存在变形情况。液基片中所见的肿瘤细胞以小圆形或椭圆形细胞为主，细胞间常见核切迹，其实质是一种连接结构；还可以见到微小的、以数个细胞围绕形成的菊形结构，核分裂象较直接涂片为多见。

小细胞癌的穿刺涂片经常可以发现成片甚至成团的密集重叠的细胞集群，细胞之间的连接结构更明显。

【鉴别诊断】　需要与一些小细胞类型的肿瘤鉴别，如类癌、小细胞型鳞状细胞癌或淋巴瘤等，此外还有一些小细胞的良性细胞，如储备细胞增生以及正常的小淋巴细胞等。

小细胞鳞状细胞癌中分化极差者与小细胞癌的区别一直是个难题。究其原因，一是部分小细胞癌可有鳞状细胞化；二是退变的小细胞癌无胞质，形似裸核状。观察表明，制片良好、固定及时的标本中可以见到典型的鳞状分化特征，即少量的鳞状细胞癌特点明显，"鬼影细胞"外观多边形等是鉴别要点。小细胞癌的核染色质类型为"椒盐状"也是重要区别点（图5-72，图5-73）。

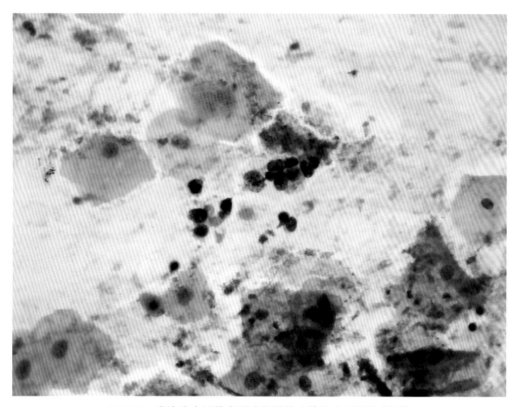

图5-72　痰涂片中以散在形式出现的小簇状小圆形肿瘤细胞

深染如墨碳状的近于裸核的细胞，在涂片内无多边形"鬼影细胞"的情况下，并具有"椒盐状"染色质时，可以认定是小细胞癌。直接涂片，Pap×400

除此之外，小细胞癌的鉴别诊断还有以下问题。

（1）基细胞增生　以成群无结构出现，不出现单个细胞；细胞大小较一致，小细胞，胞质少不易察觉，核紧密堆积有些变形，高核质比。线索：常附于正常的纤毛柱状细胞；无核碎裂，无坏死。基细胞增生小簇样分布，其体积更小，胞质稀少。细胞间呈堆积状重叠连接关系，较小细胞癌紧密，胞核染色质细腻均匀分布，呈细颗粒状。与肿瘤性病变相比没有异型性、没有坏死和没有核分裂象，所谓"三没有"的温良形态。

（2）滤泡性支气管炎　分散的和成熟的滤泡中心淋巴细胞，可见易染小体、组织细胞和浆细胞；无核形变与核碎裂；无坏死。

（3）恶性淋巴瘤　分散的不成熟淋巴细胞相互不连接，无聚巢倾向；体积大而具有异型性；无滤泡中心细胞或易染小体组织细胞，可有小或大的核仁；细胞凋亡可见：核碎裂，坏死偶见。淋巴细胞或淋巴样细胞一般不形成细胞簇，即使有也是制片过程中人

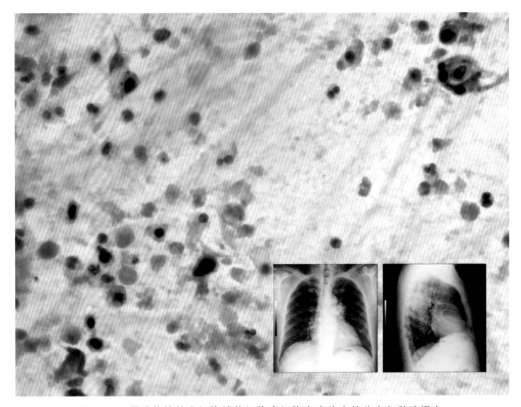

图 5-73　墨碳状核的小细胞鳞状细胞癌细胞在痰片中的分布与黏液混杂

其中的退变细胞无胞质，类似小细胞癌的裸核细胞，但仍然能见到完整分化的鳞状细胞癌细胞（右上角为角化珠的初级形态）及其坏死可供区别。痰标本，直接涂片，Pap×400

为所致。淋巴细胞或淋巴样细胞之间缺乏连接关系，而小细胞癌细胞之间则呈镶嵌样结构，显示细胞间等距离切迹及其透明胞质的幅度。

（4）类癌（神经内分泌癌Ⅰ级）　细胞成簇状或合体样呈索状、巢状、带状或腺样，细胞大小或类型显示一致性，细胞小圆形或立方形，核圆形或卵圆形，核膜光滑，核染色质椒盐状或点彩状，核仁少见，无核物质外泄，胞质较少或不定，淡染或透明，无核分裂象，无核碎裂，无坏死。总体看细胞呈轻度异型性改变，感觉不"恶"。

（5）支气管细胞增生　细胞大多在组织碎片中，一致，圆形，胞质少，核质比高，核圆形，大小一致，核膜光滑；细颗粒状染色质，微小核仁；无核物质外泄；无核变形或核碎裂；无坏死。线索：柱状呼吸性细胞附于组织碎片，偶见细胞有纤毛和终板。

（6）低分化癌　细胞孤立松散簇状，或于无结构组织碎片中，细胞稍大于小细胞癌，核圆形或卵圆形，胞质稀少和高核质比，核膜光滑到轻度不规则；粗颗粒状染色质，核仁明显或不明显，核分裂象常见，坏死可见。

【免疫细胞化学】　基本上所有的小细胞癌都可表达 CK、EMA，大约 90% 的小细胞癌可表达 TTF-1 和神经内分泌标记物，如 Synapthysin A（突触素 Syn），Chromogranin（嗜铬粒蛋白 CgA）均表达阳性（图 5-71）。

第十一节　涎腺样肿瘤

一、腺样囊性癌

呼吸道的腺样囊性癌（ACC）好发于气管和支气管，起源于支气管和气管黏膜下的腺体，与涎腺的腺样囊性癌相似，是一种高度恶性的肿瘤，进展缓慢，常形成息肉，突入支气管腔内，并常侵犯气道的软组织和软骨。患者可出现咳嗽、呼吸困难等症状。气管和支气管内的这种癌细胞不易脱落，因此在痰液中不易见到，需要借助支气管刷检或支气管镜穿刺细胞学方法。气管腺样囊性癌侵及气管外组织，常见的是甲状腺受累，可以形成甲状腺肿块，影像学特别是 CT 检查常发现气管阻塞性肿物，临床检查又发现甲状腺肿块，为穿刺的适应证。诊断 ACC 要考虑的内容有：①生长方式：筛状、管状、实性；②周围神经浸润；③免疫组化染色可识别腺体分泌和肌上皮成分；④广谱角蛋白和癌胚抗原（CEA）强阳性，肌上皮成分共同表达角蛋白和肌动蛋白中间丝，以及不同程度表达波形蛋白、S100 蛋白和胶质纤维酸性蛋白（GFAP）。

【基础细胞】　肌上皮细胞；闰管细胞；分泌细胞；多潜能储备细胞。

【形态描述】　镜下见细胞成簇排列，细胞呈柱状或球形，大小均一，体积较小，核深染，细胞质稀少，淡染，可嗜酸或嗜碱，少见坏死。在影像导引经皮穿刺肺标本中，可以见到大的球形细胞团，由均一的小癌细胞构成，类似于基底样细胞，形成一种特有的筛状结构。如果使用 Romanowsky 系染色方法，还可以见到大量体积不一、红染的基质小球，其周围围绕有基底样细胞，这些基质球的成分为黏多糖基质，其内肿瘤细胞稀疏不等，基质中细胞稀疏时，基质染为紫色或绿色的均质和浓厚的类似黏液样物质，在涂片中非常显著（图 5-74～图 5-77）。

（1）实性密集型球形细胞团　此型最为常见，细胞排列成球形，团与团之间界限较清，但大小不等。细胞团内瘤细胞数量多且有重叠，球团立体感强，中央部分较稀疏，可辨认出黏液样基质，共同构成一较大的筛状结构，部分为实性密集细胞团，不见基质。

（2）实性稀疏型细胞团　梭形或星形瘤细胞稀疏浮于球团状黏液样基质上，球团立体感不强，似平面状。球团内的肿瘤细胞可分辨出为短梭形细胞，为肌上皮细胞来源。

（3）菊形及栅栏样球形细胞团　瘤细胞呈放射状栅栏形排列在黏液样基质的周边，如同菊花花瓣状，中央部空白区可见黏液样基质，球团立体感不强，团与团之间界限不清。

（4）肿瘤细胞还可呈管状排列　较少见，由上述细胞团（尤以致密细胞团）构成大片分叶状筛状细胞团，细胞学上的筛状细胞团无筛孔或有较小的筛孔，而由较透亮的单层细胞构成片状的细胞区有圆形透亮区，这是因细胞学观察多为立体状而非组织学观察切面所致。有些较大的筛状细胞团还可见完整或不完整的囊腔，其内有坏死。

【鉴别诊断】　颈部涎腺最多见的肿瘤——多形性腺瘤的形态与腺样囊性癌相类似，特别是在不了解气管腺样囊性癌的发生情况时，很容易误为是良性的多形性腺瘤。在针吸涂片中也存在相似的形态学表现，需鉴别之。两者都存在黏液样黏多糖基质，都有肌上皮细胞和实形上皮细胞团，但仔细观察，两者可以有较明显的差别（表 5-3）。

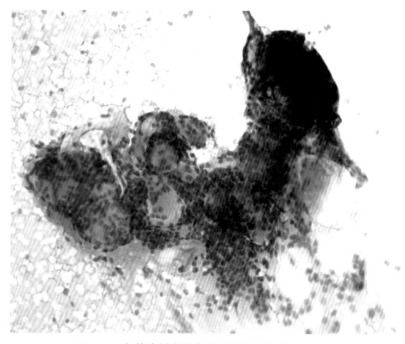

图 5-74　气管腺样囊性癌侵及甲状腺穿刺涂片所见

球形细胞团、肿瘤性肌上皮细胞及黏多糖基质构成腺样囊性癌的特殊形态学表现。甲状腺穿刺标本，直接涂片，Pap×200

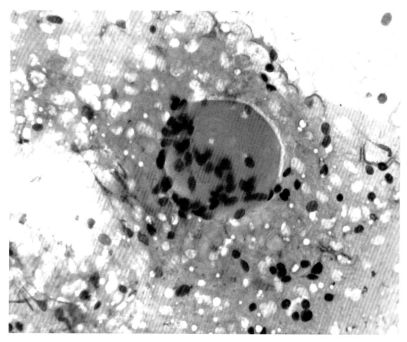

图 5-75　气管腺样囊性癌侵及甲状腺穿刺涂片的另一视野

细胞稀疏性球形团，基质中的肌上皮细胞特征很明显，团外亦有肿瘤性肌上皮细胞。甲状腺穿刺涂片，直接涂片，Pap×400

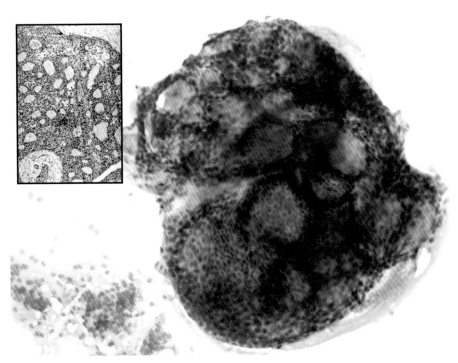

图 5-76　**气管腺样囊性癌**

　　大小不等的球形团集聚形成大集合体细胞群，细胞分布疏密不等，此种结构在组织学上为切面上的筛状结构。支气管镜刷取标本，直接涂片，Pap×100

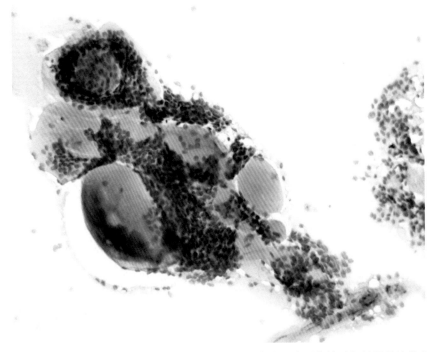

图 5-77　涂片时可造成细胞密集团的细胞因外力牵拉而球形体被破坏并顺黏液分布
细胞稀疏性球形团保存尚好。支气管镜刷取标本，直接涂片，Pap×200

表 5-3　腺样囊性癌与多形性腺瘤的针吸细胞学鉴别

鉴别点	腺样囊性癌	多形性腺瘤
黏液样基质	丰富，呈球形或柱状，内有肿瘤细胞特征性表现	丰富，呈大片或不规则形，内有散在梭形细胞
筛状结构	特征性表现，由大小不一的细胞球团构成，可有细胞疏密不一	偶见，一般为单个细胞球团，不构成筛状结构
肌上皮细胞	较少，存在于球团内或散在于球团外	丰富，肿瘤性细胞，有时占优势，大量散在
软骨样变	基本不见	常见，多量
坏死	多见	不见
球团外黏液	少见	多见

二、黏液表皮样癌

原发于肺的黏液表皮样癌相当少见，可见于任何年龄。发生于含有软骨的支气管，可来自支气管壁的黏液腺或产生黏液的支气管上皮，呈息肉状突入支气管内。针吸标本中可有黏液背景和非典型鳞状细胞，可有角化，以及散在的黏液分泌细胞。在同一份标本中同时出现鳞状和腺样细胞时需要考虑这种肿瘤的可能。

第十二节　肺母细胞瘤

肺母细胞瘤恶性程度高，非常罕见，可发生于任何年龄，主要发生在成年人。组织成分与胚胎期的肺组织相似，由恶性上皮和间叶组织构成，在这种组织中有小管状腺体以及立方形或柱状的细胞。关于肺母细胞瘤的细胞学研究资料不多，细胞学对于这种肿瘤的诊断并不准确，时常被误诊为其他类型的肿瘤。

第十三节　肺异位脑膜瘤

肺的原发性脑膜瘤很少见，在细胞学报告中更罕见。一般认为属胚胎发育期残留的组织发生的肿瘤。其形态学与颅内脑膜瘤相同。影像学下可见肺内占位性病变，为境界清楚有包膜的实性肿瘤。临床上常以咳嗽、胸闷等阻塞性症状、体征为表现。免疫组化染色示细胞同时表达 EMA 和波形蛋白，局灶性表达的标记物有角蛋白、S-100 蛋白和 CD34 等。诊断思路要点：①肺的脑膜瘤的形态与颅内脑膜瘤相同；②漩涡状结构，沙粒体存在；③同时表达 EMA 和波形蛋白；④局灶性阳性的标记物：角蛋白、S-100 和 CD34。

【基础细胞】　脑膜细胞、脑膜瘤细胞。

【形态描述】　脑膜瘤细胞大多为梭形细胞，合体样成片状分布，胞质丰富，细胞连接紧密。核染色质均匀细致分布，核膜光滑规整，可有小核仁。合体样分布的细胞呈很

典型的脑膜瘤细胞表现，如果脑膜瘤的类型是漩涡型，在细胞学上这种漩涡型结构就会
显示得很典型，同心圆的层状结构是脑膜瘤的重要细胞学诊断标准之一。层状同心圆细
胞发生坏死钙化，形成沙粒体，此时在涂片中可以见到（图 5-78～图 5-80）。

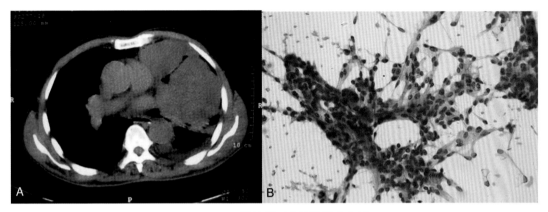

图 5-78　B 超导引下的肺脑膜瘤病例

　　细胞学示脑膜瘤梭形细胞合体样成片状分布，胞质丰富，细胞连接紧密。A. CT 扫描图；B. 低倍镜下的合体
样脑膜瘤细胞，HE×100

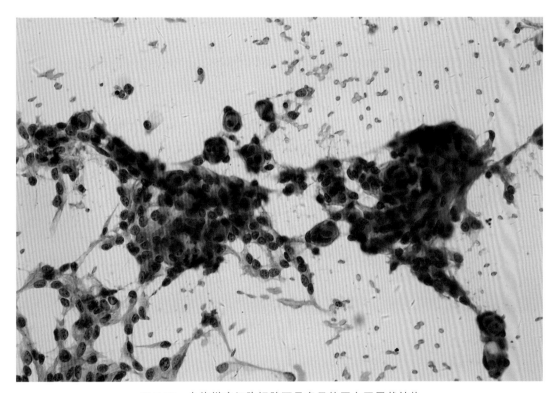

图 5-79　合体样瘤细胞间隙可见多量的同心圆层状结构

由细胞环绕包裹而成。HE×400

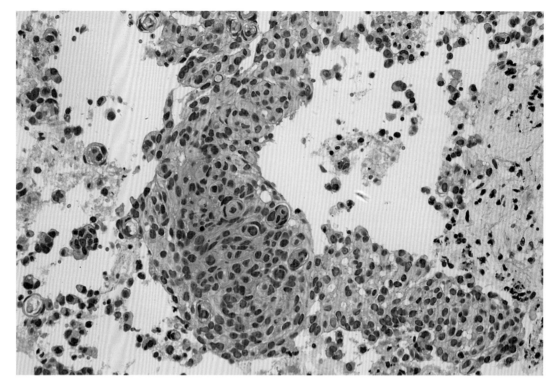

图 5-80　同例的组织学切片所见与细胞学相同

HE×400

【鉴别诊断】　诊断异位肿瘤的首要条件是要有相关方面的知识，否则不可能意识到此病变还会在这个部位出现。同心圆层状结构可以在角化型鳞状细胞癌的涂片中见到，而鳞状细胞癌的细胞以分散单个出现，脑膜瘤细胞的合体样是鳞状细胞癌不会出现的结构。诊断时要除外脑部病变。

第十四节　混合性肿瘤

　　肺癌的常见类型是鳞状细胞癌、腺癌和小细胞癌，但是这些肿瘤也常见混合成分。如鳞状细胞癌与腺癌细胞的混合（图 5-81），有人提出混合性肿瘤中任何一种成分达到5％～10％或以上才能诊断"鳞腺癌"或"腺鳞癌"。在上述混合基础上，还可能有第三者的混合，如小细胞神经内分泌癌等。在这种情况下两种成分命名法则就不适用了，因此一个替代性中性名词"混合性肿瘤"是必要的。小细胞肿瘤与大细胞肿瘤之间的混合也同样是个问题，临床上所谓的小细胞癌与非小细胞癌的分类法虽然反映了治疗学上的适应性和疗效判定的标准性，但大小细胞混合确实与此产生冲突。

　　细胞学上所谓细胞量只表示一个病变的参与细胞数量和取材数量，而不代表计算或统计上的意义，因此不适于用百分比断定一种病变实体的方法。而采用"混合性肿瘤"用语，并描述细胞种类是个客观指标，故笔者推荐应用此诊断用语。

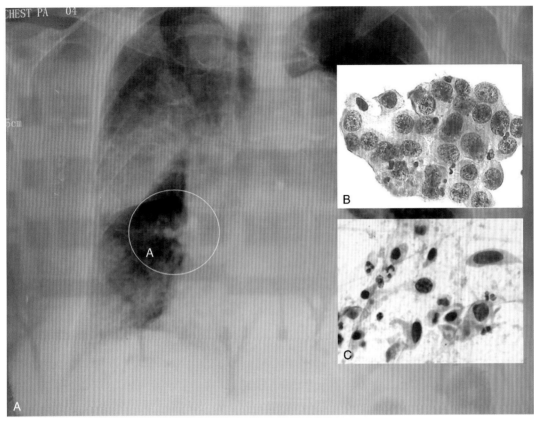

图 5-81　**腺鳞癌病例**

X 线所见（A）；细胞学所见：腺癌细胞（B），鳞状细胞癌细胞（C），Pap×400

　　混合性肿瘤诊断要点：①常见类型腺鳞癌，有人提出任何一种成分达到 5％～10％才诊断；②腺癌或鳞状细胞癌伴小细胞神经内分泌癌；③混合性小细胞/大细胞癌。

第十五节　瘤样病变、良性肿瘤和具有低度恶性潜能的肿瘤

　　这些类型的真性肿瘤和瘤样病变种类很多，并不是每种肿瘤均可由细胞学检查诊断出，但是在实际工作中需要注意，如能遇到就不要放过实践的机会。细胞学需要机遇，借鉴实践证实哪些疾病为细胞学可以诊断出的，哪些又暂时不能做，还有哪些需要进一步继续去做。只有这样细胞学的前进才不会停顿，才会有所发展。

　　下面的病例实践仅属个案，供同道参考学习。

一、鳞状上皮乳头状瘤

　　鳞状上皮乳头状瘤较罕见，常见于儿童和青少年，有孤立性和多发性两种类型。支气管主干开口处为其好发部位，支气管黏膜发生鳞状细胞化生并呈乳头状突起，有的患

者在病灶黏膜处可检出 HPV，如系成年患者，则其进展为癌的可能性很大。

刷检涂片中出现散在具有非典型特点的表层鳞状细胞和挖空细胞，与分化好的鳞状细胞癌相比较，在异型性特点上鳞状细胞癌可有幼稚异型细胞，在多形性特点上鳞状细胞癌更明显不同于乳头状瘤。

二、 炎性假瘤

炎性假瘤可发生在任何年龄，是由于炎性疾病所致的增生性肿块，在患者的肺实质内有孤立性占位性病变，也可多发，其境界欠清，其细胞组成成分比较复杂，包括浆细胞肉芽肿、纤维黄色瘤等。

影像导引经皮穿刺肺针吸或活检适合于该肿瘤的取材，由于其组成成分的不同，镜下表现也各有不同，通常为炎性背景，细胞成分比较杂乱，可有成纤维细胞、泡沫细胞、多核巨细胞、中性粒细胞、淋巴细胞、嗜酸性粒细胞、浆细胞等。诊断上要结合临床特点与影像学特点，综合考虑。

三、 错构瘤

错构瘤常见于成年人，主要由纤维、软骨等组织构成。影像学上境界清楚，一般＜4cm。错构瘤位于肺实质内，并不与支气管相通，因此无法在痰液或支气管源性的标本中找到脱落的细胞，使用螺旋套管针钻取这种质硬的肿瘤，可获取小组织块和细胞，分别行组织学和细胞学检查，镜下可出现良性的支气管上皮细胞，偶可见软骨。相比之下，组织学对这种肿瘤的诊断更具优势，可见多种间叶组织成分。

肺错构瘤在临床上虽然少见，却是肺最常见的良性肿瘤。现多认为其起源于支气管的未分化间质细胞，系支气管胚芽发育失败而形成。根据其部位可分为肺内型和支气管内型，多位于肺的周边，紧贴于肺的脏层胸膜之下。它的体积小，常＜4cm，呈境界清楚的圆形肿块，偶可在 X 线检查时上呈现"爆米花"样钙化征。肺内型患者常没有症状，在体检时被影像学检查出肿块；支气管内型患者则可出现不同程度的呼吸系统症状。

【基础细胞】 肺错构瘤由软骨、平滑肌纤维、脂肪、纤毛上皮等组织构成，骨组织成分偶见。

【形态描述】 针吸细胞学检查经常被用来鉴别圆形硬币样肿块，但由于病灶的高密度，错构瘤的针吸细胞学检查却很少开展。针吸涂片中常同时含有上皮样成分和间质成分。上皮样细胞由正常外观的支气管细胞组成，即成片的、小的、均一的立方形或圆柱形细胞，核位于基底，染色质精细；也可出现大量的基细胞；核仁常不明显，细胞有时具有纤毛。涂片背景通常干净，无坏死、血液或炎细胞。细胞学对错构瘤的诊断主要是对细胞成分的分析与判断，结合影像学所见及临床特点，综合判读确定（图 5-82）。

【鉴别诊断】 Hughes 等分析了美国病理医师学会（College of American Pathologists）关于非妇科细胞病理学实验室间能力比对的数据，认为肺错构瘤针吸细胞学的特异性中，正确诊断率为78%，假阳性率为22%，最常见的假阳性诊断是类癌、腺癌以及小细胞癌。在某些病例中，其假阳性率可高达42%，并认为假阳性出现的主要原因为：①间质成分在巴氏片上常很不明显，不易判读；②良性上皮样细胞成分数量偏多，可被

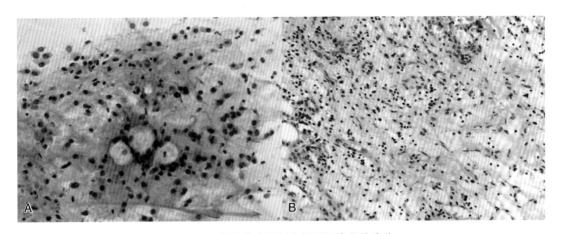

图 5-82　肺错构瘤穿刺病例巴氏染色的涂片
A. 可见软骨、纤维黏液样成分；B. 组织学切片中的肺错构瘤所见。A. Pap×200；B. HE×200

误诊为低级别肿瘤。当遇到细胞数量多的情况时，伴有明显的上皮样细胞和储备细胞数量增多，且上皮样和储备细胞的颗粒状染色质可能会导致误诊为神经内分泌肿瘤，如类癌等。而当纤维黏液样基质与成团的上皮细胞或储备细胞清晰地出现在巴氏染色涂片中，则可能会被误诊为低级别腺癌，而出现假阳性结果。

四、孤立性纤维性肿瘤

孤立性纤维性肿瘤事实上并不常见于肺部，而是好发于脏胸膜，故也被称为胸膜良性纤维性间皮瘤。在获取于影像导引经皮穿刺肺针吸的细胞学标本中，可见大量散在的梭形瘤细胞，形态细长，似成纤维细胞，细胞质少，无坏死或非典型性。

五、透明细胞瘤

透明细胞瘤非常罕见，可发于任何年龄，多见于成年人，大多数患者无明显症状。常发生于肺外周部。其细胞起源不清，由于细胞质中富含糖原，所以 PAS 阳性，因此又被称为肺糖瘤。在影像导引经皮穿刺肺针吸细胞标本中，可见成簇状排列的梭形或多角形细胞，细胞核椭圆形，细胞质透明，内有精细的空泡与小颗粒，偶可见特征性蜘蛛状细胞，无核分裂象。有时需要与转移性肾透明细胞癌和透明细胞黑色素瘤等相鉴别。

【文献复习】　肺良性透明细胞瘤（肺糖瘤）是一种非常罕见的良性肿瘤，最早是由 Liebow 和 Castleman 在 1963 年描述，由于肿瘤细胞含有糖原，故 Liebow 将其称为"糖瘤"。可发生于任何年龄（8～73 岁）。大多数病灶为单发，患者无呼吸道症状，偶可在影像学检查时发现孤立的边界清楚的肿块，直径 1～4cm，多位于肺的外周部。瘤细胞呈圆形或椭圆形、颗粒状细胞质透明或嗜伊红。电镜观察可见膜包绕的单一或菊花样糖原颗粒。

肺良性透明细胞瘤的细胞组织起源仍然不甚清楚。Bonetti 等指出这种肿瘤细胞在形态学和免疫组织化学上与血管肌脂瘤的血管周上皮样细胞相似。因此，提议将这种假定的细胞类型命名为血管周上皮样细胞。而 WHO 将透明细胞糖瘤归类为伴有血管周上皮分化的肿瘤（PEComa）。

关于这种肿瘤的细胞学文献报道非常少，1989年，Nguyen曾经报道过一例44岁妇女的肺良性透明细胞瘤的针吸细胞学病例；2008年Policarpio-Nicolas等报道了一例64岁男性患者的肺良性透明细胞瘤的针吸细胞学病例。

【形态描述】 在针吸涂片中主要存在两种细胞群：成簇聚集的多角形细胞和梭形细胞。细胞聚集紧密成团状，这种上皮样细胞外观温和，可呈梭形，细胞核呈椭圆形或被拉伸状，核仁不明显，细胞质内有精细的小空泡，少量纤细的血管越过这些细胞簇。可观察到有轻度的核不均一性，但无核非典型性、坏死或核分裂象，可有罕见的核内假包涵体（图5-83a）。细胞块显示巢状分布的圆形或椭圆形细胞，伴有丰富的透明或嗜酸性颗粒细胞质，边界清楚，偶可混有梭形细胞。可见薄壁血窦样血管点缀于肿瘤细胞巢之间。瘤细胞对HMB-45（图5-83b）和Melan-A有免疫反应原性。

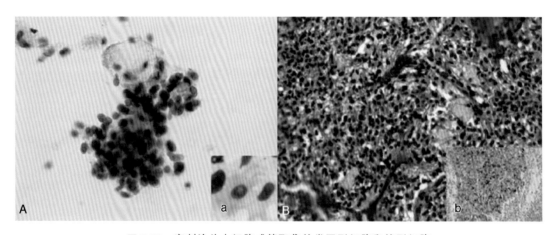

图5-83 穿刺涂片中细胞成簇聚集的类圆形细胞和梭形细胞

A. 细胞聚集紧密成团状，可呈梭形，核仁不明显，细胞质透明，细胞外观温和。偶见核内空泡状假包含体（Aa）；B. 细胞块显示巢状分布的圆形或椭圆形细胞，伴有丰富的透明或嗜酸性颗粒细胞质以及HMB-45阳性表达（Bb）。A. Pap×400；B. HE×200（引自Policarpio-Nicolas：Diagn Cytopathol，2008，36）

【鉴别诊断】 最常见的酷似肺良性透明细胞瘤的转移癌是肾细胞癌。转移性肾细胞癌的细胞致密，拥有泡沫状细胞质，细胞核大，核仁明显甚或嗜酸性核仁。如果涂片中出现薄基底膜样物质和明显的多血管结构，则具有特征性。肾细胞癌的细胞学特点是细胞群落混杂，存在异质性。另外肾细胞癌对EMA、CK、CD10有免疫反应原性。

六、 颗粒细胞瘤

颗粒细胞瘤的起源不清，可发生于皮肤、乳腺、喉等部位，也可发生在支气管处，分为良性和恶性两种，而支气管恶性颗粒细胞瘤极其罕见。在临床上可表现为支气管内息肉状肿块，有时会由于体积过大而引起支气管堵塞。

由于这种肿瘤细胞不易脱落，故痰液标本并不适合这种肿瘤的筛查。在支气管刷检或穿刺标本中，可见成片的大细胞，呈梭形或多角形，边界不清。核圆形或椭圆形，细胞质呈颗粒状，稍嗜碱性。

168

七、 所谓的硬化性血管瘤

所谓的硬化性血管瘤（SHL）本质不清，对于其是否为血管来源仍有争论，故将其称为"所谓的"。患者多为女性，偶在体检的胸部影像学检查时发现有小的孤立性高密度结节，大小似钱币样。其类型可有乳头型、实性型、血管瘤型等，可混合存在。细胞学涂片中可见乳头状细胞簇或紧密的细胞团，细胞无异型性，细胞学形态无特异性，明确诊断需借助组织学和免疫化学染色。

八、 肺内胸腺瘤

胸腺瘤是常发生于胸腺的肿瘤，一般认为是介于良性和恶性之间的肿瘤，前上纵隔常见，占纵隔肿瘤的 19.3%。胸腺与机体免疫机制密切相关，是 T 淋巴细胞的发源地。胸腺瘤虽然较少转移远处，但可侵犯邻近组织。由于伴有重症肌无力等症状病情，进展迅速，治疗常无效。

肺内胸腺瘤可分为肺门型和外周型两类。多数肺内胸腺瘤境界清楚，有包膜；肿瘤常呈分叶状，其间以纤维组织小梁相分隔。瘤细胞以上皮细胞或淋巴细胞为主，亦可二者混合。免疫组化：肿瘤的上皮成分呈上皮性标记（如 Keratin、EMA）阳性。淋巴细胞石蜡切片表达 CD45RO（UCHL-1），不表达 CD20。

穿刺多在影像学的提示下进行，也可以在手术中对肉眼观察到的肿块行穿刺。对于以细胞种类分析判读肿瘤类型，细胞学诊断是适合的。

【形态描述】 穿刺标本中胸腺瘤细胞的形态学特征可有如下表现（图 5-84）。

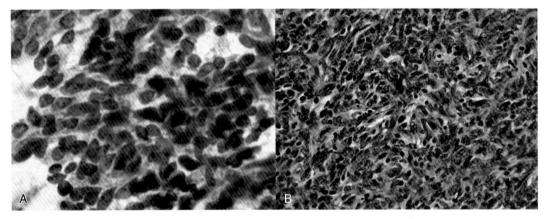

图 5-84 胞质稀少的短梭形细胞呈实性分布，密集而较凌乱
见有不规则的假菊形结构，除肿瘤细胞成分外还混杂有淋巴细胞，有些涂片中其数量很多，以至于成为主要细胞成分的假象。手术中穿刺标本，直接涂片。A. Pap×400；B. HE×400

①肿瘤细胞大小一致，呈小簇状分布，可为腺样或菊形。细胞排列一般单层平铺，无拥挤重叠现象，表现松散。

②细胞核一般为圆形，核膜清晰，核染质呈椒盐状多中心分布，核仁明显增大，特别有意义的是胸腺瘤细胞可见嗜酸性大核仁。核分裂象较多见。

③瘤细胞体积小，但大于淋巴细胞，不仔细观察是非常容易遗漏的，细胞为小圆形或梭形。

④胞质较少，嗜酸红染，显厚。

⑤背景中可有多量的淋巴细胞，一般以小淋巴细胞为主，可伴有体积大的淋巴细胞。

以上各点均不是典型的或特异性的表现，瘤细胞常出现在术后的积液中，故在诊断中应参考临床症状、体征及病史，还要特别重视影像学的特征，在这些信息均符合的情况下诊断。

九、乳头状腺瘤

Montes（1966年）首先报道乳头状腺瘤，并提出该支气管肿瘤的组织学特点近似于克拉拉细胞，后依据可能的细胞起源，将其分为克拉拉细胞腺瘤和肺泡Ⅱ型细胞腺瘤。本病极少见。典型的克拉拉细胞位于远端细支气管，肿物多位于肺周边，无临床症状，X线胸片发现钱币样阴影，直径多在1.5cm左右。周围型肿瘤的细胞学诊断采取影像学导引穿刺技术是个不错的选择。上皮为无纤毛的柱状或立方形上皮细胞。镜下肿瘤为乳头状排列的立方上皮细胞组成，细胞无异型性，看起来很温良（图5-85）。手术治疗的效果显著，病人可长期存活。

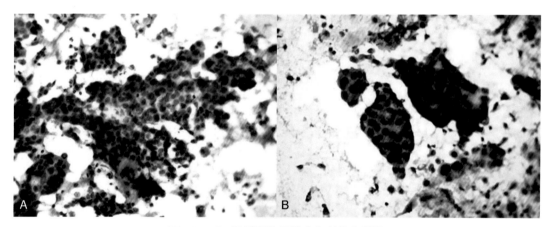

图5-85 CT导引下肺周肿瘤穿刺标本所见

A. 涂片中以立方细胞为主，纤毛柱状细胞几乎不见。呈分支乳头状排列；B. 细胞之间紧密相连显示平面感而不是腺癌的三维团，细胞无异型性。A. Pap×200；B. Pap×400

参 考 文 献

［1］ Hughes,J H，Young N A，et al. Fine-Needle aspiration of pulmonary hamartoma：A common source of false-Positive diagnoses in the college of American pathologists interlaboratory comparison program in nongynecologic cytology. Arch Pathol Lab Med，2005，129：19-22.

［2］ Nguyen G K. Aspiration biopsy cytology of benign clear cell（"sugar"）tumor of the lung. Acta Cytol，1989，33：511-515.

［3］ Policarpio-Nicolas M L，Covell J，Bregman S，et al. Fine needle aspiration cytology of clear cell "sugar" tumor（PEComa）of the lung：report of a case. Diagn Cytopathol，2008，36：89-93.

第六章 原发性或继发性 其他恶性肿瘤

除肺及支气管的原发性上皮肿瘤外，还有一些原发于肺或转移至肺的间叶组织的恶性肿瘤（如肉瘤）、淋巴造血系统的肿瘤（如淋巴瘤）、其他部位原发癌以及恶性黑色素瘤等肿瘤。这些肿瘤如果缺乏症状、体征、病史或影像学和实验室检查等信息的提示，就很难鉴别是原发还是继发转移的。本章仅讨论其形态学特点。

肉瘤真正原发于肺的病例非常少见，也很少侵犯支气管。在痰液细胞学标本中很难找到肉瘤细胞，因为它们不易脱落。支气管镜针吸或经皮穿刺肺针吸的标本中，可以发现肉瘤细胞。平滑肌肉瘤最为常见，患者可有咳嗽、咯血、呼吸困难等症状，多位于肺实质内，偶可形成支气管内息肉状的肿块。

第一节 平滑肌肉瘤

【基础细胞】 平滑肌细胞，以椭圆形细胞型、多形细胞型和分化良好型排列，亦可证明"细胞谱"在平滑肌肉瘤的存在，即从未分化、差分化到分化好，显示了细胞的分化过程（图 6-1）。

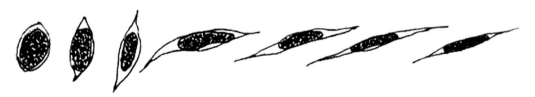

图 6-1　平滑肌细胞或其肿瘤性细胞的谱系

【形态描述】 细胞学中，平滑肌肉瘤细胞散在分布，细胞较大，呈梭形，细胞核精细、不规则，核仁不大或不清楚。偶尔可见成片细胞，细胞之间境界欠清楚；散在者细胞间界限清楚，且胞质嗜酸红染。肿瘤细胞呈细长的纤维形或梭形，其核也相应为杆状或梭形，涂片中核分裂象不易见到，分化好的平滑肌肉瘤细胞大小基本一致，瘤巨细胞少见，细胞排列如假菊形或管状，类似上皮样。分化差的平滑肌肉瘤细胞弥漫散在或成片，瘤细胞呈多形性变化，大小和形状不一，可为小圆形、卵圆形、多边形或呈带状。

核呈明显的异型性：核大，深染，核染色质粗和核仁大而清楚，可见核分裂象，单核或多核的瘤巨细胞可见（图6-2）。

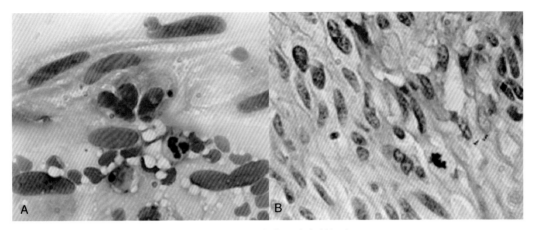

图 6-2　平滑肌肉瘤细胞穿刺标本

A. 散在分布，细胞较大，呈梭形，核细长，两端圆润，核膜光滑较为规整，核染色质均细中有点彩状颗粒；B. 切片中肿瘤细胞呈流水状排列，核分裂象常见。A. 穿刺标本，直接涂片，Pap×400；B. 切片，HE×400

【鉴别诊断】　平滑肌肉瘤细胞呈梭形片状出现时可有肌原纤维样基质形成合体样，而恶性外周神经鞘瘤（MPNST）相的黏多糖基质同样呈合体样，应与之鉴别，后者细胞核的栅栏状排列更明显，纤维与核均呈波浪形，胞质中不含肌原纤维，且较少见黏液样变，鉴别不难。与平滑肌瘤的鉴别：平滑肌瘤分化好时不难鉴别，但在有异型的平滑肌瘤时，有时会误诊。要掌握大多数细胞并无异型和针吸涂片中肿瘤的细胞数量，这种情况下仔细寻找核分裂象更为重要。确认还需原发灶的病理诊断和免疫细胞化学标记。

第二节　横纹肌肉瘤

横纹肌肉瘤是由各种不同程度的未分化横纹肌细胞组成的恶性度较高的软组织肿瘤。横纹肌肉瘤易发生转移，可沿血道和淋巴道转移至肺、局部淋巴结、皮肤和皮下组织、肝、骨等。

横纹肌肉瘤已被发现于经支气管镜刷检标本中，其中以多形性横纹肌肉瘤多见，该类型在形态学上具有谱系特点，细胞表现为谱系链的形态学特点。

【基础细胞】　横纹肌细胞由原始横纹肌细胞（即胚胎型横纹肌细胞）经有横纹肌细胞分化倾向的小圆形、印戒样小细胞（胞质嗜酸红染的小圆形细胞，可排列如腺泡状结构）向多形性横纹肌细胞（形状如球拍状、伞状、梭形、带状及巨细胞样，可伴有黏液样变）转化，其分化过程如图6-3所示，显示横纹肌肉瘤的分型形态。该肿瘤的形态学过程中，胞质显示红染嗜酸。

【形态描述】　横纹肌肉瘤的细胞学特点按其分型各有的形态学特征，分述如下。

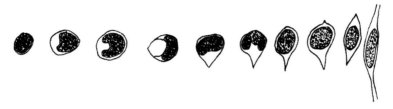

图 6-3　横纹肌细胞或横纹肌肉瘤细胞的谱系

（1）多形性横纹肌肉瘤　是最具细胞学特点，最易诊断的类型。肿瘤细胞异型性明显和多形性，显示不同分化阶段的横纹肌母细胞，其中大而异型的梭形肿瘤细胞占多数，细胞呈肥胖饱满的短梭形，其核卵圆形或长圆形，深染或呈泡状核，核分裂象多见。除梭形肿瘤细胞外，还可见下列类型的肿瘤细胞：①圆形或多边形瘤细胞，偏位核；②带状瘤细胞，呈长带状，胞质丰富，两端尖锐；③球拍状瘤细胞，系梭形细胞与圆形细胞之间的过渡形态，一端膨大（由胞质失去而成），一端细尖，形似网球拍样；④多核瘤巨细胞，多核的排列如同半月状，而胞质则形成一个尖端突起，形似降落伞状；⑤畸形瘤细胞，不规则多边形，并有胞质突。瘤细胞核呈明显的多形性，巨核或畸形核，胞质丰富，嗜酸红染。胞质红染是横纹肌肉瘤细胞分化的一个典型特征。细胞学涂片中，一般看不到横纹。

（2）腺泡状横纹肌肉瘤　大量未分化的小圆形肿瘤细胞，肿瘤细胞呈弥漫性散在分布，细胞之间缺乏连接，酷似淋巴瘤，但尚可见到肿瘤聚团成巢倾向，细胞呈密集的立体感强的团状排列，这是与淋巴瘤的重要鉴别点。部分肿瘤细胞呈空泡状或气球样，有些则为多形性的裸核。可见瘤细胞的合体现象。有些细胞团呈菊花形等腺样结构，核仁不明显，染色质粗糙和深染，呈粗颗粒状。核分裂象可见。另见体积大于上述未分化细胞 2～3 倍者，核圆形或卵圆形，偏位，胞质少，且红染，有呈印戒样细胞，此为未分化的横纹肌母细胞，在诊断上很有意义（图 6-4，图 6-5）。

（3）胚胎性横纹肌肉瘤　由未分化的梭形肿瘤细胞和小圆形肿瘤细胞组成，瘤细胞体积小于腺泡状横纹肌肉瘤瘤细胞，大于红细胞的 1～3 倍。肿瘤细胞呈索状或巢状分布，具有聚团成巢倾向。可见黏液样变，又称黏液性横纹肌肉瘤（图 6-6～图 6-8）。

一般认为瘤细胞的胞质红染很有鉴别意义，特别是在未分化的横纹肌肉瘤细胞中可以见到很小的"一点红"胞质，这是判读幼稚细胞是否横纹肌分化的重要鉴别点，是一种横纹肌细胞的原始分化，对判断小细胞性的横纹肌肉瘤具有重要价值。

【鉴别诊断】　多形性横纹肌肉瘤应与多形性脂肪肉瘤鉴别，而腺泡状横纹肌肉瘤则要与恶性淋巴瘤区分。横纹肌肉瘤细胞质中的红染嗜酸特征是一个重要判断依据（图 6-9），在鉴别上具有特殊价值。其谱系形态也具有鉴别价值。

【免疫细胞化学】　多形性横纹肌肉瘤表达肌红蛋白、MyoD1、骨骼肌生肌蛋白、骨骼肌肌球蛋白和结蛋白。不同程度表达 MSA、SMA 和生肌蛋白。

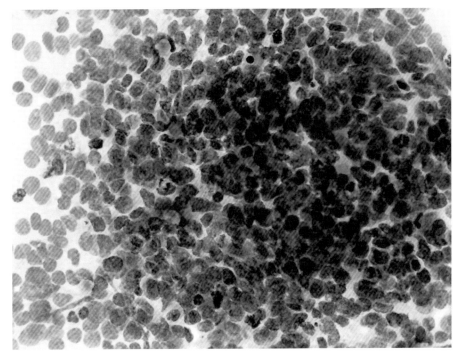

图 6-4　肺转移的腺泡状横纹肌肉瘤
大量小圆形肿瘤细胞，未分化，其中可见类似菊形结构。Pap×400

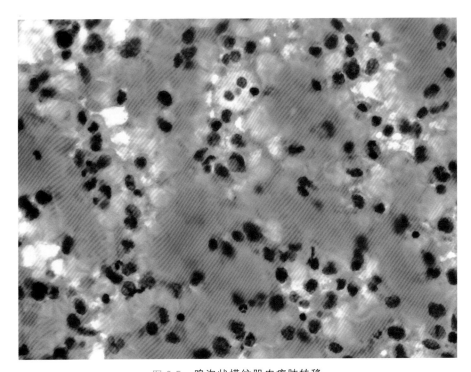

图 6-5　腺泡状横纹肌肉瘤肺转移
散在分布的小圆形细胞具有红染的点状胞质将核部分遮盖，形成"一点红"——为横纹肌肉瘤细胞分化的特征。穿刺标本，直接涂片，Pap×400

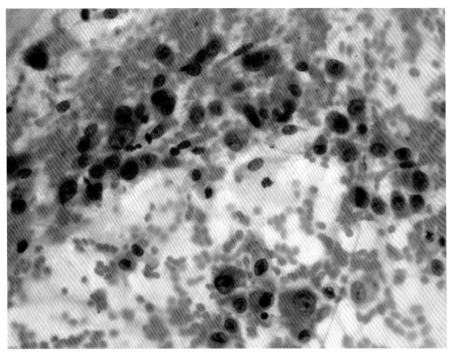

图 6-6　胚胎状横纹肌肉瘤肺转移

具有谱系特点的小细胞和中等大小细胞散在分布于涂片中，核大常位于胞质的一端，核仁明显，胞质明显红染。支气管镜刷检标本，直接涂片，Pap×400

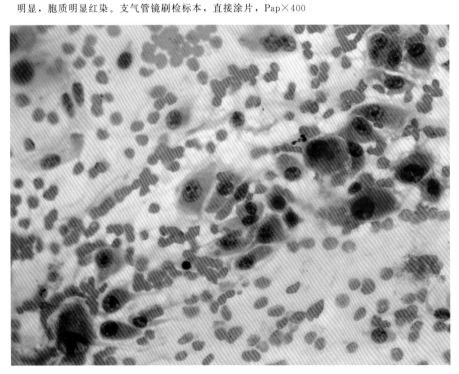

图 6-7　胚胎状横纹肌肉瘤肺转移

单核或多核细胞的体积增大，形状类似伞状和球拍状，胞质红染明显。因为是纤维支气管镜刷片，故涂片中可见纤毛柱状细胞。支气管镜刷检标本，直接涂片，Pap×400

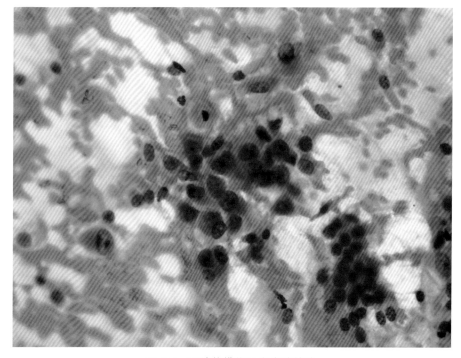

图 6-8　胚胎状横纹肌肉瘤肺转移

　　肿瘤细胞与支气管上皮细胞形成对比，形态完全不同。肿瘤细胞呈多形性并有核分裂象。
支气管镜刷检标本，直接涂片，Pap×400

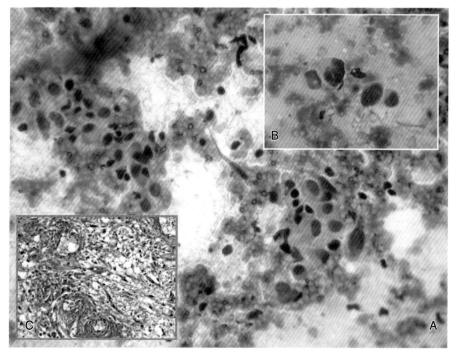

图 6-9　多形性横纹肌肉瘤肺转移

　　肿瘤细胞显示多形性，带状圆形、多核、球拍状、伞状等。A、B. 支气管镜刷取标本，直
接涂片，Pap×400；C. 组织切片，HE×400

第三节　恶性纤维组织细胞瘤

常见于老年人，肺原发的恶性纤维组织细胞瘤（MFH）同样罕见，其细胞呈梭形或多角形。免疫组化的广泛应用是 MFH 这一概念逐渐消亡的一个重要原因。大多数高级别多形性肉瘤有确定的分化方向，将癌、黑色素瘤和淋巴瘤排除之后，多形性肉瘤最常见的类型是多形性平滑肌肉瘤、脂肪肉瘤、横纹肌肉瘤和黏液纤维肉瘤。越来越多证据显示该种类肿瘤来自一种特殊类型的成纤维细胞性间叶细胞，而非骨髓来源的单核巨噬细胞。

【基础细胞】　纤维组织细胞样细胞由原始成纤维细胞（一种具有向纤维组织细胞样细胞分化潜能的小椭圆细胞）经纤维形细胞向成熟类型的组织细胞转化，其分化过程如图 6-10 所示，显示恶性纤维组织细胞瘤的分型形态。

【形态描述】　异型性的成纤维细胞和组织细胞样细胞是构成 MFH 的特征性肿瘤细胞，可有肿瘤性形态的多核巨细胞，常伴有炎细胞等。成纤维细胞型的肿瘤细胞呈梭形、纤维形及三角形；细胞学标本中散在分布是重要特点；成纤维细胞胞质丰富，但较组织细胞胞质少；核深染，染色质较一致；核形可为卵圆形、梭形或长圆形等。肿瘤性组织细胞亦有其异型性改变。肿瘤性组织细胞大小不一，可相差数十倍。根据肿瘤细胞的谱系特点，肿瘤性组织细胞应该是其成熟细胞，这些组织细胞是该肿瘤的瘤巨细胞，表现为单核或多核，核形多样，圆形、卵圆形、梭形、肾形或畸形核均可见，双核或多核非常多见，表现为对称或不对称、重叠、弯月形成串、扭曲如麻花样等不同形态。核分裂多见。瘤细胞胞质丰富，嗜碱性或双嗜性（图 6-11，图 6-12）。

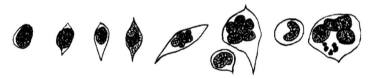

图 6-10　纤维组织细胞样细胞或恶性纤维组织细胞瘤细胞的谱系

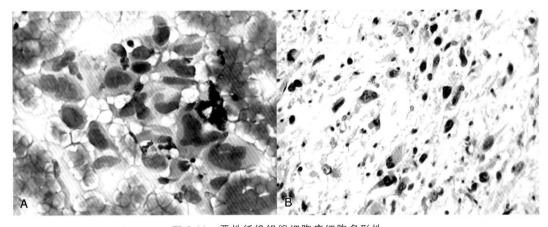

图 6-11　恶性纤维组织细胞瘤细胞多形性
细胞外观、大小不一，体积和核形多样是显著特征。穿刺标本，直接涂片。A. Pap×400；B. HE×400

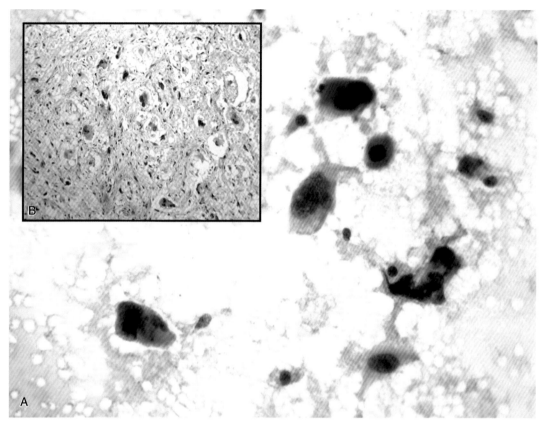

图 6-12　恶性纤维组织细胞瘤细胞

　　主要表现为纤维样和组织细胞样肿瘤细胞。A. 最具特点的是多核的瘤巨细胞；B. 异型性明显，细胞学上很容易识别，组织学同样表现上述特点。A. Pap×400；B. HE×200

　　在涂片中可见梭形的多核成纤维细胞，形态与梭形组织样细胞相同，同时在散在分布的肿瘤性成纤维细胞间，可见散在的卵圆形组织细胞样肿瘤细胞，显示出组织细胞样细胞与成纤维细胞之间的过渡形态。据文献报告，这种现象可能反映由同一原始间充质细胞（或干细胞）向成纤维细胞和组织细胞分化的过程，而组织细胞样细胞则是此种细胞成熟的最高形式。有些病例由于发生黏液样变，涂片中可见黏液，这种类型的 MFH 可见巨大的成纤维细胞。

　　肿瘤性组织细胞和成纤维细胞及其过渡形态的瘤细胞混杂在一起，构成了 MFH 的复杂细胞学图像，构成了 MFH 的本质，即多形性。其实这种多形性表现是成纤维细胞的谱系特点，而非多种类细胞的形态特点。整体观察似杂乱的大小不等的碎片状图像。有些病例以组织细胞样为主，夹杂少量成纤维细胞，而另一些病例则表现为以成纤维细胞为主，夹杂少量组织细胞样细胞。

　　【鉴别诊断】　MFH 虽然有特殊细胞学形态表现，但其组织发生来自间充质细胞的成纤维细胞，与骨肉瘤、纤维肉瘤等同源，骨肉瘤有时可见类似 MFH 的形态表现，说明同源的间充质细胞是一种多能分化的细胞。形态学表现的相似性显而易见。

　　（1）MFH 与骨肉瘤的鉴别　分化较差的骨肉瘤，当成骨细胞与成纤维细胞的肿瘤性细胞同时存在时，组织学或细胞学都易误诊。组织学上骨肉瘤中必含肿瘤性骨样组织甚或形成肿瘤性骨小梁，而 MFH 却无此改变。细胞学则无法观察到上述改变，据观察，骨肉瘤中成骨细胞或软骨母细胞的形态，如圆形、核偏位、胞质呈扇面状或胞质空亮等在 MFH 是见不到或少见的，但能否作为鉴别点需要做更进一步的观察。此外在 MFH 涂片中常见炎细胞（继发感染），而在骨肉瘤涂片中则少见。

（2）MFH 与纤维肉瘤的鉴别 MFH 在以成纤维细胞为主时，首先需要与纤维肉瘤鉴别，组织学有时较难鉴别，但细胞学上却有各自的不同表现，鉴别并不困难（表 6-1）。

表 6-1 恶性纤维组织细胞瘤与纤维肉瘤的细胞学鉴别

鉴别项	恶性纤维组织细胞瘤	纤维肉瘤
肿瘤细胞成分	两种以上的肿瘤细胞	单一性肿瘤细胞
肿瘤细胞形态	多样形态表现	单一的纤维形细胞
肿瘤性组织细胞	诊断的必要条件	无
多核瘤巨细胞	多见	少见
核分裂象	多见	少见
核形	多形性	枣核状
肿瘤细胞排列形式	以散在分布为主	以成片流水样排列为主
背景	常见炎细胞	少见

通过细胞学取材方法，采用细胞学诊断可以初步诊断肉瘤肺部转移，但需要一个前提，即必须具有肉瘤细胞学的诊断经验，否则易出现混淆和误判。

第四节 纤维肉瘤

纤维肉瘤为纤维组织的恶性肿瘤。体表的纤维肉瘤一般发生于皮下纤维组织或筋膜，也可见于骨纤维组织的骨原发性纤维肉瘤，患者多为中年人，常发生于四肢、躯干等软组织，本瘤易术后复发，转移多见于肺、肝和骨。

【基础细胞】 纤维细胞由原始纤维细胞（一种具有向纤维细胞分化潜能的胞质稀少的椭圆形细胞）经短梭形细胞、梭形细胞向成熟型的长纤维形细胞转化，其分化过程如图 6-13 所示，肿瘤细胞则显示纤维肉瘤的分型形态。

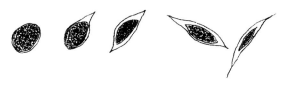

图 6-13 纤维细胞的谱系

【镜下特点】 纤维肉瘤是由肿瘤性成纤维细胞和胶原纤维构成的肿瘤，在细胞学涂片中见大量单一性的肿瘤性成纤维细胞，细胞形态如纤维形。核也相应呈长圆形，细胞排列呈流水状、漩涡状或纵横交错，偶有散在分布。成片的细胞团内可见弱嗜酸性的胶原纤维，使细胞之间的界限不清如同合体样。肿瘤细胞一般具有明显的异型性，散在的肿瘤细胞因退化变性较为肥胖，有些则失去胞质成为梭形裸核细胞。核分裂象少见。组织学分型一般分三组：Ⅰ级分化好；Ⅱ级中等分化；Ⅲ级分化差。在细胞学涂片中，一般采用两级分法。分化好的类型显示瘦长的纤维形，而分化差的类型则表现为短梭形。纤维肉瘤细胞的核形较其他肉瘤不同，略呈两头尖，犹如红枣的核（图 6-14，图 6-15）。

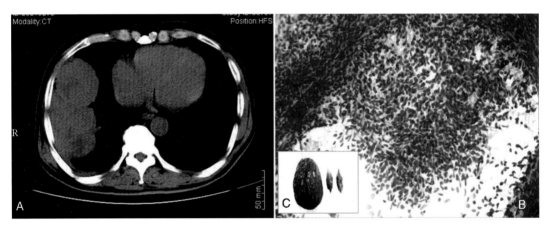

图 6-14　纤维肉瘤肺转移

A. CT 示左肩胛部肿瘤切除后 1 年肺部出现肿块；B. CT 导引下穿刺标本见大量一致性梭形肿瘤细胞；C. 核形为枣核样。Pap×100

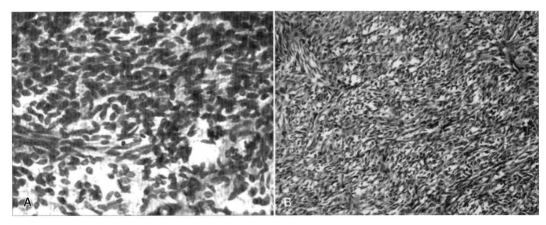

图 6-15　肺穿刺标本中的肿瘤细胞

排列呈流水样，具有方向性，与组织学所见相类似。A. HE×200；B. HE×100

【免疫细胞化学】 纤维肉瘤波形蛋白阳性（图 6-16），SMA 阳性的肿瘤细胞非常少，代表肌纤维母细胞分化。某些来源于真皮纤维肉瘤或孤立性纤维性肿瘤的病例 CD34 呈阳性。

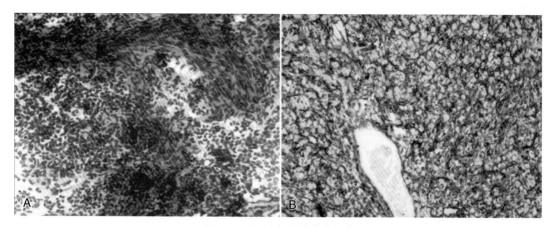

图 6-16　梭形流水样肿瘤细胞

A. 梭形流水样肿瘤细胞纵横交错分布；B. 组织学切片显示波形蛋白阳性表达。A. HE×100；B. 免疫细胞化学染色波形蛋白（＋），×100

【鉴别诊断】　纤维肉瘤与恶性纤维组织细胞瘤组织学上常有误诊。两者细胞学上鉴别并不困难，其鉴别要点见前。纤维肉瘤还要与其他梭形细胞肉瘤相鉴别，如恶性外周神经鞘瘤（MPNST）等。

第五节　原发性及继发性肺淋巴瘤

肺的原发性淋巴瘤罕见，最常见的是肺 MALT 型淋巴结边缘区 B 细胞淋巴瘤，约占肺部原发性淋巴瘤的 70%～90% 。诊断必须确定其来源于肺内的淋巴结或淋巴样组织。呼吸道细胞学标本中出现大量小淋巴细胞时，很难鉴定其来源，因此诊断最好应用免疫细胞化学或流式细胞仪检测。

肺继发性淋巴瘤的细胞学资料少见，多为非霍奇金淋巴瘤，以间变性大细胞淋巴瘤的细胞学表现最为明显，因为其体积较正常淋巴细胞大，可有核突起以及泡状核，便于识别。另一类型是弥漫大 B 细胞淋巴瘤，细胞大而圆，核仁也明显，细胞之间没有连接关系，常被误认为是小细胞癌。在痰液中发现淋巴瘤的概率虽然很小，但肺原发性淋巴瘤或纵隔淋巴瘤侵及肺都有可能出现在痰液直接涂片中，由于此方面的诊断经验很少，大多病例或被认为小细胞癌，或被认为慢性炎症而被忽略。在纤维支气管镜标本中的发现率略高于痰标本，镜下穿刺或刷取均可以取到满意标本。除细胞学特点外，亦可以行免疫细胞化学标记如 CD45、CK18、Leu7、NSE 等，以区别或证实肿瘤的唯一性（见第七章）。

【基础细胞】　B 淋巴细胞及其转化中的形态（图 6-17）。

【形态描述】　单个散在分布，但不呈小簇状存在的非典型淋巴细胞，细胞大小可有不同，有时退化变性，核呈多形性且体积变异较大，细胞凋亡较多，同时较少见粒细胞和巨噬细胞。最重要的是细胞的类型单一和异型性（在淋巴瘤或被称为幼稚型），单一性有学者称为单克隆性，强调细胞类型单一，而异型性则是肿瘤细胞的恶性形态特征（图6-18～图 6-20）。

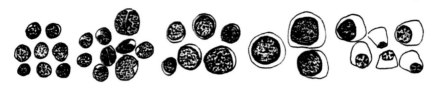

图 6-17　B 淋巴细胞及其转化中的形态谱系

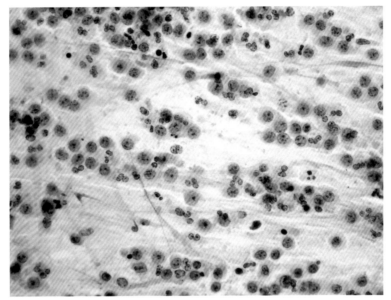

图 6-18　类型一致的幼稚型淋巴细胞

　　表现为圆形，分布于黏液中，即便是细胞数量较多，表现得拥挤，也能识别细胞之间无连接关系。其核圆形，核仁大而圆，可有多个核仁。痰标本，直接涂片，Pap×400

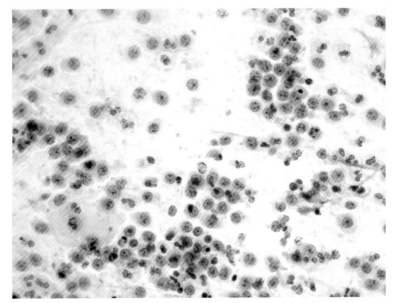

图 6-19　细胞的分散性是淋巴瘤细胞的重要特征

　　胞质量多于小细胞癌细胞且着色很淡，核分裂象更多见，在伴有中性粒细胞时易忽视肿瘤细胞的存在。痰标本，直接涂片，Pap×400

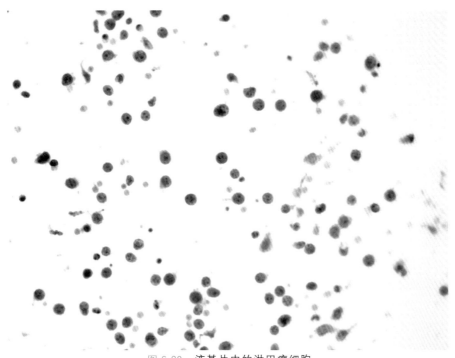

图 6-20 液基片中的淋巴瘤细胞

更分散、更孤立和更圆，显示出与小细胞癌细胞不同的形态表现，核染色质与小细胞癌的
椒盐状差别较大。支气管镜刷检标本，Pap×400

【鉴别诊断】 与小细胞癌不同的是，恶性淋巴瘤中没有盐和胡椒状染色质，没有
"核融合"或者"核聚集"，在液基制片标本中更显分散的特点，也没有细胞之间黏合或
连接特点，无判断把握时，应用白细胞共同抗原和嗜铬粒多肽免疫组化鉴别。

第六节　转移性肿瘤

　　转移性肿瘤患者一般有既往病史，肺转移性肿瘤最常见的来源包括食管癌、乳腺癌、
胃癌、结肠癌、前列腺癌、淋巴瘤等。大多数转移癌常形成细胞簇或单个散在，仅依靠
形态学很难判断其来源，因此掌握患者的病史及临床相关资料非常重要。肺的转移性肉
瘤相对少见，和肺的转移性癌一样，需要病史的支持，弄清原发部位的肿瘤类型，如果
证据不充分，则不宜轻易下结论。

　　肺是一个容易发生癌细胞转移的良好环境，除了原发性鳞状细胞癌外，还可以发生
其他部位原发但转移到肺的鳞癌细胞，如子宫颈癌、食管癌等原发的鳞状细胞癌。这些
鳞癌细胞发生转移后，可通过影像学发现病灶，并被痰检或内镜刷检所查到。

　　转移性癌的形态学特点与其原发灶相同，可参照其他部位穿刺涂片的诊断经验判读。

一、转移性食管癌

　　食管癌是一种常见的恶性肿瘤，其类型主要为鳞状细胞癌，由于淋巴引流，晚期食

管癌更容易转移至肺部，常被当作原发性肺癌，经 X 线摄片发现，除症状、体征、病史和影像学等的提示外，没有更简便准确的鉴别方法。

细胞学上，经纤维支气管镜刷取涂片检查常能发现鳞状细胞癌细胞，主要表现为两种类型：角化型癌细胞和非角化型癌细胞。前者较好判读，而后者则需要以细胞碎片判断是否为鳞状细胞癌，排列松散、核间距大和倒伏的细胞为表层；而细胞密度大、核间距小甚或重叠和以乳突样形式为表现的则是基底部；中间的细胞与表层细胞相同，以流水状有方向性排列为特点（图 6-21）。判断良恶性并不困难，但在无临床资料的情况下难以辨认是转移还是原发肿瘤。一般认为食管鳞癌细胞的体积较大，而肺原发的鳞癌细胞体积则小于前者，但需要临床情况的支持。

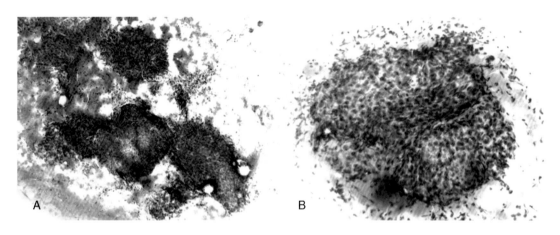

图 6-21　食管癌肺转移的细胞以细胞碎片形式出现在涂片中，以结构判断鳞癌细胞很奏效

纤维支气管镜标本，直接涂片。A. Pap×100；B. Pap×200

二、 转移性乳腺癌

乳腺癌常见的转移部位为肺，转移灶常为多灶性，发展很快。转移性乳腺浸润性导管癌的癌细胞常成群或呈簇状，也可呈乳头状或散在（图 6-22～图 6-25）。癌细胞大小不一，核大，深染，形状不规则，可有泡状核或不太明显的核仁，背景中可有坏死。由于某些患者的病史可能不清，细胞学可诊断为浸润性导管癌。导管癌的癌细胞体积较小，细胞质内有小黏液空泡形成，根据患者病史，行免疫细胞化学 ER、PR 检测有助于诊断。另外患者原发灶肿瘤的病史可使判读更简单。

三、 转移性结肠癌

转移性结肠癌的细胞学涂片常为黏液或坏死背景，镜下见大量的细胞碎片。癌细胞呈簇状排列，有时排列成栅栏条带状或片状（图 6-26）；细胞呈柱状或立方形，细胞大小一致；核大，可深染或淡染，染色质粗糙，有时可见明显的核仁。胞质深染一般嗜碱性，也可有双嗜性。结肠癌的印戒细胞癌也可以转移至肺部，同样可以穿刺取材做细胞学检查。病史或治疗史对于确诊常可起到决定性作用。

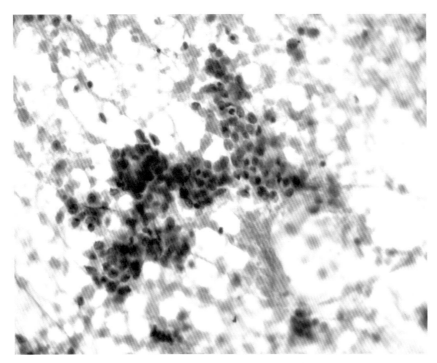

图 6-22 乳腺浸润性导管癌肺转移病例

CT 引导下肺周转移灶穿刺标本所见：簇状并连接的癌细胞，散在的大量坏死痕迹"鬼影细胞"。直接涂片，Pap×200

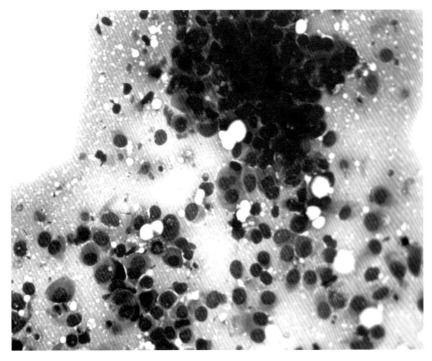

图 6-23 散在分布的大细胞

浸润性导管癌细胞体积肥大、胞质丰富，核偏位。直接涂片，瑞氏染色×400

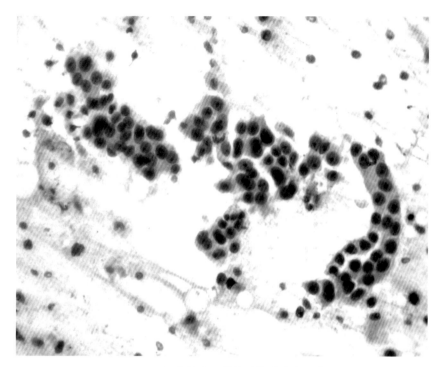

图 6-24　条索状或链状排列的乳腺癌细胞

核仁增大，核染色质较均细，为浸润性小叶癌转移到肺部。穿刺标本，直接涂片，Pap×400

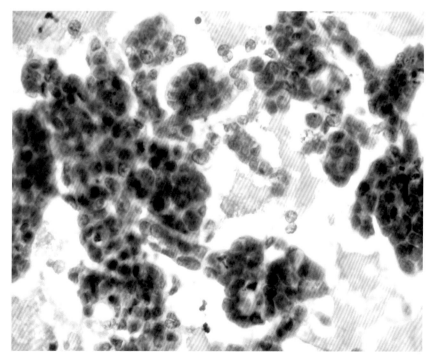

图 6-25　小管状排列的乳腺小管癌细胞

以小管形式或呈锐角的菊形结构构成为特点，在肺穿刺标本中亦保留此特点。Pap×400

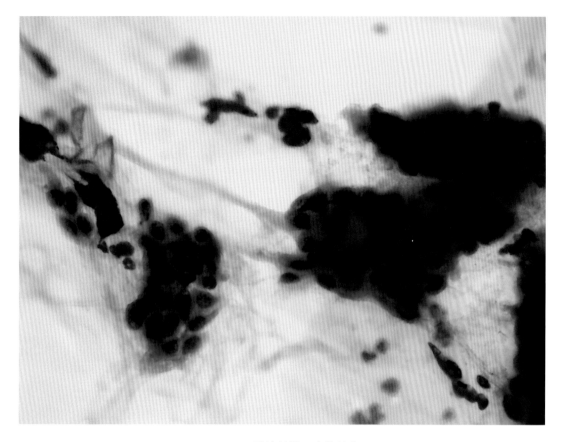

图 6-26 　黏液性结肠癌肺转移

　　紧密连接的成片状细胞团在黏液中漂浮，呈中等分化的癌细胞三维立体感不明显。一致性的癌细胞深染核，核仁小或不明显。Pap×400

四、 转移性直肠癌

　　直肠癌的类型虽然大部分为中到高分化，但发生肺转移的病例并不罕见。细胞学观察发现这些癌细胞不同于其他类型或部位的癌细胞，成片癌细胞外观上保留正常腺细胞的某些特点，外观温良，与恶性度高的癌细胞差别很大。遇到这种类型的癌在判读上仅依赖癌细胞的一般特征远远不够，甚或导致良性结论。值得注意：①分析穿刺部位不常见，这种类型的癌细胞很重要，如果不常见，就要查患者的病史。②细胞碎片中细胞密集度分析，也是一个重要因素，单位面积的细胞密度常是判读良恶性的一个重要条件。

　　直肠癌一般为中到高分化腺癌类型。涂片中见到呈片状的细胞碎片，面积大而碎片多。高柱状的腺细胞平面观蜂窝状排列，细胞大小一致，但高密度核很拥挤且数量多，可有开窗现象，类似菊形腺管样开口（图 6-27，图 6-28）。侧面观密集核复层化呈带状排列的癌细胞具有异型性，核呈复层化如同羽毛状，核形拉长呈长椭圆形；核染色质粗颗粒状，分布不均具有透光性；核仁较大，可有多个（图 6-29）。

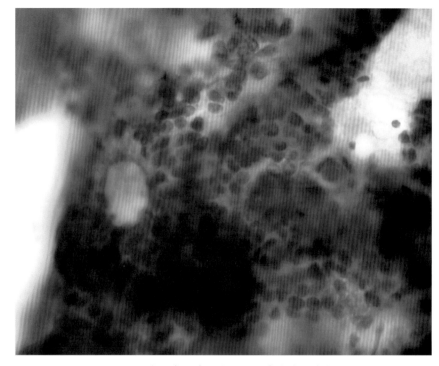

图 6-27　直肠癌细胞呈大面积细胞碎片形式出现

细胞体积小，密集蜂窝状，其中可见菊形开窗即腺样结构，细胞分化良好，类似正常腺细胞表现，可见小核仁。肺穿刺标本，直接涂片，Pap×400

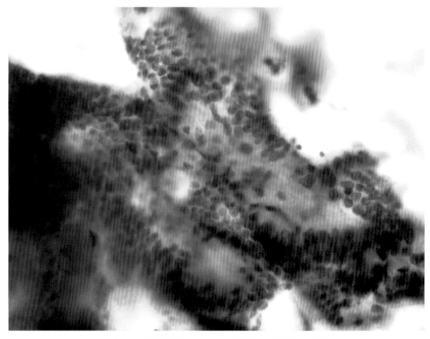

图 6-28　细胞碎片中大小和形态一致性的细胞

边缘部细胞显示高柱状和复层化，其内多个菊形开口。肺穿刺标本，直接涂片，Pap×200

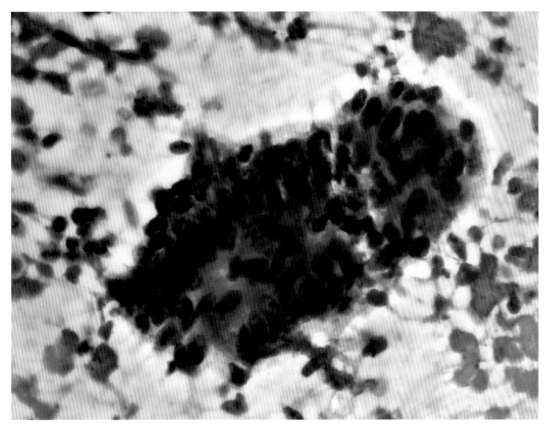

图 6-29 较小的细胞碎片

显示为栅栏样、复层化和高柱状细胞特征，其中也有开窗相。细胞核为长椭圆形，核染色质增粗和深染。核仁增大可以有多个核仁。肺穿刺标本，直接涂片，Pap×400

五、 转移性肾癌

转移性肾癌最常见的是透明性肾细胞癌，癌细胞的细胞质内含有大量脂质和糖原，表现为典型的透明细胞，细胞核大，核仁明显，核分裂象少见。其他类型如嗜酸性嫌色性肾细胞癌和肉瘤样肾细胞癌等也可转移至肺。

细胞呈碎片状出现在涂片中，这些碎片大小不一。细胞体积大且核增大很明显，胞质量丰富而淡染、呈颗粒状，有很好的透光性，使胞质显得透明。在细胞学标本中很少见到完全透明的所谓透明细胞癌细胞（图6-30）。

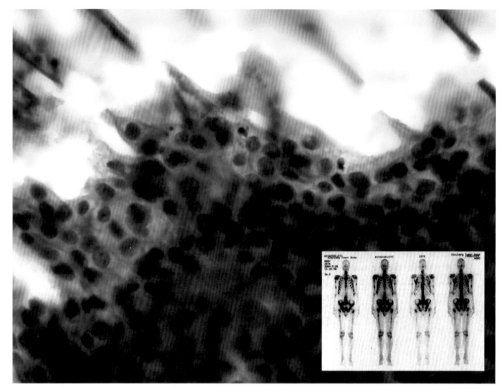

图 6-30　肾细胞癌肺及全身多处骨转移（见骨扫描图）

肺穿刺涂片所见：成片的癌细胞境界清楚，胞质颗粒状并显示透明，核大、核染色质粗糙、核膜清晰和核仁肥大。Pap×400

第七节　转移性恶性黑色素瘤

转移性恶性黑色素瘤（MM）也可以转移至肺，黑色素瘤细胞较大，细胞质内含有精细尘粒样的棕色色素，需要与肺巨噬细胞鉴别。肺巨噬细胞通常比黑色素瘤细胞小，细胞核无异型性，应用 HMB-45 等标记物可以鉴别两者。需要提到的是，由于没有典型的特征，无色素的黑色素瘤细胞常被误为其他肿瘤。

【基础细胞】　黑素细胞胞质内的黑色体内含酪氨酸酶，可将酪氨酸转化为黑色素，黑色体充满黑素颗粒。一般认为，黑素细胞起源于神经嵴，因胞质中含有嗜神经分泌颗粒，其肿瘤被列入 APUD 系统肿瘤。

【形态描述】　瘤细胞有复杂多变的形态学特征。瘤细胞形状多样，可呈圆形、多角形及梭形等。圆形和多角形细胞散在或成团存在，显示上皮样类型。梭形细胞多为散在分布，其胞质两端呈尖锐突起。瘤细胞核大而多形，染色质致密，呈粗颗粒状，亦有较细密的分布；核中偶见空泡和核仁，核分裂象较多见。胞质丰富，大部分类型嗜碱染蓝色，上皮样类型者胞质可嗜酸红染。细胞之间界限清楚，有时细胞体积大小相差悬殊。细胞核圆形且偏位。单核、双核及多核瘤巨细胞常见（图 6-31～图 6-33）。

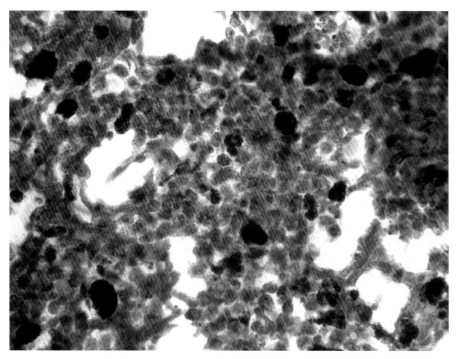

图 6-31 成片的大小一致的肿瘤细胞

　　胞质内丰富的黑色素颗粒构成了痣细胞型 MM 的标志性特征。MM 肺转移标本，直接涂片，Pap×400

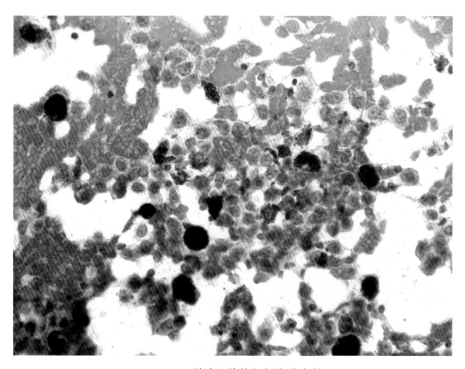

图 6-32 肿瘤细胞核仁与核膜清晰

　　色素少的细胞胞质透明不着色，部分细胞被色素覆盖。穿刺标本，直接涂片，Pap×400

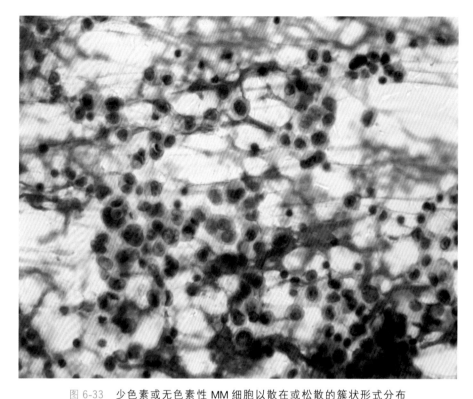

图 6-33　少色素或无色素性 MM 细胞以散在或松散的簇状形式分布

大部分细胞体积小呈圆形；瘤巨细胞以单核、双核和多核形式存在。核形幼稚：圆形、椭圆形甚至肾形，如印戒细胞；有小的核仁和较少的染色质质点。肺穿刺涂片，直接涂片，Pap×400

　　如果瘤细胞胞质中存在黑色素颗粒，即可明确诊断。这种黑色素颗粒有两种：一种为粗颗粒，如砾石状，大小不等；另一种细小均匀而致密，如细沙状。

　　对常规染色中未显示黑色素或显示极少色素的病例，诊断往往困难，因此寻找无色素性 MM 的细胞学特征很重要。Moshe 等指出，黑色素的存在是唯一最有价值的形态学标志，但非绝对的标准。Matthew 等将诊断标准分为 4 种。①诊断标准：肿瘤细胞中的黑色素；②相对诊断标准：详细的临床病史，大量孤立的肿瘤细胞，特征性的细胞形态和核位置；③附属诊断标准：双核或多核巨细胞，大核仁，核内凹陷；④变化的特征：核染色质形态，核膜不规则，核仁的数目及大小。上述学者都指出了除黑色素以外的特点的重要性。观察发现，MM 瘤细胞形态复杂，常伴有腺癌、肉瘤及鳞癌等瘤细胞的形态特点，梭形细胞、巨核、双核及多核瘤细胞常见，不典型核分裂象比其他上皮性恶性肿瘤的涂片中更为多见，这些特点是诊断 MM 的重要依据。

　　【鉴别诊断】　色素颗粒和相似的含铁血黄素颗粒在一些情况下（即非 MM 病变情况下）也可出现，如噬色素性细胞，在色素痣、色素性基底细胞癌、滑膜肉瘤、透明细胞肉瘤、色素性绒毛结节性滑膜炎及腱鞘巨细胞瘤等情况下均有出现的可能，在这种情况下，鉴别诊断是重要的环节。上述非癌、非肉瘤的形态学表现，称为"四不像"，就是重要的依据。如没有病史信息，无色素 MM 判读就更为困难，此时细胞化学与免疫细胞化学是必需的选择（图 6-34）。

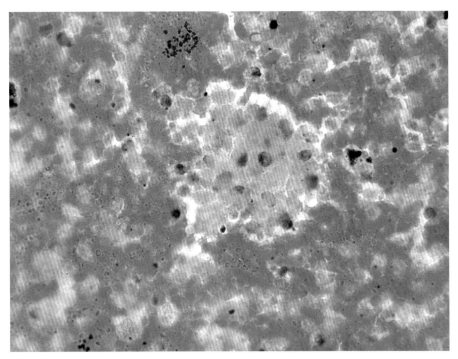

图 6-34　多巴氧化酶苯丙氨酸反应呈阳性

肺穿刺标本，直接涂片，多巴反应染色×400

　　还有一些肿瘤可以发生肺转移，限于篇幅不一一列举，但在日常诊断工作中，镜下发现肿瘤细胞的形态应当仔细寻找肿瘤分类的依据，而不仅仅限于良恶性质的判断，基于这些形态发现和病史、体征、症状诸方面的全面考量而得出最贴近事实真相的结论是必要的。

参 考 文 献

［1］ Yamaguchi T，Imamura Y，Nakayama K，et al. Primary pulmonary leiomyosarcoma. Report of a case diagnosed by fine needle aspiration cytology. Acta Cytol，2002，46（5）：912-916.

［2］ Gray J A，Nguyen G K. Primary pulmonary rhabdomyosarcoma diagnosed by fine-needle aspiration cytology. Diagn Cytopathol，2003，29（3）：181-182.

［3］ Rzyman W，Jaskiewicz K，Murawski M，et al. Primary malignant fibrous histiocytoma of the lung. Thoracic and Cardiovascular Surgeon，2007，55（3）：186-189.

［4］ Ikeda S，Fujimori M，Shibata S，et al. Combined immunohistochemistry of beta-catenin，cytokeratin 7，and cytokeratin 20 is useful in discriminating primary lung adenocarcinomas from metastatic colorectal cancer. BMC Cancer，2006，2（6）：31.

［5］ 马博文，曹刚，房新志，等. 原发性皮肤恶性黑色素瘤的针吸细胞病理学观察. 诊断病理学杂志，2001，4（2）：85.

第七章

多学科介入在细胞学诊断中的联合应用

依赖形态学并不能解决诊断工作中所面临的所有问题，需要开拓新技术与细胞形态学结合，以期解决问题，新技术的介入有利于细胞学诊断依据的增加。目前，免疫细胞化学在细胞学领域中的应用开展还不普及。由于制片的原因，多数病例的免疫细胞化学染色失败或对判读无助，因此需要高质量的制片来支持。细胞学标本行电镜检查是一个好方法，也因此解决了关键性的证据问题。利用更多的新技术、新方法，多方位和多视角解决诊断问题是今后细胞学的课题和方向。

第一节　免疫细胞化学

免疫细胞化学技术适用于大多数细胞学标本，如痰液、刷片、影像导引穿刺细胞涂片等，当然，最佳的标本还是细胞块，因为它的量比较充足。使用免疫细胞化学技术之前，必须评价细胞学的形态，再选用合适的标记物。

近年来，随着在组织学诊断中发挥重要作用的免疫组织化学技术（IHC）的广泛应用，在细胞学标本上使用免疫细胞化学（ICC），已被证明对肿瘤的分类诊断是重要的，并引起细胞学家的高度关注。事实上，在手术之前或者因各种原因不宜活检的情况并不罕见，有时候细胞学标本是唯一可以从癌症患者身上取得的标本。由于细胞学检查常被用来区分良恶性、反应性增生和肿瘤及其癌前状态，因此细胞学家重视以形态学区分良恶性细胞，这也是细胞学的优势所在，加之目前没有标记物可以区分良性细胞和恶性肿瘤细胞的现实，且此前在标本问题上的缺陷致使部分肿瘤的类型被诊断错误，细胞学的免疫细胞化学技术主要用于解决肿瘤类型问题（图 7-1～图7-5）。

在技术层次方面，由于现在的方法已日趋完善，并且已经可以使用高品质的试剂和实现自动化，技术问题已不再是这一领域的重大关注点。免疫细胞化学可以应用于大多数细胞学标本，包括细针穿刺（FNA）、浆膜腔积液、尿液、子宫颈涂片检查，以及灌洗液和刷检标本。上述标本采用液基薄层技术所做的涂片内的细胞相对分散，细胞量丰富，固定及时，单个细胞包括核结构清晰，同一标本可以做 3～5 张涂片，这些均可以满足免疫细胞化学标记的条件，如果细胞数量很多，可以做细胞块切片，就更能够多做切片和选择多项标记了。表 7-1 列举了抗体标记的常用相关组合供参考。

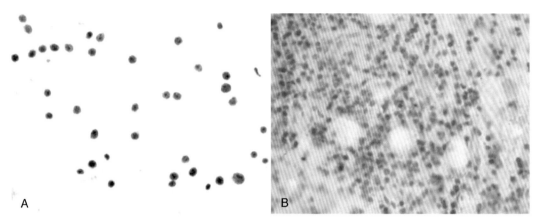

图 7-1　乳腺淋巴瘤

A. 穿刺标本液基涂片中仅见一致性的幼稚型小淋巴细胞；B. 细胞块免疫细胞化学 LCA（CD45）标记阳性。

A. 细胞涂片，Pap×400；B. 组织切片，CD45×400

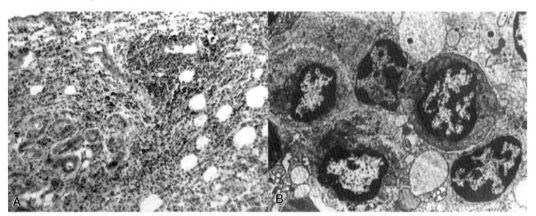

图 7-2　与图 7-1 同一病例的手术标本组织学所见（A）和穿刺标本电镜下的肿瘤性淋巴细胞（B）

A. 组织切片，HE×200；B. 透射电镜切片，铅铀双染×4000

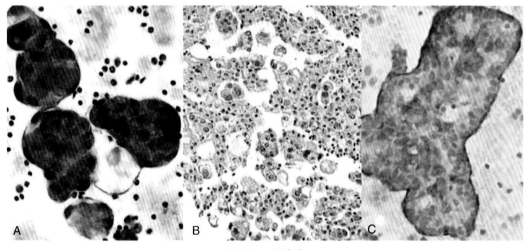

图 7-3　肺腺癌

A. 涂片（Pap×400）；B. 细胞块切片（HE×400）；C. 细胞块免疫细胞化学（EMA×400）所见：成团的腺癌细胞

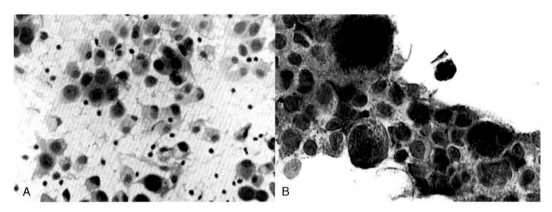

图 7-4　恶性间皮瘤标本
A. 细胞学巴氏染色（Pap×400）；B. 免疫细胞化学染色（Calretinin，SP 法×400）所见

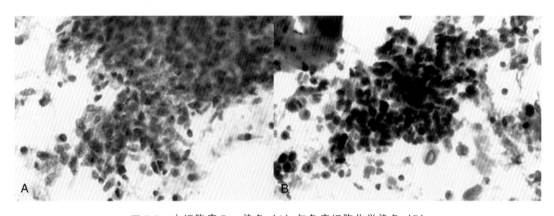

图 7-5　小细胞癌 Pap 染色（A）与免疫细胞化学染色（B）
A. 穿刺标本，Pap×400；B. NSE×400

　　在液基薄层技术方面，必须选择离心式或有离心步骤的液基制片，膜滤法并不适合免疫细胞化学，因为滤膜会吸收免疫试剂和色素原，使得背景着色而导致染色不合格。膜滤法在洗涤步骤时也很容易出现从载玻片上脱落的问题。浆膜腔积液应用细胞离心涂片法时，如果蛋白质含量高，可能会导致蛋白质薄膜沉淀覆盖于细胞上，从而阻止试剂充分渗透。在这种情况下，离心前使用等渗盐水简单地洗涤细胞将去除过量的蛋白质。细针吸取的和体腔积液的标本，含血液过多时，可能会对免疫细胞化学造成干扰。这些标本可以保存在 Saccomanno 溶液中，它不仅可以固定标本，还可以溶解红细胞。

　　免疫细胞化学染色对标本的固定有着严格的标准，无论是用固定液如 95％乙醇、95％异丙醇，或是缓冲甲醛溶液、甲醛-丙酮，还是用乙醇和甲醛溶液的混合液固定的细胞学标本，获得的免疫细胞化学结果都一样理想。要注意风干的标本不适合免疫细胞化学标记，尤其对大多数细胞质和细胞核的标记物来说，这种风干片不能出现最佳标记效果，而且大多数风干标本使用 Diff Quick 染色法或类似血液染色法，这些染色会干扰需要脱色继续免疫细胞化学标记的程序。长期固定在甲醛固定液中的标本会逐渐丧失抗原性，而乙醇类固定液则无此现象。

免疫细胞化学步骤如下。

①在智能控温电加热器上加热载玻片，移除盖玻片（2s）并立即浸泡在二甲苯（2min）中。

②下行梯度乙醇水化。

③用6％的过氧化氢水溶液阻断内源性过氧化物酶活性（3min，室温）。

④将涂片置于抗原修复液（S1699，Dako公司，加利福利亚洲卡宾特利亚）中，并在90℃的压力锅中加热（10min）。

⑤滴加生物素阻断剂（X0590，Dako公司）阻断内源性生物素。

⑥一抗孵育（22min，室温）。

⑦滴加结合液：生物素化抗小鼠免疫球蛋白，并孵育（22min）（K0690，抗体）。

⑧添加链菌素-生物素蛋白-过氧化物酶连接液并孵育（22min）（K0690，Dako公司）。

⑨将涂片置于二氨基联苯胺溶液中（10min）（K33468，Dako公司）。

⑩苏木素复染，Harris苏木精复染（15s）。

⑪如果是细胞核抗原则替换第10步，改为应用1％硫酸铜（1min，室温）作加强指示剂；0.2％碱性孔雀绿（2s）复染。

⑫上行梯度乙醇脱水，二甲苯透明，并封固。所有洗液和稀释液都是由Tris缓冲液配制（抗体，S1968）。步骤⑤到⑨可以使用自动化仪器（Autostainer Plus，Dako公司）。

微波辐射热诱导抗原修复可能导致免疫细胞化学结果不一致。不锈钢蔬菜蒸笼或压力锅为文火且受热均一，为目前大多数实验室使用。如果修复抗原需要使用蛋白酶消化，则涂片的消化时间应减少至细胞块所用时间的1/5或1/4。细胞标本中免疫细胞化学的目标细胞太少且间隔太远的情况并不少见。为了便于快速识别这些细胞，在做免疫细胞化学之前用含乙醇墨水圈出该区域，然后用钻石笔在载玻片背面刻出染色面积。免疫染色后，圈中的目标细胞应易于识别。由于细胞学诊断是一种相对快速的诊断形式，制备和储存各种细胞标本作为免疫细胞化学专门使用是不实际的，甚至是不可能的。有文献指出，细胞标本阴性的免疫细胞化学结果不像阳性结果具有意义。

标记物的选择，因细胞学诊断的问题可以因其形态学表现充分而减少到2~3种可能性，因此选择的抗体也仅限于2~3种。

表7-1　部分肺肿瘤免疫表型列表

肿瘤类型	阳性	阴性	其他
鳞状细胞癌	CK34E12＋，CK1＋，CK5/6＋，CK14＋，CK10/13＋，CK17＋，CK18＋，CK19＋，CK8＋，p63＋	TTF-1－，CK4－，CK7－，CK20－	钙网膜蛋白－/＋
腺癌	CK7＋，CK8＋，CK18＋，CK19＋，CEA＋	凝血调节蛋白－，钙网膜蛋白－，CK5/6－，CK20－，CK34E12－，CDX-2－，p63－	绒毛蛋白＋/－，TTF-1＋/－，表面活性物＋/－，CK12＋/－，CK14－/＋，间皮素－/＋

肿瘤类型	阳性	阴性	其他
细支气管肺泡癌	CK7＋，CK8＋，CK18＋，CK19＋，CEA＋	凝血调节蛋白－，钙网膜蛋白－，CK5/6－，CK20－，CK34E12－，P63－	TTF-1＋（黏液型为阴性），表面活性物＋（黏液型为阴性），间皮素－/＋，CK12＋/－，CDX-2＋/－，CK14－/＋
大细胞未分化癌	CK7＋，CK8＋，CK14＋，CK18＋，CK19＋，EMA＋	CK5/6－，CK20－	TTF-1－/＋，表面活性物－/＋
大细胞神经内分泌癌	CK7＋，CK8＋，CK18＋，CK19＋，CD56＋，嗜铬粒蛋白＋，突触生长蛋白＋	CK20－	TTF-1－/＋
小细胞癌	KL1＋，CK-MNF＋，CK8＋，CK18＋，CD56＋，NSE＋，突触生长蛋白＋，Leu7＋，嗜铬粒蛋白＋	CK7－，CK14－，CK20－	CK19＋/－，S100＋/－，神经微丝＋/－，波形蛋白＋/－，TTF-1＋/－，CD117－/＋，增殖指数［Ki-67（MIB-1）］：＞90％
非典型类癌	KL1＋，CK-MNF＋，CK8＋，CK18＋，CD56＋，NSE＋，嗜铬粒蛋白＋，突触生长蛋白＋，Leu7＋，PGP 9.5＋	S100＋/－，TTF-1＋/－	
典型类癌	KL1＋，CK-MNF＋，CK8＋，CK18＋，CD56＋，NSE＋，嗜铬粒蛋白＋，突触生长蛋白＋，Leu7＋，PGP 9.5＋		S100＋/－，TTF-1＋/－，E-钙黏着蛋白＋/－，增值指数［Ki-67（MIB-1）］：＞1％
透明细胞瘤（肺糖瘤）	HMB45＋，组织蛋白酶B＋，CD63＋	EMA－，CD56－	波形蛋白＋/－，S100－/＋，CD57（leu7）－/＋，突触生长蛋白－/＋，NSE－/＋，CD34－/＋
肺硬化性血管瘤实性部分的多角形细胞（基质细胞）	EMA＋，TTF-1＋，MIB-1＋（膜和细胞质染色型）	CK5/6－，CK20－，CD31－，CD34－，表面活性物－，钙网膜蛋白－	波形蛋白＋/－，雌激素和黄体酮受体＋/－，CK7－/＋
肺硬化性血管瘤表面衬覆细胞	CK7＋，EMA＋，TTF-1＋，表面活性物＋	CK5/6－，CK20－，波形蛋白－，钙网膜蛋白－，雌激素和黄体酮受体－	CD15＋/－

续表

肿瘤类型	阳性	阴性	其他
上皮样血管内皮瘤	CD31＋，CD34＋，波形蛋白＋，广谱细胞角蛋白＋	钙网膜蛋白－	
炎性假瘤（肺炎性成纤维细胞瘤）	波形蛋白＋，肌动蛋白（梭形细胞）＋	广谱细胞角蛋白－，EMA－，CD56－	周期蛋白 D1＋/－，ALK（p80）＋/－，结蛋白－/＋，bcl-2－/＋
朗格汉斯细胞组织细胞增生症	S100＋，CD1a＋，HLA-DR＋	CD68－	CD11c＋/－，CD68＋/－，CD31＋/－

注：此表根据 Muin S. A. Tuffaha，《Phenotypic and Genotypic Diagnosis of Malignancies》，2008 年修改。

第二节　巴氏涂片上的原位杂交技术

自从 1997 年，Sherman 等成功地将 HPV 检测应用于液基薄层细胞技术之后，扩宽了巴氏涂片上的原位杂交技术的应用范围，世界各地陆续有很多研究报道。基于液基薄层细胞技术的 HPV 原位杂交检测的优点在于可以计算阳性细胞核的数目。1998 年，Autillo 等研究发现，在液基薄层涂片行经典的巴氏染色之后，无需褪色即可进行原位杂交检测。2002 年，Samama B 等研究还发现，原位杂交技术还可以分辨弥漫性和斑点状信号，游离态的 HPV 表现为弥漫型，而整合到宿主细胞 DNA 中的病毒 DNA 则表现为斑点信号（图 7-6）。

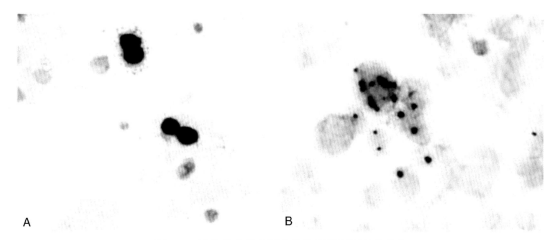

图 7-6　原位杂交技术可分辨弥漫性和斑点状信号

A. 在低级别鳞状上皮内病变中大多为弥漫性信号；B. 在浸润癌，只观测到斑点状信号。Pap×400

随着液基薄层细胞技术不断革新，将原位杂交与免疫细胞化学结合的双重标记法将有着广阔的前景，PCR 技术虽然敏感度高，但昂贵的仪器成本和检测费用导致其并不适合应用于普查标本项目。由于原位杂交法仅仅需要 50～100 个病毒核苷酸拷贝就能呈阳性反应，对于免疫细胞化学阴性反应的细胞标本，可以在其基础上使用原位杂交技术，进一步检测 HPV DNA。由于原位杂交法对细胞的要求较高，标本处理不当有可能造成假阳性或假阴性的结果。使用这种双重标记方法的同时也存在一些问题，例如，如果先做原位杂交，在操作过程中，可能会影响抗原物质的抗原性，导致减弱免疫组织化学的染色强度；如果先进行免疫组织化学反应，则靶核酸有可能遭到破坏。因此，对于这种双重标记法在液基薄层细胞学中的应用还需要进行更进一步的研究。在呼吸道标本中病毒的感染更常见，原位杂交技术更能发挥重要作用，这方面的工作尚待积极开展。

第三节　荧光原位杂交技术

荧光原位杂交技术（FISH）的基本原理是使用核酸探针（DNA 或 RNA）与染色体或靶 DNA 进行杂交，然后用与荧光素分子偶联的单克隆抗体与探针分子特异性结合来检测 DNA 序列在染色体或靶 DNA 的定性、定位，甚至相对定量地分析，迅速获得结果，具有经济、安全、特异性好、灵敏度高等优点。随着荧光原位杂交的发展，还出现了多彩色荧光和染色质纤维荧光等原位杂交新技术。FISH 技术已在国外广泛开展用于液基细胞学的各种标本。

表皮生长因子受体（EGFR）基因是一种有酪氨酸活性的糖蛋白，由于非小细胞癌存在 EGFR 基因的扩增突变以及过度表达，许多抗肿瘤靶向药物有助于这种疾病的治疗，如表皮生长因子受体酪氨酸激酶抑制药（EGFR-TKI），包括吉非替尼（易瑞沙），其可以竞争性结合于细胞表面的 EGFR-TK 催化域 Mg-ATP 结合位点上，阻断 EGFR 生成信号向细胞内传递，使细胞周期停止在 G_0/G_1 交界期；厄洛替尼（特罗凯），可以选择性抑制 EGFR 相关的 TK 活性以及细胞内磷酸化过程，从而抑制下游信号通路，拮抗血管生成、细胞扩散及增殖作用，阻断肿瘤细胞生长。因此，EGFR 的表达有助于非小细胞癌患者的治疗。

事实上，EGFR 可以通过酶联免疫、免疫组织化学、Western 印迹、Northern 印迹、RT-PCR 等多种方法来检测，而在细胞学上，荧光原位杂交技术尤为适用。

荧光原位杂交技术的基本原理是用已知的标记单链核酸为探针，按照碱基互补的原则，与待检材料中未知的单链核酸进行变性—退火—复性一系列程序，即可形成可被检测的靶 DNA 与核酸探针杂交体。运用这种方法可以发现多倍体细胞，并准确检测 EGFR 基因的表达情况，它的结果客观，以雅培公司的 LAVysion 多色荧光探针试剂盒（Multi-color Probe，20 Assays，LS32-131095）为例，现将多位点 FISH 标本的制备步骤介绍如下。

LAVysion 的多色荧光探针试剂盒包括这样一些多位点的特异性探针，即 5p15、7p12（表皮生长因子受体，EGFR）、8q24（*c-myc* 基因）以及 6 号染色体的着丝点探针。

将收到的支气管刷检细胞学标本用乙醇喷雾固定。之前不需要对载玻片进行任何处理。灌洗液标本用 50mL 离心管收集，常含有血液。50mL 离心管用 400g 离心 10min，将沉淀的细胞转移到 15mL 的离心管做进一步处理。为了溶解红细胞，将氯化铵（ACK）裂解液 [150mmol/L 的 NH_4Cl，1mmol/L 的 $KHCO_3$，0.1mmol/L 的 EDTA Na^2（pH

7.3）]添加到管中（标本和 ACK 裂解液共添加至 13mL），并在室温下放置 10min。随后，将成分为 3∶1 的甲醇：冰醋酸固定剂 1mL 添加到标本和裂解液混合液的离心管中，涡流混匀，并在 400g 下离心 8min。弃去上清液后，再加入大约 10mL 的成分为 3∶1 的甲醇：冰醋酸固定剂，将这些沉淀的细胞重复洗涤 3 次，之后再离心，弃去上清液，留下 1.5～2.0mL 的 3∶1 固定剂在离心管中。将这些沉淀的细胞转移到 1.8mL 的微量离心管，从中吸取 10μL 的细胞悬液，然后放置在一个刻有直径 1cm 圆环的载玻片上并待干。随后用相差显微镜评价载玻片上的细胞密度（即细胞数量）。如果细胞数量较少，就再滴加细胞悬液。理想的细胞数量被认为是细胞量达到最大，以载玻片上的细胞无明显重叠为宜。

FISH 预杂交和杂交。将刷检涂片浸泡在新鲜配制成分为 3∶1 的甲醇：冰醋酸固定液中 10min。这将有助于去除多余的碎片并做好标本杂交前准备。灌洗液标本则不需要这一步骤。除此之外，这两种标本的预处理和杂交程序相同。10μL 的探针适用于 22mm×22mm 范围的刷检标本涂片，3μL 的探针适用于灌洗液标本涂片。利用原位荧光杂交仪进行标本的 DNA 和探针的 DNA 联合变性并杂交。变性温度定在 73℃，3min；而杂交温度定在 37℃，10～16h。杂交完毕后，将涂片用 2×SSC/0.1 ％ NP-40 在 76℃下洗涤 1min。随后用 DAPI（4′,6 二脒基-2-苯吲哚盐酸）进行复染，最后放置盖玻片在荧光显微镜下进行分析。

FISH 异常的标准：扩增的定义是使用某一给定的探针时出现了 3 个或更多的信号。而多倍体细胞被定义为使用这 4 种探针时，有 2 种或多种探针显示一个细胞内出现了扩增的情况。四倍体细胞则显示这 4 种探针中的每一种都有 4 个拷贝。根据以往的数据，判断一个病例是恶性的阳性结果，只要出现 5 个或更多的多倍体细胞即可，此时可无视涂片中的细胞总数。而对于四倍体来说，需要≥10 个四倍体细胞才可被认为结果是阳性（图 7-7）。

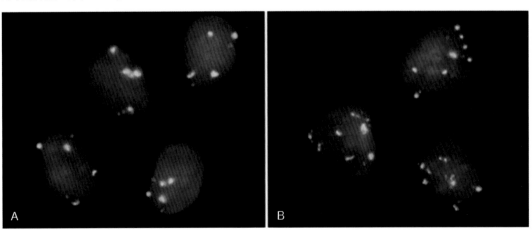

图 7-7　三色探针检测宫颈非典型增生细胞中 3q 扩增

四倍体细胞数和 hTERC 表达水平随病变程度增加。3 号染色体着丝粒，检测宫颈非典型细胞中 3q 扩增（A），光谱绿标记；同时使用 7 号人染色体着丝粒（B），光谱水色标记；TERC 基因，光谱黄色标记。因此 hTERC 基因的异常拷贝数增加可能是宫颈癌形成的早期事件

第四节　聚合酶链反应

许多肺部肿瘤都存在基因方面的变异，主要表现为癌基因的激活以及抑癌基因的失活。如细支气管肺泡癌常常发生 K-ras 的第 12 个密码子点突变；细支气管肺泡癌亚型常发生脆性氨酸三联体（FHIT）杂合性缺失；腺癌、鳞癌等非小细胞癌均存在 $p53$ 基因的异常等。这些基因异常都为更好地研究肺部肿瘤提供了突破口，分子生物学技术被广泛地应用于肿瘤学研究之中。

近年来，反转录-聚合酶链反应（RT-PCR）也被运用于肺癌的细胞学标本的检测研究中。国内有学者先后对痰液标本、支气管肺泡灌洗液标本等使用 RT-PCR 检测存活蛋白基因，存活蛋白基因是凋亡抑制蛋白（IAP）基因家族的成员，它的过度表达具有癌基因的潜能，其作用可促进细胞增殖，抑制细胞凋亡。研究结果显示，检测痰存活蛋白 mRNA 诊断肺癌的敏感性为 59.5%、特异性 84.6%，高于单纯痰细胞学检查的敏感性（47.1%）。在周围型肺癌中，存活蛋白表达阳性率明显高于其支气管肺泡灌洗液细胞学阳性率，其差异具有显著性（$P<0.05$），因此存活蛋白的检测在周围型肺癌无法取得病理学证据的情况下可能具有较高的价值。

第五节　流式细胞术

流式细胞术是 20 世纪 70 年代初发展起来的一项应用于细胞分选的技术，现已广泛应用于病理学、生物学、遗传学、血液学、药理学等各个领域，流式细胞仪在肿瘤方面的应用研究也取得了许多进展。

恶性肿瘤细胞出现异倍体是其重要的生物学特性之一，因此检测 DNA 倍体可以发现早期恶性肿瘤。细胞的膜抗原分析也可被应用于检测恶性肿瘤细胞，如癌基因表达产物分析、造血系统肿瘤分型检测、肿瘤相关抗原检测，以及淋巴细胞亚群检测等。

运用流式细胞仪检测的研究起源于 20 世纪 70 年代，在 20 世纪 80 年代至 90 年代初期全世界有广泛的研究报道。大多数研究都集中在应用荧光染料的核酸染色方法和应用流式细胞术分析 DNA 含量（非整倍体）方面。可作为实性肿瘤预后的一种指标（图 7-8，图 7-9）。

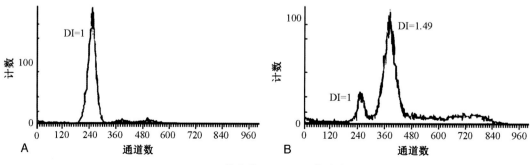

图 7-8　DNA 二倍体峰（A）及非整倍体峰（B）

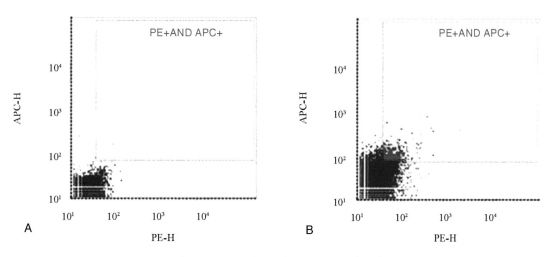

图 7-9　阴性组（A）；阳性——高级别鳞状上皮内病变组（B）

　　流式细胞术综合了流体力学技术、激光技术、电子物理技术、光电测量技术、计算机技术、荧光化学技术及单克隆抗体技术，是多学科跨领域的成果。流式细胞术的应用范围随着人们不断地探索越来越广泛，从基础研究到临床实践的各个方面，涵盖了免疫学、药理学、细胞生物学、血液学、肿瘤学、遗传学等领域，有一些项目目前已经应用于临床检验（如肿瘤细胞的 DNA 含量分析、HLA-B27 组织抗原检测等），特异性强、灵敏度高。流式细胞术在诸如定量分析细胞周期、细胞分选、测定 Bcl-2 凋亡调节蛋白、器官移植后的免疫学监测等方面取得了很多成果。在肿瘤学方面，DNA 倍体含量测定是鉴别良、恶性肿瘤的特异指标。近年来，国内外应用 DNA 倍体测定技术，对肺癌、膀胱癌、前列腺癌、白血病、淋巴瘤等多种瘤细胞进行了大量研究，也取得了一些进展。

　　流式细胞术在细胞学镜检方面存在一些缺点，如诊断带有主观性，需要大量人力，并且在检测潜在临床意义的病变方面有着相对组织学较低的敏感性和特异性。为了弥补这些不足，将流式细胞术应用于细胞学，实现高速自动化的客观性检测，使细胞学诊断更具特异性和敏感性。

　　目前在肺部恶性肿瘤方面，流式细胞术的应用多限于肿瘤细胞多倍体方面的研究，相信很快会出现更多的新特异性生物标记物应用于流式检测。

第六节　计算机扫描技术

　　计算机技术与光学显微镜技术结合形成的自动扫描及其应用是近年来研究力度很大的热点之一，这方面有两个技术很有希望：一是自动扫描和客观诊断的装置已有初步成果，尽管其目前还不完美；另一项是全信息扫描模拟切/涂片技术，分别介绍如下。

一、计算机自动扫描筛选技术及其应用

　　随着计算机技术的发展和应用，于 20 世纪后期美国 Neuromedical Systems Inc 研制了一种把显微镜和计算机连接在一起的"脑神经网络模拟系统"（PAPNET System，NSI

Corp，Suffern，New York），用以扫描传统的宫颈涂片。该系统在显微镜下对传统的巴氏宫颈涂片进行电脑扫描。根据涂片面积大小，计算机可以将其分为3 000～5 000个区域，再按区域全面扫描。扫描过程分两步进行，分别采用200倍和400倍放大，最后筛选出128个被电脑认为"病变"最明显的细胞，通过自动对焦的数码相机录入计算机再刻录到光盘上，整个过程需8～10min。有经验的细胞病理学医师再通过计算机显示屏阅读检出的128个细胞。如发现可疑细胞，可借助自动定位系统，在原涂片上找到该细胞，在显微镜下对该细胞乃至整张涂片进行全面评估，进而做出正确诊断。该系统部分解决了早期研制的计算机阅片装置对重叠细胞不能做出正确解释的问题，然而有研究表明，用PAPNET系统进行初筛，其敏感性反而低于有经验的专业人员。因此可以认为是一种有可能部分替代人工阅片筛选的设备，虽然还不能完全替代人工阅片，但毕竟迈出了实现计算机智能化扫描筛选"病变细胞"理想的第一步（图7-10）。

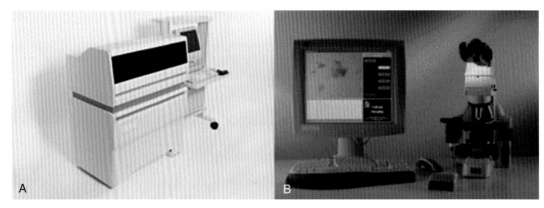

图 7-10　新的自动扫描系统：FOCALPOINT™　Slide Profiler

A. 计算机扫描系统；B. 显示器与自动标记显微镜，扫描巴氏涂片半小时后可以在自动显微镜上标记有问题的细胞，重新扫描选出40个左右的问题细胞，由专家复诊问题细胞和阴性背景细胞，并作出最后诊断

AutoPap自动扫描系统通过其预先设计的标准，对宫颈涂片的细胞形态进行排队分级，分为5个等级，1级为最高风险，5级为最低风险，从中筛选出需要人工复核的和不需要人工复核的，再做进一步的人工复核。可以预先设置系统的免检范围，即设定位于正常一端的一定比例的人群可以直接通过系统的筛查，免除人工复查。自然人群的宫颈细胞学在正常范围之内或呈良性反应性改变的在75％以上。美国食品药物管理局（FDA）规定，免检人群的比例不应超过25％，以确保足够多的人群可经过人工筛查，避免漏诊。在实际工作中，可以根据筛查人群的特点或研究目的，把免检范围设定在0～25％的任一位置。

AutoPap系统进行自动筛查时在需要人工复查的玻片上标记出最"不正常"的15个视野，受过专门训练的细胞学技术人员需要检查这15个标记的视野。根据这15个视野做出的诊断称为"标记视野筛查诊断"，其中包括不典型细胞或更为严重的病变。经标记视野筛查检出有不典型细胞或更严重病变的玻片要进行全玻片的人工复查，由此做出的诊断称为"系统定位指导的全片筛查诊断"。研究表明，系统定位指导的全片筛查诊断较全人工筛查和标记视野筛查的敏感性和特异性高，证明了AutoPap的实用价值以及对视野标记细胞异常的病例进行全玻片复查的必要性。

美国食品药物管理局（FDA）在 1995 年批准可以把 PAPNET 电脑显微扫描仪用于实验室的质量控制工作中，利用该装置对人工筛查阴性的宫颈涂片进行复查，以期检出可能存在的假阴性病例。有证据表明，PAPNET 系统在阴性涂片质控复查中的敏感性相当于专业人工复查。产品说明指出约 25％的细胞被扫描自动辨识后，可以不再由细胞学医师复查。而约 75％的细胞则需要进一步由有诊断经验的细胞学医师复查并作出判读。PAPNET 系统是在 1995 年被引进中国的，被简称为 CCT 检查，很快在一些大、中城市被应用于宫颈细胞学的初筛工作中。初筛后再由有经验的细胞病理学医师作出诊断。鉴于我国细胞学专业人员短缺，现有人员训练不足，水平参差不齐，把智能化的 PAPNET 系统用于宫颈细胞学的初筛或质量监控，可能是一项明智的选择。

虽然该技术尚处于初级阶段，并具有一些需要继续改进和研究的方面，但该技术的特点是高度自动化和标准化，适于大批量替代人工作业，已经显示出其优越性，在自动化技术以及光学技术已经成熟的今天，只要将各方面技术力量整合并加大投入研发力度，相信敏感度更高的自动化快速扫描细胞学诊断系统会早日出世并发挥出强大的功能。

二、 全信息显微镜扫描模拟涂片技术

细胞学涂片与组织学切片在保存档案上有所不同，组织学切片的优势在于可重复性，保存的形态学资料很多，需要时可随时再次做切片；而细胞学的诊断证据有时仅在一张涂片上，甚至在某个视野中，由于存储的条件限制，长期保存的细胞学涂片标本细胞上的染色会褪色，造成标本的不可复制性破坏，玻璃片易碎也是标本保存不完整的原因之一，虽然褪色的标本可以复染，但效果总是不如原片。全信息显微镜扫描模拟涂片技术的发明和研制成功是解决细胞学标本保存和远程读片的很好方案。

一体化的全自动显微镜扫描平台，进行载物台 X/Y 扫描移动、Z 轴自动聚焦、物镜转换等，为了使数字切片或涂片达到光学放大与缩小效果，采用高倍物镜（20×或 40×）进行扫描，这样，数字切/涂片可利用浏览界面，在光镜范围内，达到光学无级变倍效果且不失真。全自动、高精度、稳定可靠的显微镜扫描平台，$X/Y/Z$ 重复定位精度≤1 μm，模块化智能控制盒，光源采用数字调光技术，可进行手动或软件自动设置，满足不同物镜下的亮度需要。大尺寸 $2/3''$ CCD，有效像素 1360×1024，像素尺寸 6.45 μm×6.45 μm，12 bit，USB 输出接口。高精度显微镜扫描平台与专业 CCD 的组合集成，将传统切片或涂片转化为高分辨率数字切片或涂片，在 20×下，10 mm×10 mm 样本切片，可达到几亿像素。

显微镜扫描平台的自动控制（$X/Y/Z$/物镜转换等），快速、稳定地进行切片扫描，并对数字切片进行存储、浏览、分析处理、标注、对比等，使数字切片应用与共享更方便。自动控制扫描平台，实现切片不同倍率、不同区域的全自动扫描和拼接；支持标准切片多种模式扫描，如 ROI 扫描、标准快速扫描、高精度扫描（每个视野自动聚焦）、多层融合扫描（每个视野自动多层融合）等，适应不同切片的应用需要。

图像调节功能方面，数字切/涂片浏览模式，进行不同倍率和位置观察；对数字行不同标注，并测量长度、周长、面积等，同时，按标注方式导航浏览，便于学习、交流；

利用数字切片扫描系统，把患者的切片数字化，建立个性化、完整的数字切/涂片电子病例，可长期保存，又节约玻璃切片的存储空间，并可刻录成光盘，为患者及其他医院借片和读片提供方便。还可以建立疑难病例教学数字切/涂片库，包括大体图像等切片丰富信息（图 7-11，图 7-12）。

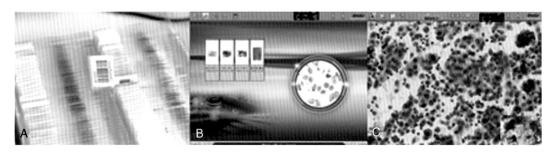

图 7-11　细胞学涂片标本（A）；全信息数字化模拟涂片（B）；高倍镜浏览界面（C）

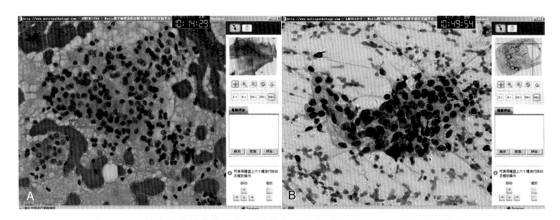

图 7-12　全信息显微镜扫描模拟涂片远程会诊界面与 400 倍镜下穿刺标本

高清晰度所见：A. 甲状腺滤泡型癌骨转移；B. 甲状腺乳头状癌颈部淋巴结转移。右侧为原涂片的扫描外观和观察操作平台项目

　　进行数字切/涂片远程读片（本地或网络），不受时间与空间限制；与病理信息系统结合，实现真正的数字病理信息化，结合医院数字系统（HIS/PACS 等），给病理医师与临床医师提供无缝交流平台；数字病理远程会诊系统平台解决方案及时、方便、经济、权威，是值得信赖的专业解决方案。

　　数字切/涂片是一种理想的病理远程会诊模式，解决了静态图片会诊方式有限视野选样误差和图像质量受限等问题，也解决了动态实时遥控显微镜会诊方式受限于网络速度、图像质量、时间与空间等问题。

第七节　细胞块制片技术

　　在离心沉淀的基础上，经过甲醛固定液的固定处理，形成细胞块，将沉淀物细胞做成石蜡包埋切片，用组织学方法观察细胞学形态内容，这种方法是近年来被积极鼓励深入开展的技术之一，尤其重要的是用这种切片进行免疫细胞化学染色，可以达到很好的效果。但这种方法有一定局限性：在肿瘤细胞量极少的情况下，不易被检出；切片技术耗时长，出报告时间延长；需切片机等专用设备等。

细胞学标本的采集往往是一项微创技术，如果微量的标本能够解决患者疾病的诊断问题，将是一种理想的诊断技术。较早时期的细胞块技术大多在积液离心标本中发挥作用，已经被证实是很有用的方法。随着液基细胞技术的出现，有人尝试用其他标本做细胞块的应用。离心法或沉降法液基所得的离心后的固体细胞团块往往可以满足石蜡切片的制片要求，于是这种技术开始在广泛的领域内逐渐开展，不但可以用 HE 切片进行病理细胞学诊断，更为可喜的是应用细胞块切片可以做免疫细胞化学的标记，解决了直接涂片细胞不均匀而造成的标记效果不佳或脱片等问题（图 7-13）。

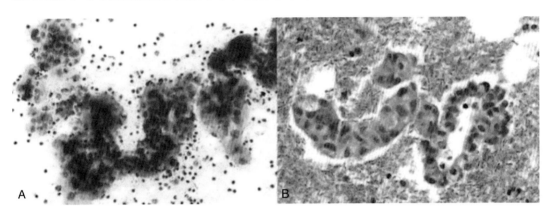

图 7-13　胸腔积液标本

A. 细支气管肺泡癌条索状或链状；B. 细胞块所见。A. Pap×200；B. HE×400

第八节　超微结构细胞学

电镜用于细胞学的报告早在 20 世纪后期就已经出现，但这种技术受条件的限制仅用于研究课题，临床应用并不普及。在电镜技术及其设备逐渐增加，同时离心或沉降式液基技术大量应用的今天，将液基细胞标本的沉淀物作为电镜材料，经戊二醛固定液做扫描电镜或透射电镜切片观察，对于细胞类型的鉴别、核内染色质的判断以及细胞器的变化等方面有很重要的意义。

液基细胞技术离心后其沉淀细胞量丰富，为细胞电镜切片的制作提供了材料。一些在细胞学上不能肯定诊断的病例，但若有电镜看到关键性的证据，一切也就迎刃而解了。如肺泡 II 型细胞癌细胞质内的板层结构、神经内分泌癌细胞质内的神经内分泌颗粒等。

电镜扫描常被用来观察细胞悬液的细胞，如浆膜腔积液、尿液、纤维支气管镜刷取细胞、穿刺细胞等标本。这些标本的细胞量丰富并且采自病变发生处，定位明确，能反映构成病变的细胞成分，这一点对电镜检查是必不可少的环节，有利于获取成功。

细胞表面外形是研究细胞最直观的形态，有些情况下观察细胞表面就能确认细胞类型，如间皮细胞的微绒毛、支气管黏膜细胞的纤毛等靠外观上的特点就可以确认。不仅如此，同一类型的正常细胞与癌细胞在外观上也有不同的变化，利用这些变化就可以区分是否为癌细胞。间皮瘤细胞表面及瘤细胞内腔面有细长的微绒毛，胞质内有丰富的张力微丝及糖原颗粒，有双层或断续的基底膜，瘤细胞间有较多的桥粒。有学者将微绒毛、中间丝和细胞质内新腔称为间皮瘤三联征。而腺癌微绒毛粗而短，胞质内有分泌颗粒，细胞外腺腔形成为腺癌特征（图 7-14，图 7-15）。

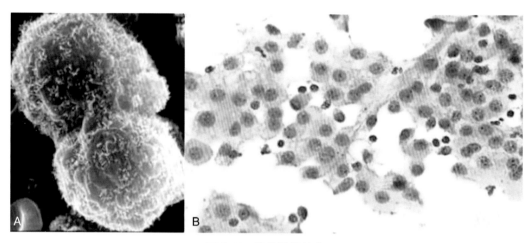

图 7-14　胸腔积液标本

平铺状或单个分布（B），细胞胞质量丰富，与电镜扫描的间皮细胞（A）相同。Pap×400

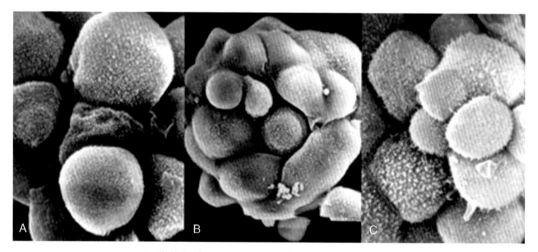

图 7-15　电镜扫描下胸腔积液标本中的各类型恶性间皮瘤细胞

杨梅样（A）、煎蛋样（B）与椰蓉曲饼样（C）外观，显示从分化不良类型、梭形细胞型到上皮样型间皮瘤形态

透射电镜是用来观察细胞内在超微结构和细胞之间关系的检查仪器，每种细胞均有其特殊之处，这些特殊的表现能用来确定细胞类型，在鉴别诊断上具有"一锤定音"的作用，除了在细胞悬液上的应用外，近年来已在穿刺标本中得到应用并发挥着重要作用（图 7-16～图 7-18）。

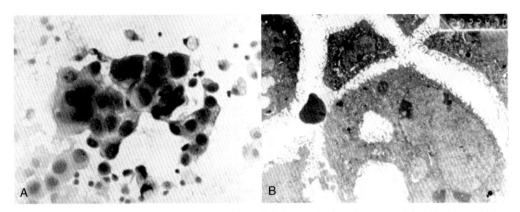

图 7-16 恶性间皮瘤细胞学所见恶性扁平样分化不良间皮细胞（A）；透射电镜所见恶性间
皮细胞之间的表面有细长微绒毛（B）

A. Pap×400；B. 铅铀双染×2200

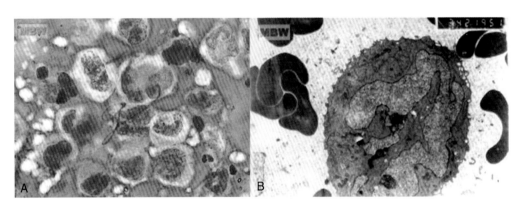

图 7-17 外周 T 细胞性恶性淋巴瘤的穿刺细胞学所见（A）与穿刺标本透射电镜所见（B）
核多形性一致

A. Pap×400；B. 铅铀双染×2200

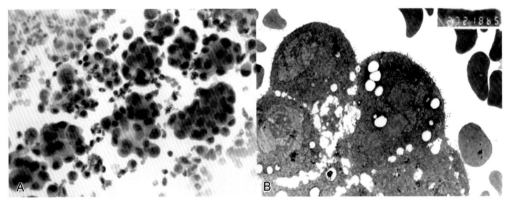

图 7-18 胸腔积液标本中的腺癌细胞学所见成团的腺癌细胞（A）；透射电镜所见胞质内的
黏液池（B）

A. Pap×200；B. 铅铀双染×2200

细胞学液基电镜标本的制备步骤如下。

①取材。各种液基标本迅速低温离心5000r/10min，去上清液。

②前固定。4%戊二醛（1/15M磷酸缓冲液配制，pH＝7.2）4℃固定1～2h。

③漂洗。用缓冲液漂洗2～3次，每次15min。

④后固定。1%的锇酸固定1～2h。

⑤漂洗。用缓冲液漂洗2～3次，每次15min。

⑥脱水。50%、70%、80%、90%、100%Ⅰ、100%Ⅱ梯度脱水，每次15min。

⑦浸透包埋。用Epon812配方。

    包埋剂与丙酮1:1　浸透　1h

    包埋剂与丙酮3:1　浸透　3h

    纯包埋剂　　　　室温浸透　12h过夜

    装胶囊包埋　　　37℃　12h

    　　　　　　　　45℃　12h

    　　　　　　　　60℃　48h

⑧超薄切片。

⑨电子染色。铅铀双重染色。

⑩电镜观察。透射电镜观察、拍片。

综上所述，当前液基细胞学在中国的发展趋势，是要充分利用其品质优良的涂片和制片过程中的便利条件开拓新的应用领域，开展呼吸系统细胞学标本的液基标本的诊断，从而积累更多的非妇科标本的诊断经验，同时为细胞学介入新的技术和方法，以弥补细胞学诊断的局限性和不足，使细胞学与组织学一样具有更完整的证据，在诊断方面发挥其优势，以使我国的细胞学专业与国际接轨，更好地为患者提供优质诊断服务。

参 考 文 献

[1] Ganjei-Azar P, Nadji M. Color Atlas of Immunocytochemistry in Diagnostic Cytology. Springer，2006：4-5.

[2] Muin S. A. Tuffaha，Phenotypic and Genotypic Diagnosis of Malignancies. Wiley，2008：25-26.

[3] Samama B，Plas-Roser S，Schaeffer C，et al. HPV DNA detection by in situ hybridization with catalyzed signal amplification on thin-layer cervical smears. J Histochem Cytochem，2002，50（10）：1417-1420.

[4] Guber A，Greif J，Rona R，et al. Computerized analysis of cytology and fluorescence in situ hybridization（FISH）in induced sputum for lung cancer detection. Cancer Cytopathol，2010，118（5）：269-277.

[5] 陈余清，李殿明，蔡映云，等. 纤维支气管镜活检病变组织标本和痰标本Survivin基因的检测对肺癌的诊断价值. 中华结核和呼吸杂志，2005，28（4）：225-229.

[6] 夏雪梅，陈余清，刘超，等. 支气管肺泡灌洗液中survivin基因检测在肺癌诊断及评估化疗疗效和预后的意义. 实用医学杂志，2009，25（4）：552-554.

[7] Edmund S. Cibas. 第17届国际细胞学大会会议资料，2010，5.

第八章 呼吸系统细胞学标本的报告语言

毋庸讳言，由于受取材的限制和制约，细胞学诊断仍然不能解决所有问题，这里面有诊断层次的问题，有取材方法的问题，还有制片、固定、染色以及医师的经验积累等诸方面的问题。解决这些问题，需要规范其诊断标准和技术标准，改变我国细胞学诊断无章可循的现状。作为一个存在了150余年、对人类健康做出杰出贡献的专业亟待改进完善，需要相关学术组织筹划编制《细胞学诊断操作规范》和《细胞学诊断报告规范用语》。这必将对我国的细胞学专业的发展产生积极意义，并有利于我国与国际细胞学专业的接轨。

这些规范的内容包括从标本收集到制作、使用、保存、检索等；对细胞学工作人员的资格审定、考试、培训和继续教育等；对细胞学诊断的报告形式及要求；关于细胞学准确性统计的标准化等。总之需要对细胞学实验室工作的全过程进行规范化，并做出明确的要求及细则规定。《细胞学诊断规范化语言与要点》的内容包括对各部位的每种细胞学提出简要的诊断标准，并附图片说明。

国内细胞病理报告方式各不相同，一般多采用"可见癌细胞""未见癌细胞"等报告形式。随着细胞学的发展，特别是针吸细胞学（FNAC）广泛应用，上述报告形式已不能满足临床需要。呼吸系统细胞学的内容因取材方法较多，诊断用语更是五花八门，需要制定规范诊断用语。为了解决工作中的一些问题，特拟定呼吸系统细胞学诊断的技术要求和诊断用语，供同道们使用并请提出宝贵意见。

第一节　呼吸道细胞学标本的有效取材

一、痰标本

痰涂片是一个常规的可有效发现肺肿瘤细胞的方法，但长期困扰细胞学家的是始终不能达到理想的敏感度，影响诊断准确率的原因包括以下几个方面。

①痰液涂片的取材问题长期未得到解决，主要是患者留取痰液标本时的指导缺如，致使该标本可能是口水痰、鼻吸痰或其他不合格痰标本。

②处理标本和制片的细胞学技术人员不采用规范的操作方法，即应先观察标本外观性状，再夹取有可能阳性发现的有效成分做标本涂片，某些检查者为了方便而更愿意随

意取一些直接涂抹。

③细胞学医师不习惯于非妇科标本的细胞学诊断，因为液基处理的标本中细胞更小，他们对于液基片感到陌生，加之在正式诊断之前缺乏培训，故更习惯于对传统涂片的观察。

以上原因均影响痰液液基细胞学的应用，另外还有留取痰标本的质量控制问题。传统涂片的制片在实验室，但指导咳痰留取细胞学标本的却是临床医师或护理人员。临床人员对细胞学准确率的期望值很大，但却忽视了一个影响准确率的因素，即正确引导患者留取合格的痰标本。如果留取了不合格的标本，就是在浪费医疗资源和增加患者的费用。液基标本在留取时强调的是合格的标本和实验室精心地制作标本涂片，液基标本镜下的细胞学表现更容易判读，更不易受各种不规范的制片的影响，因此也就更能提高其检出率。并非直接涂片均是不易判读的标本，刷取合格并制片染色俱佳的标本在直接涂片的阅片中更突出。在保存有用的证据方面，黏液、坏死以及细胞排列等方面，直接涂片优于液基片。

（1）痰液标本的实验室取材和固定　这是过去被忽略了的一个关键因素，实验室不能将送检的所有标本都制作成标本涂片，而是有选择地取出可以制作高质量涂片的有用部分来制片。同组织学大体标本的观察和取材相同，痰液涂片也要仔细选择有潜在阳性可能的部分。具体方法是将痰标本放置于口径12cm以上的痰盒内，肉眼观察痰液的性状，一般认为含有陈旧性血丝、灰白色或灰红色组织颗粒等为取材重点处。以镊子挑取少许放入液基保存液内，待开机制作涂片。

采用手工直接涂片制作巴氏染色的标本应立即投入固定液中固定；液基标本及时取材并置入保存液并及时送达实验室，实验室签收后尽快制片。注意不能使用全痰制片。

（2）痰标本满意度评估标准

①满意标本。细胞成分多；有吞噬细胞；口腔鳞状细胞（成熟表层鳞状细胞）少见；可见黏液；阳性者可见较多量的异型细胞；涂片染色佳，固定效果好，细胞核染色质结构清晰等。

②不满意标本。涂片中缺乏吞噬细胞或量少；口腔鳞状细胞（成熟表层鳞状细胞）多见；黏液少见或无；细胞干燥，固定和染色效果差；涂片无标记，不能确认是患者的标本等。不满意标本不能作出诊断意见，需重复送检。

以上评估必须写入报告中，以便及时将标本满意度信息反馈给临床医师。

（3）异常细胞或异常线索　痰标本内经常会遇到缺乏更多依据的问题，这是客观存在、与取材密切相关的，因此在判断标本合格与否时需要形态证据的标准，故提出下列判读要点供参考。

①发现异常线索。凝固性坏死或多边形、小圆形"影细胞"等，但涂片中典型肿瘤细胞缺如或形态学不典型。

②发现异常细胞，但不能肯定恶性。有分化好的成片上皮细胞，无明显异型性；有分化好的、核胞质比例轻度异常、核深染和核有异型性的角化型鳞状细胞；少量深染和染色不均的小裸核状细胞。

以上判断必须是在全面阅片的基础上未再发现更进一步的恶性变化后，才能作出的诊断。继续检查常是必要的思路。

二、 纤维支气管镜刷取标本

纤维支气管镜（FB）刷取涂片目前已是医院的常规检查项目，其敏感度已被证实是可靠的，一般认为，制片合格和在有经验的细胞学医师的情况下，刷片细胞学的检出率高于活检，细胞学为81%左右，而组织学则为67%左右。需要指出的是，并不是组织学诊断的敏感度低，而是受到直视下取材准确性的制约。纤维支气管镜的管径能够达到的深度与取材密切相关，即不能进入比其管径小的支气管部位，而在这个位置上仍然可以将刷子深入盲视野刷取细胞标本，这是更适合刷取的支气管部位。

取材：内镜室由呼吸内科或胸外科医师操作（见内镜操作规程）。将刷取细胞的刷子头放进液基保存液内轻轻涮洗多次即可，若刷子头上仍有血凝块则需要用小刷将血凝块或组织微粒刷入液基瓶内，旋紧瓶盖，写上编号和姓名等，送检。

制片：采用非妇科液基（内含消除黏液的试剂，厂家供应）以及其他制片试剂制片。按机器操作程序操作。

染色：待制片完备后需做第2次固定（约30min，自动制片染色一体机则无须固定直接进入染色程序），后行巴氏染色、脱水、透明、封固。

镜检：未看过液基片的医师在诊断前应进行短期培训。

三、 标本合格的镜下标准

无论何种标本，在取材、制片、固定、染色等方面都必须严格要求，以保证涂片标本符合诊断质量，以下是各种标本的镜下合格标准。

①标本必须及时处理，保持新鲜并及时固定，要求标本涂片一旦完成应立即投入固定液（湿式固定），不能等待风干后再固定。

②用于诊断的标本量必须足够。

③痰液或冲洗液标本中必须具有一定数量的肺泡巨噬细胞。

④支气管灌洗液。巨噬细胞的数量必须多于上皮细胞；每高倍镜视野下巨噬细胞数量＞10个，细胞无退变。

第二节 呼吸道细胞学报告用语

采用统一的诊断用语不但有利于细胞学的发展，保护患者、医师的权利，更为临床处理提供了依据，有利于患者病痛的及时解除。自1988年首次提出宫颈细胞学的Bethesda系统并完善诊断用语以来，2009年又推出甲状腺穿刺细胞学的Bethesda系统，引起业界的密切关注。随着应用的广泛开展，其优越性得到证实，同时其他系统的细胞学诊断用语也在积极筹划当中。积极开展诊断用语的制定和应用，使细胞学发展进入快车道已是其时。笔者在20世纪80～90年代提出的呼吸系统细胞学诊断用语经历使用、征求意见到逐步完善长达30年，已有一些医院的细胞学实验室在尝试使用。其内容简介如下。

一、 描述性诊断报告语言

（一）阴性

①上皮细胞形态正常，结构清晰，无退化变性细胞、炎细胞、坏死等现象出现。

②上皮细胞形态基本正常，有炎症。

③与微生物有关的病变。

a. 结核性肉芽肿改变，提示结核菌检查。

b. 形态类似放线菌属的细菌群。

c. 形态类似白假丝酵母菌属的真菌群。

d. 形态类似烟曲霉属的真菌群。

e. 单纯疱疹病毒（HSV）所致的细胞改变。

f. 巨细胞病毒（CMV）所致的细胞改变。

g. 卡氏肺孢菌。

h. 其他。

（二）上皮细胞异常

①发现具有低级别非典型增生的细胞，但不能明确其意义或不能判断其意义。

②发现具有高级别非典型增生的细胞，为非典型增生细胞或原位腺癌细胞（自然咳痰标本不易发现，无此项，但支气管镜后痰标本除外）。

③高度怀疑癌细胞。

④肯定癌细胞，可提示以下类型。非小细胞癌（鳞状细胞癌）；非小细胞癌（腺癌）；小细胞未分化癌；不能区分类型的归入低分化癌，建议参考活检结果或进一步检查；其他恶性肿瘤。

二、 简明诊断要点

（一）阴性

①上皮细胞形态正常，结构清晰，无退化变性细胞、炎细胞、坏死等现象出现（图 8-1）。

②上皮细胞形态基本正常，有因炎症或其他原因所致的退化变性细胞、炎细胞、坏死等现象出现（图 8-2）。

③上皮细胞形态基本正常，在有因炎症或其他原因所致的退化变性细胞、炎细胞、坏死等现象出现的基础上，发现微生物。

a. 结核性肉芽肿改变，提示结核菌检查：发现上皮样细胞、朗汉斯巨细胞及干酪样坏死，可提示或建议结核菌检查（图 8-3）。

b. 形态类似放线菌属的细菌群（图 8-4A）。放线菌较多见于肺或支气管标本中，其形态学特点为：细丝样病原体，有成锐角的分枝，缠绕成团，在低倍镜下被形容为"棉花团样"。细丝样病原体有时呈放射状排列，外观似不规则的"羊毛球"。白细胞黏附在放线菌的小集落上，其周边可见粗丝样或棒状菌丝呈"杵状"。多见急性炎症反应中分叶多

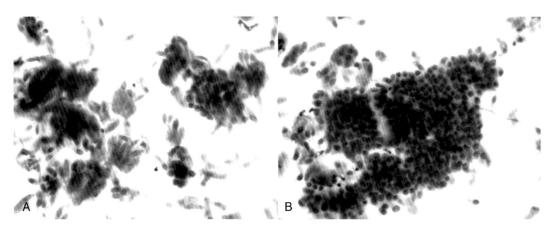

图 8-1　正常或增生的腺细胞呈排刷状（A）、蜂房状或平铺状并有开窗样腺体结构（B）

　　细胞大小一致，核淡染均匀一致，无复层化和高密度重叠分布，背景干净，炎细胞少。支气管镜刷取标本，液基制片，Pap×200

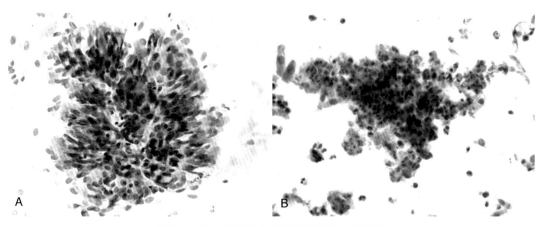

图 8-2　增生退变的腺细胞核稍有增大并淡染

　　有核拥挤或羽毛状现象（A. 直接涂片），但细胞异型性不足，背景中可有多量以中性粒细胞为主的炎细胞（B. 液基制片）。支气管镜刷取标本，Pap×400

核的中性粒细胞。以大群形式出现的菌落中心若有坏死被染为褐色，则被认为形成硫黄样颗粒。

　　c. 形态类似白假丝酵母菌属的真菌群（图 8-4B）。肺内白假丝酵母菌不常见，常出现于痰液标本中，可以见到口腔鳞状细胞，故难以辨认这些真菌体究竟来自口腔，还是来自肺内。其形态学特点为：芽孢（3～7μm），假菌丝在巴氏染色中呈伊红色至灰褐色。假菌丝是由被拉长的芽孢形成，沿其长轴可见收缩痕迹。涂片中可见白细胞核碎片，如见到数量较多的鳞状细胞则有可能发现被菌丝"串起"（烤肉串状外观）的鳞状细胞，则更能确定为该真菌细胞。

　　d. 形态类似烟曲霉属的真菌群（图 8-5）。曲霉属呈棕色有横隔的粗大菌丝，菌丝粗细较一致，宽 3～6μm，有时可见分生孢子。菌丝呈锐角，角度大约为 45°。细胞学标本中分生孢子球被破坏因而很少见到。

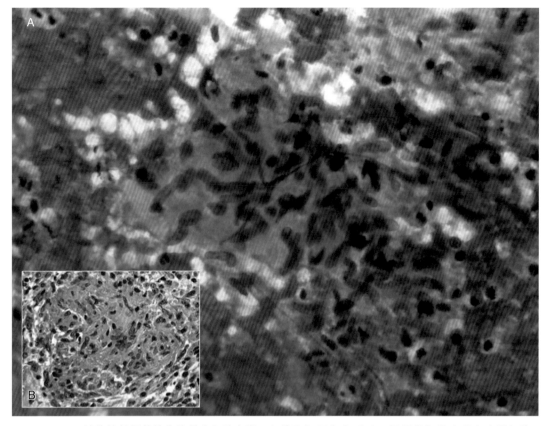

图 8-3　淡染的长杆状核合体样分布并有淋巴细胞和坏死存在（A）；组织学切片中的上皮样细胞核形与涂片所见相同

支气管镜刷取标本，直接涂片。A. Pap×400；B. HE×400

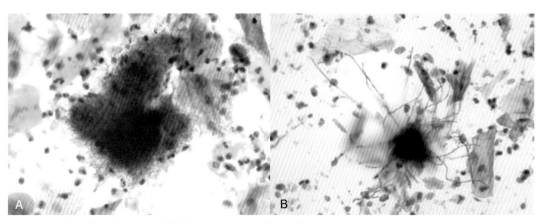

图 8-4　放线菌的棉花球团样菌落，周边有细小菌丝清晰可见（A）；白假丝酵母菌竹节状菌丝（B）

痰标本，液基制片，Pap×400

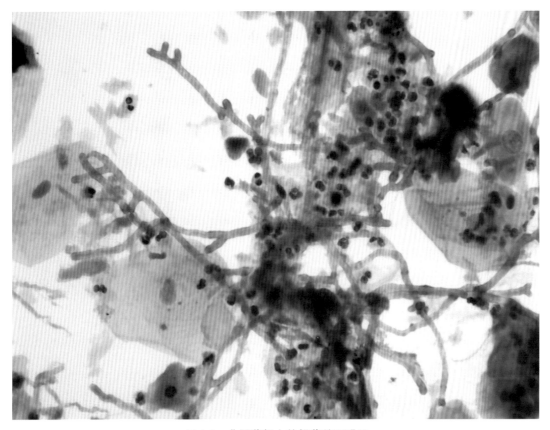

图 8-5　曲霉菌粗大的假菌丝更明显

可见分生孢子，菌丝呈锐角，角度大约为 45°，分生孢子球被破坏很少见于痰标本。痰标本，液基制片，Pap×400

　　e. 单纯疱疹病毒所致的细胞改变（图 8-6A）。单纯疱疹病毒感染的靶细胞是基细胞（或称储备细胞），并引起基细胞增生和向鳞状细胞的化生，逐渐趋向成熟。其形态学特点为核具有凝胶样"毛玻璃外观"，因边缘染色质增多而核膜增厚；高密度嗜伊红核内包含物出现，与核边界间形成空晕或透明带；薄雾状核，核染色质向核膜集中，出现空泡状核；多核细胞的核呈镶嵌样排列。

　　f. 巨细胞病毒所致的细胞改变（图 8-6B）。感染的细胞为有典型化生型胞质及核内包涵体的巨大鳞状细胞，故又名巨细胞病毒。常见有胞质和核内包涵体的这种巨细胞被称为"枭眼细胞"：单核上皮细胞，体积显著增大，有较大的呈双嗜性的核内包涵体，有一浅色核周晕，同时核膜增厚，其外形类似枭眼而得名。当包涵体内的嗜酸性物质消失后可形成空泡状核。

　　g. 卡氏肺孢菌（图 8-7）。巴氏染色下可见密集的圆形的囊，直径为 4～6μm，呈弱嗜碱性；还可见 2～8 个嗜酸或嗜碱性的孢子小体（点状包涵体）。这些孢子小体组成大小相同的泡沫状结构的渗出物沉淀，是细胞学所见的典型特点。细胞学的背景中可见中性粒细胞、淋巴细胞等的反应。

　　h. 其他。腺病毒，人体腺病毒已知有 33 种，分别命名为 ad1～ad33，对人体不出现致癌性。腺病毒所致腺细胞改变也很有特点：多核与核内包涵体在纤毛柱状细胞中很容

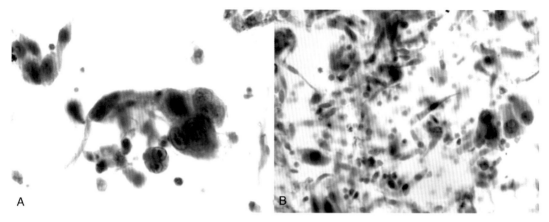

图 8-6 单纯疱疹病毒（A）与巨细胞病毒（B）所致细胞改变

多核、镶嵌状核与核内包涵体（A）；巨细胞病毒所致细胞改变：化生型细胞体积与核均增大，核内或胞质内包涵体类似枭眼，被称为枭眼细胞（B）。支气管镜刷取标本，液基制片。A. Pap×400；B. Pap×200

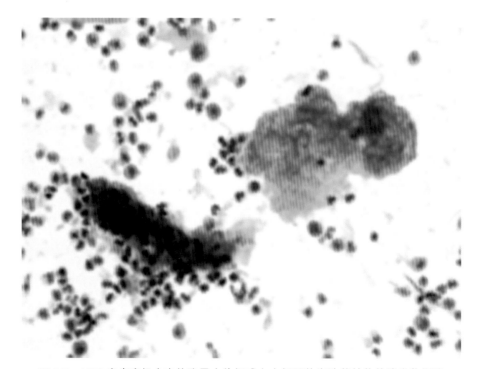

图 8-7 AIDS 患者痰标本中的孢子小体组成大小相同的泡沫状结构的渗出物沉淀

卡氏肺孢菌的典型表现，淋巴细胞和中性粒细胞多见。Pap×400

易被判读，显著的特征是腺细胞体积增大。鉴于国内目前尚少见于细胞学标本，待有了一定数量病例的诊断经验后可以将其列入诊断项目中。

（二）上皮细胞异常

①发现具有低级别非典型增生的细胞，但不能明确其意义或不能判断其意义（细胞数量少或形态不典型）（图 8-8～图 8-10）。

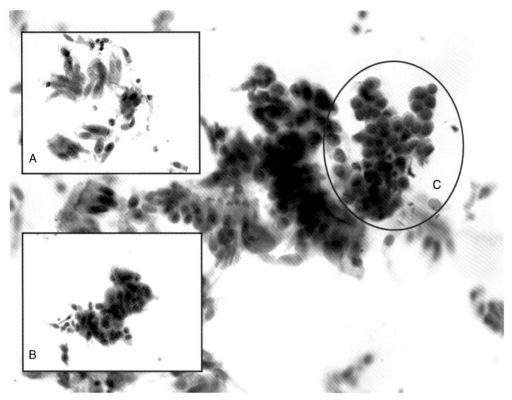

图 8-8 低级别非典型增生细胞

　　腺细胞的体积与核体积增大和深染（A）常会引起注意，其中部分细胞已丧失纤毛柱状细胞的结构特点（C），平铺状显得密集和重叠，核染色质稍粗糙颗粒状（B），均显示非典型特点。支气管镜刷取标本，液基制片。A、B. Pap×400；C. Pap×200

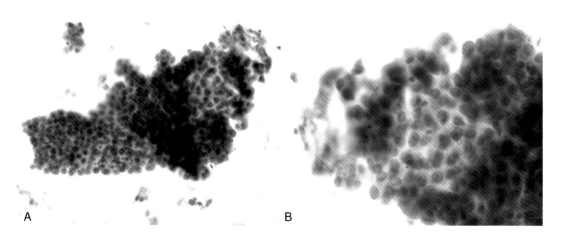

图 8-9 高密度平铺状局部重叠拥挤的腺细胞体积明显增大

　　核增大并表现为核染色质增粗、核仁增大，在细胞排列上疏密不均，偶见其内有非典型核分裂象。支气管镜刷取标本，液基制片。A. Pap×200；B. Pap×400

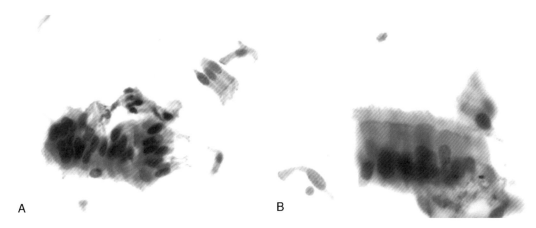

图 8-10　呈排刷状复层化低级别腺细胞的体积增大

核沉底于基底部并增大和变长，可有明显的核仁，与正常细胞（A）相比较具有异型性，核染色质尚欠粗糙。支气管镜刷取标本，液基制片，Pap×400

②发现具有高级别非典型增生的细胞（图 8-11）。出现较一般增生更为严重和病变细胞特点更明显的变化，为非典型增生细胞或原位腺癌细胞，其形态学判断标准如下。

a. 上皮细胞的结构发生变化。细胞体积增大并呈高柱状，纤毛与刷状缘可存在；细胞外形由正常的细长三角形向四边形、矩形或类圆形过渡；细胞核增大并变长，位于基底部，可有双核；核染色质增粗，核仁增大并显著，核膜清晰并增厚，核分裂象少见（图 8-12）。

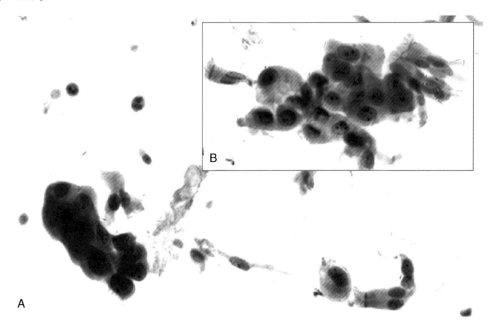

图 8-11　在高级别非典型柱状细胞的背景下见少数明显异常的上皮细胞

显著特征是无柱状细胞的结构特点，细胞体积增大明显，呈片或团状排列，核染色质粗颗粒状，核仁增大不明显（A）或明显（B），直接诊断癌细胞的证据尚不足。支气管镜刷取标本，液基制片，Pap×400

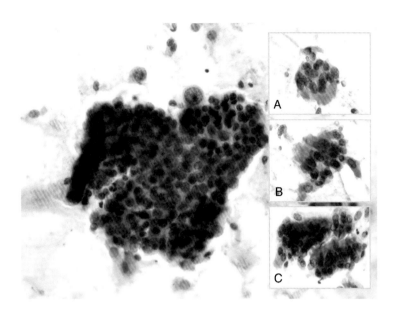

图 8-12　平铺状核增大的密集化细胞的核增大并核仁明显增大

核染色质增粗，呈片状细胞的外周有游离出的细胞，其核更大和更突出；涂片内可见复层化、致密和核
深染的细胞片段（A、B、C），具有高级别非典型增生的形态特征。支气管镜刷取标本，直接涂片，Pap×400

b. 上皮细胞排列的结构发生变化。细胞学上的细胞具致密排列结构，可表现为大片
细胞呈致密重叠和排列，出现无序和其局部松散的排列结构；3～5 个或更多高柱状的上
皮细胞排列呈羽毛状（图 8-12），细胞层次增多，常为 3 层或更多，也可以排列成刷状或
风琴键样（图 8-12），少部分呈放射状的腺样（图 8-13）。

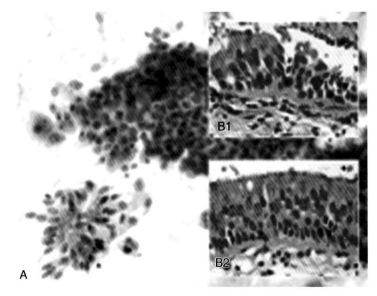

图 8-13　上皮细胞排列结构发生变化

排列凌乱的核增大、深染的大片密集化高级别腺细胞（A 左上）与核形变长的放射样菊形腺体结构（A
左下），细胞在排列上紊乱和极性消失，边缘部散在细胞的体积明显增大。活检见细胞异型排列紊乱（B1），
增生细胞复层化（B2）。支气管镜刷取标本，直接涂片，A. Pap×400；活检切片，B1、B2. HE×400

c. 偶见具有明显异型性的细胞，甚或裸核，但其形态与正常细胞之间有过渡。

d. 涂片中一般无坏死或炎反应。

③高度怀疑癌细胞。涂片中异常细胞过少或其形态不典型，或细胞分化好等，不能肯定癌细胞或其类型（图 8-11、图 8-14）。

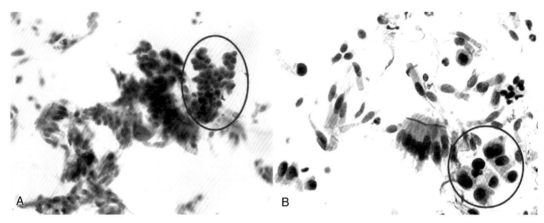

图 8-14　高度怀疑癌细胞

与低级别非典型增生细胞（A）相比，高度怀疑癌细胞诊断的异型性细胞必须具有恶性特点明显但数量不足（B），是两者判读鉴别点。支气管镜刷取标本，液基制片，A. Pap×200、B. Pap×400

④肯定癌细胞，可提示类型。

a. 鳞状细胞癌。鳞状细胞癌在刷片中出现的形式常为片段状，这是刷拭取材的原因。成片的细胞常现鳞状细胞癌的局部或更小部分，具有组织学样结构，而不是痰片中的形态。细胞片段中常有纤维性或梭形细胞，其排列如流水样。这样的细胞大量出现的同时，还有一些散在的角化型鳞癌细胞，可作为判断鳞状细胞癌的依据。鳞状细胞癌的墨碳状核、畸形核及角化红染的胞质是很有用的判断指标。

【基础细胞】　基细胞，鳞状细胞分化。

【形态描述】　鳞状细胞癌细胞的形状和大小差别很大，从圆形、多边形或梭形，到奇形怪状，如纤维形、蛇形和蝌蚪形等，这些细胞以散在分布为主，也可以三五成群。在呼吸道标本中细胞体积大小以小细胞为主，但也有大小不一。细胞核有明显的畸形改变，深染如墨碳状，极少见核仁或核仁不清。胞质丰富，常染为深伊红或橘红色（图 8-15）。非角化型癌细胞则嗜碱性染为浅蓝色，以幼稚的分化差的肿瘤细胞为主（图 8-16）。"细胞碎片"是非角化型癌细胞的一种集体剥脱形式，实质是具有排列结构的组织片段。这些碎片过去被认为涂片过厚而忽视对其的观察，但现已被证实是有用的诊断依据，常起到"一锤定音"的效应。涂片中除癌细胞外，常伴有坏死或外形似鳞状细胞的影细胞，文献称"鬼影细胞"。这些常成为进一步寻找癌细胞的依据。另外有时可见细胞封入，被称为"枭眼细胞"，常为恶性的证据之一。

【鉴别诊断】　咽喉部的病毒感染可引起喉部化生细胞的提前角化，这种细胞体积小，胞质红染，核有轻度增大，与小角化型鳞状细胞癌细胞很相似，由巴氏在自己的痰液中

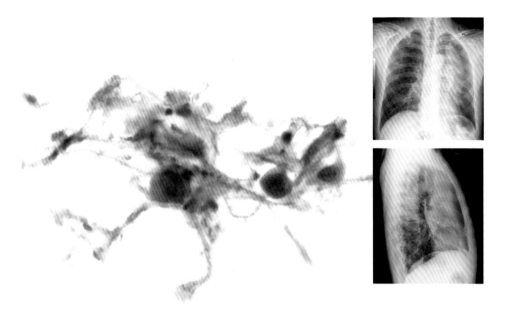

图 8-15　角化型鳞状细胞癌细胞胞质特点

　　可有嗜碱性胞质或角化型嗜酸性胞质，外形呈多边形或其他不规则形，其中不乏坏死遗留的痕迹——"鬼影细胞"。X 线片示中心型肺癌。支气管镜标本，液基制片，Pap×400

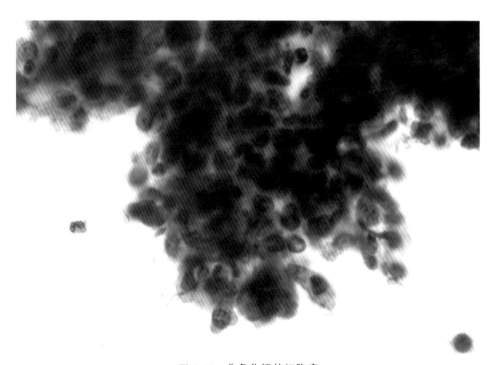

图 8-16　非角化鳞状细胞癌

　　细胞以幼稚型为主，呈凌乱的堆积状无极性排列；核染色质粗颗粒状，核仁不明显，核膜不厚但不规则，与低分化癌相似，但仍然具有少数鳞状分化的特点。支气管镜刷取标本，液基制片，Pap×400

发现，故被命名为巴氏细胞。在异型性和大小方面较小细胞角化型鳞状细胞癌差别很大，可资鉴别。由于肺支气管鳞状细胞癌的转移灶针吸涂片中鳞状细胞癌细胞来源于基细胞和化生，体积小，加之可伴有不同程度的坏死，有时坏死占据主要成分，涂片中癌细胞很少，易被误判为干酪坏死性结核。坏死的出现意味着结核或鳞状细胞癌的可能，提示应寻找进一步的证据。根据影细胞的形态表现，可以分辨是何种细胞：若是淋巴细胞的影细胞，可能是结核；若是多边形影细胞，则可能是鳞状细胞癌（图8-17）。

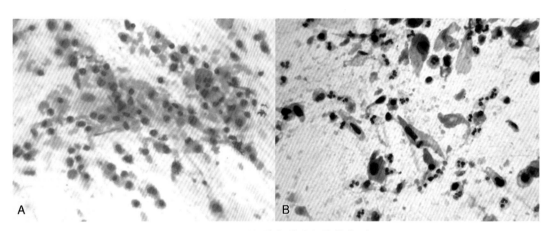

图 8-17　巴氏细胞与鳞癌细胞的鉴别

巴氏细胞的大小较一致，核淡染，核形单调不突出，没有异型性（A）；鳞癌细胞核异型性明显，大小不一，核浓染如墨碳状（B）。痰标本，直接涂片，Pap×400

b. 腺癌。

【基础细胞】　基细胞，腺细胞分化。

【形态描述】　腺癌细胞一般呈圆形，成片或成团分布于涂片中。这些细胞团呈腺样、球形、小梁状、乳头状等，与组织学结构一致。可表现为分化好和分化差的形态，分化好者腺样结构表现得很明显，细胞大小较一致，核分裂少见；分化差者细胞团中的细胞杂乱无章，重叠堆积，细胞数量多，核深染，核分裂多见，核仁肥大，生长活跃。在肺支气管腺癌的刷片中有时可见一些鳞状细胞癌的细胞，即具有鳞癌特点的细胞，但数量很少，不影响腺癌的诊断。如果其数量占50%或更多，则应考虑腺鳞癌的诊断。

痰液中腺癌细胞常以成团的形式出现，细胞团外周呈圆弧状膨出，如同桑葚样，单个细胞很少游离出现；细胞为圆形或卵圆形，胞质量较少，着色较淡或嗜碱性，有时可见胞质中有空泡；细胞核大而饱满；核染色质呈粗颗粒多中心稀疏分布；核膜略有畸形；核仁肥大而显著，可有嗜酸性核仁；核偏位等（图8-18）。

支气管腺癌成团的细胞可呈腺样、球形、梁状、条索状和乳头状等（图8-19～图8-21），每个细胞团中的细胞数较多，一般为十数个到数十个细胞紧密重叠。支气管肺泡细胞癌则以小条索状、小团状双行排列细胞出现，每个条索状细胞团细胞大小一致，间隔有黏液细胞，胞质中有空泡，胞质以嗜碱性蓝染为主。细胞往往不如其他腺癌的异型性明

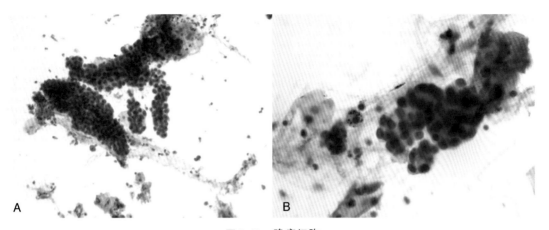

图 8-18 腺癌细胞

　　可呈条索状（A）或腺样（B），一致性的圆形细胞相互间紧密黏着，较少有游离在外的单个细胞。痰标本，液基制片。A. Pap×200；B. Pap×400

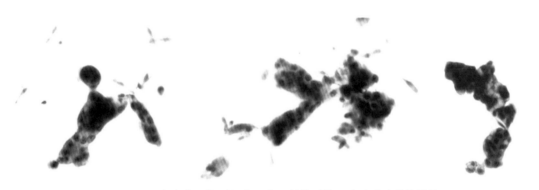

图 8-19 条索状不规则细胞团由两侧排列的细胞形成腺管状结构

　　细胞大小一致，核仁与核膜明显，细胞间隔有空泡状的黏液细胞存在，为细支气管肺泡癌。支气管镜刷取标本，液基制片，Pap×400

显。细胞学提供的信息具有提示作用，在用来定性或提示其他检查方面有意义，同时也需要进一步进行电镜观察或采用免疫细胞化学识别。

　　【鉴别诊断】　　呈堆积状成团的非角化型鳞状细胞癌与三维立体团状的腺癌细胞之间的鉴别：无论何种取材标本，如果为角化型鳞状细胞癌，其细胞表现为角化嗜酸性特点，与腺癌细胞之间无共同性，区别很容易。但在非角化型鳞状细胞癌，尤其是角化型癌细胞少的情况下，辨认是困难的。众所周知，腺癌细胞常表现为腺样、球形、梁状、条索状和乳头状等。而非角化型鳞状细胞癌细胞也可以呈条索状或梁状特点，这种细胞"团"的实质上为鳞状细胞癌的组织"碎片"，曾经被认为涂片过"厚"而被忽视，这恰恰是非角化型鳞状细胞癌的重要诊断特点，将这些"微粒组织"碎片看作是组织学的片段，用观察组织学的方法观察细胞学的碎片，能够判读出构成这些片段的组织学特点，此时判读的难题也就迎刃而解了。这是一个很有效的鉴别点，今后应大力推广至所有细胞学标本的诊断中（图 8-22，图 8-23）。

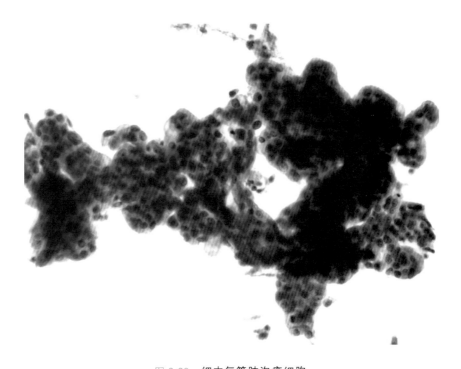

图 8-20 细支气管肺泡癌细胞

呈一致性、外形不"恶"的条索样排列的密集细胞交织在一起，大片出现在涂片中。支气管镜超视野刷取标本，液基制片，Pap×200

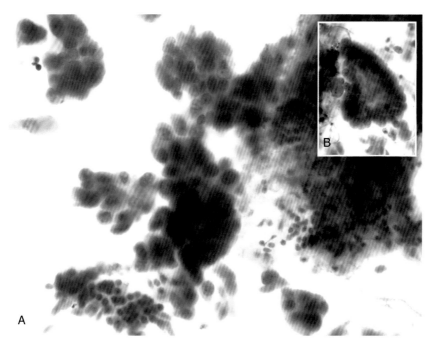

图 8-21 腺癌细胞与腺细胞相比体积增大显著

以成团为主（A），可见有腺样结构（B），核膜增厚可有轻度不规整，核仁大，核位贴边。Pap×400

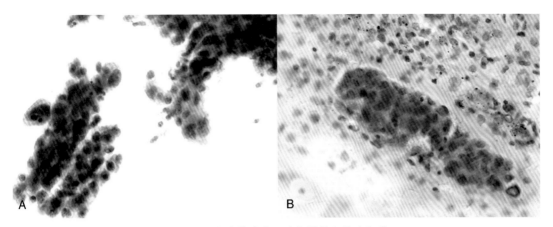

图 8-22　条索状腺癌细胞与鳞状细胞癌细胞

构成腺管样两侧细胞排列较为整齐（A. 支气管镜刷取标本，Pap×400）；鳞状细胞癌的条索状团层次多，表面细胞平行覆盖而底层细胞垂直立起，类似组织结构特点（B. 痰标本直接涂片，Pap×400）

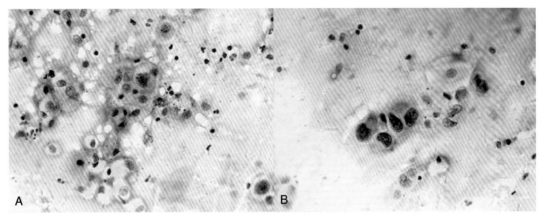

图 8-23　图 8-22B 同一病例中见有散在的鳞状细胞癌

细胞核深染和深浅不一、大小不一、胞质染深伊红有如角化、墨碳状核浓缩之癌细胞以及坏死等特点。痰标本直接涂片，Pap×400

c. 小细胞癌。

【基础细胞】　未分化神经内分泌细胞或干细胞。

【形态描述】　癌细胞体积小是其特点，细胞以散在分布为主，多以小簇状出现。散在的细胞由痰中黏液在涂片时的随带状拉长而形成纵行单列式排列，文献中描述为印第安队列式（美国早期西部片中印第安人的马队，单列纵行式奔跑），细胞由于黏液的拉长而略有变形。细胞间可见有连接结构，数个细胞可构成镶嵌样结构，即细胞间有等距离空白区，说明癌细胞是有胞质的，由于着色淡而显示无胞质样。癌细胞核染质呈灰尘状，可有小的核仁或核仁不明显。

在液基薄层片中，细胞表现为小圆形、三五成群或散在分布于涂片中，在细胞少时很容易漏诊。肿瘤细胞为小圆形，常呈散在或小簇样分布，细胞间有时可有连接结构，或数个细胞呈镶嵌样结构，细胞间有等距离空白区，说明细胞有一定的胞质。小圆形核或不规则性核染色深浅不一，椒盐状染色质是重要特征，核分裂象多见说明生长活跃。而着色很淡的细胞有模糊不清的印象，为"影细胞"，是细胞死亡后遗留的痕迹。刷片中可出现因固缩变性的支气管上皮细胞，这可能干扰小细胞未分化癌的诊断，必须鉴别之（图8-24，图8-25）。

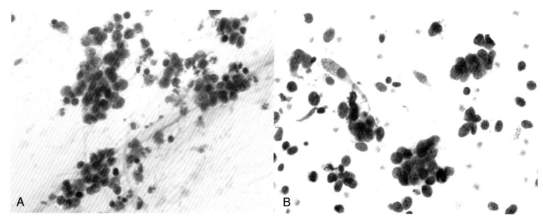

图 8-24　小细胞癌呈松散的小簇状分布

细胞大小较一致，直接涂片（A）中癌细胞随黏液分布；支气管镜刷取液基片中缺乏黏液（B）。Pap×400

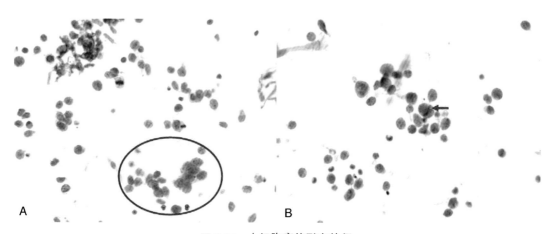

图 8-25　小细胞癌的形态特征

小簇状分布（A）、核分裂象、核切迹在液基片中清晰可见（B，箭头）。支气管镜刷取标本，液基制片，Pap×400

【鉴别诊断】　与其他小细胞肿瘤的鉴别。小细胞癌与其他小细胞恶性肿瘤的鉴别是细胞学的鉴别诊断难题。这些肿瘤有：其他神经内分泌肿瘤，如类癌（图8-26）；原始神经外胚层肿瘤，如骨尤因肉瘤（图8-27，图8-28）；淋巴瘤；肉瘤的小细胞类型以及非肿瘤的基细胞非典型增生等。基细胞非典型增生的意义目前尚不明了，但在细胞学上的标准为：小簇状重叠、致密、堆集和相互间连接紧密的高核密度细胞簇；其核比一般性基细胞增生深染和增大，核增大的幅度比小细胞癌小；细胞簇出现的频率要少见于小细胞癌，一般每张涂片3～5簇。明显少于小细胞癌在涂片中的细胞量；"非典型增生"的基细胞无椒盐状染色质；总体观恶性感不足等（图8-29）。

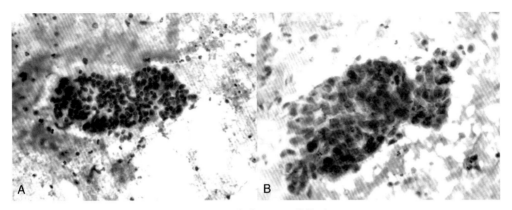

图 8-26　类癌可呈团状排列

其肿瘤细胞体积小，细胞致密、重叠和细胞密度大，常出现类似假菊形结构，散在的肿瘤细胞较少，整体感恶性度低于小细胞癌。CT 导引下肺部肿块穿刺标本，直接涂片。A. Pap×200；B. Pap×400

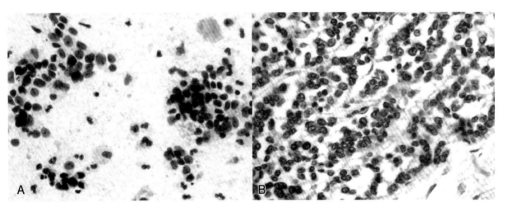

图 8-27　骨尤因肉瘤肺转移的痰涂片所见

与小细胞癌在散在分布、假菊形结构以及细胞大小等方面较相同，辨认困难。A. 痰标本，直接涂片，Pap×400；B. 组织学，HE×400

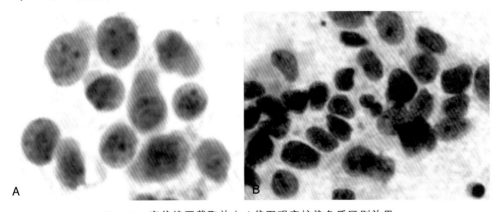

图 8-28　高倍镜图截取放大 4 倍图观察核染色质区别效果

小细胞癌，椒盐状染色质，多中心分布深染碎片状（A）；尤因肉瘤核染色质，少点状染色质（B）。支气管镜刷取标本与痰标本，Pap×400

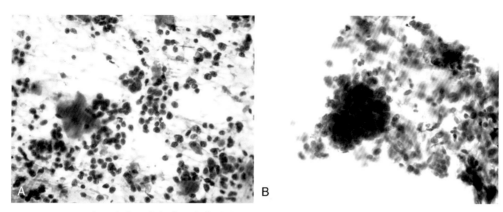

图 8-29　小细胞癌（痰标本，直接涂片，A）与"非典型增生"的基细胞（支气管镜刷取标本，液基制片，B）的鉴别

散在分布和集群分布（B）、连接关系（后者更紧密）、异型性差别（后者不如前者）、细胞体积更小（B）等。Pap×400

　　d. 不能区分类型的归入低分化癌，建议参考活检结果或进一步检查。

　　⑤其他恶性肿瘤。包括一些转移性肿瘤，如上述类型的转移癌，未能明确类型的恶性肿瘤、恶性黑色素瘤以及肉瘤等。这些继发性肿瘤在临床上多有明确的病理学诊断结果的病史，是很有意义的提示。如采用免疫细胞化学染色标记，则能进一步明确诊断。

参 考 文 献

［1］　Kurman R J，Solomon D. The bethesda system for reporting cervical cytology：Definitions，criteria，and explanatory notes. Berlin：Springer，2004.

［2］　Syed Z A，Edmund S C. The bethesda system for reporting thyroid cytopathology：Definitions，criteria and explanatory notes. Berlin：Springer，2009.

附　申请单与报告单（图8-30，图8-31）

病理细胞诊断中心
痰液及纤维支气管镜刷检标本细胞学检查申请登记单

送检医院：　　　　　　　　　　　　　　　　　　　　　　　细胞学号：

送检日期：　　　　　住院号：　　　　　门诊号：　　　　科别：　　　　床号：

请详细填写
表格内各项
内容（序号
由本室编
写）字体务
求清楚整
洁，病史简
明扼要。

姓名：　　　性别：　　　年龄：　　　民族：　　　联系电话：

简明病史及体征（影像学诊断编号：　　　　）

临床诊断：　　　　　临床医师：

病理诊断报告结果（　　　医院，　　　号）：支气管镜活检标本手术切除标本

送检痰标本：合格　　不合格　　方法：传统手工法　液基制方法　抗酸染色

外形及颜色：清亮无色样、白色泡沫样、红色或铁锈色泡沫样、清亮黏液样、脓性痰、
黑色炭灰样、血丝样、陈旧血块样

镜下所见细胞形态学描述：

中性粒细胞：无　多　少　淋巴细胞：无　多　少　吞噬细胞：无　多　少

鳞状细胞：多　少　纤毛柱状上皮细胞：无　多　少　杯状细胞：无　多　少

巴氏细胞：　有　无　尖细胞：有　无

含铁血黄素细胞：　有　无　上皮样细胞：　散在　成片

朗汉斯巨细胞：见、未见　钙化小体：有　无　柯斯曼螺旋体：　有　无

坏死：干酪样　癌性　影细胞：有　　无

恶性肿瘤细胞：有　无

分类：非小细胞癌：鳞癌　腺癌　小细胞癌

细胞学诊断结果：

诊断医师签字：_____　　　　　　　　　　　　年　　月　　日

图8-30　痰液及支气管镜刷取标本细胞学检查申请登记单

病理细胞诊断中心
痰液及纤维支气管镜液基细胞学诊断报告单

送检医院：　　　　　　　　　　　　　　　　　　　标本编号：

姓名：　　　　　　性别：　　　年龄：　　　联系电话：
收到标本日期：　　/　/　　标本类别：痰液　支气管镜刷检　镜检后痰液　诱咳痰
检测方法：1. 痰液标本（直接涂片、液基制片）；　　2. 纤维支气管镜刷取标本（直接涂片、液基制片）；
　　　　　3. 支气管镜检查后痰标本（直接涂片、液基制片）；　4. 细胞标本抗酸染色

标本质量评估：

合格标本：

不合格标本：细胞量少于诊断最低要求，口水痰或鼻吸痰，或其他情况；

标本中无支气管黏膜上皮细胞、无尘细胞；镜下仅为口腔鳞状上皮细胞；出血标本或镜下仅见红细胞等。

描述性诊断语言（本语言由 MBW 提供）
1 上皮细胞阴性
1.1 上皮细胞形态正常，结构清晰，无退化变性细胞、炎细胞、坏死等现象出现
1.2 上皮细胞形态基本正常，有炎症
1.3 与微生物有关的病变
1.3.1 结核性肉芽肿改变，提示结核菌检查；
1.3.2 形态类似放线菌属的细菌群；
1.3.3 形态类似烟曲霉属的真菌群
1.3.4 形态类似白假丝酵母菌属的真菌群
1.3.5 单纯疱疹病毒（HSV）所致的细胞改变
1.3.6 巨细胞病毒（CMV）所致的细胞改变
1.3.7 卡氏肺孢菌
1.3.8 其他微生物

2 上皮细胞异常
2.1 发现具有低级别非典型增生的细胞，但不能明确其意义或不能判断其意义
2.2 发现具有高级别非典型增生的细胞，为非典型增生细胞或原位腺癌细胞（自然咳痰标本，无此项）
2.3 高度怀疑癌细胞
2.4 肯定癌细胞，可提示类型
2.4.1 非小细胞癌（鳞状细胞癌）
2.4.2 非小细胞癌（腺癌）
2.4.3 小细胞癌（或其他神经内分泌肿瘤）
2.4.4 不能区分类型的归入低分化癌，建议参考活检结果或进一步检查

3 其他恶性肿瘤（包括间叶组织肿瘤、转移癌、淋巴瘤等）

细胞病理学诊断及建议：

诊断医师签字：_____

报告日期：　　/　/　　　　　　　　　　咨询电话：

图 8-31　痰液及支气管镜液基细胞学诊断报告单

附录 A 汉英对照专业词汇及缩略语

第一章

国际肺癌研究协会 International Association for the Study of Lung Cancer，IASLC
世界肺癌大会 World Conference on Lung Cancer，WCLC
美国癌症学会 American Cancer Society
肺神经内分泌细胞 PNEC
国际细胞学大会 International Congress of Cytology，ICC
恶性上皮肿瘤 malignant epithelial tumours
鳞状细胞癌 squamous cell carcinoma
小细胞癌 small cell carcinoma
腺癌 adenocarcinoma
大细胞癌 large cell carcinoma
腺鳞癌 adenosquamous carcinoma
肉瘤样癌 sarcomatoid carcinoma
类癌瘤 carcinoid tumour
唾液腺肿瘤 salivary gland tumours
纤维支气管镜 fiber bronchoscope，FB
侵袭前病变 preinvasive lesions
支气管肺泡灌洗 bronchoalveolar lavage，BAL
液基薄层细胞学制片 liquid-based thin-layer
巴氏染色法 Papanicolaou stain，Pap
亮绿 light green
醇溶伊红 eosin
俾斯麦棕 bismark brown
甲基绿 methyl green zinc chloride salt
灿烂绿 brillant blue
亮绿 light green SF yellowish

第二章

终板 terminal plate
巴尔小体 barr body
卡塔格内综合征 Kartagener syndrome
基细胞 basal cell
储备细胞 reserve cell
杯状细胞 goblet cell
刷细胞 brush cell
弥漫神经内分泌细胞 diffuse neuroendocrine cell
嗜锇性板层小体 osmiophilic multilamellar body

肺巨噬细胞　pulmonary macrophage
肺泡巨噬细胞　alveolar macrophage
尘细胞　dust cell
心衰细胞　heart failure cell
泡沫细胞　foam cell
Curschmann 螺旋体　Curschmann's spiral
夏科-莱登结晶　Charcot-Leyden crystals
沙粒体　psammoma body
石棉小体　asbestoic body
国际癌症研究组织　IARC
Creola 小体　Creola body
抗表面活性物质抗体　AT10
间质性肺疾病　interstitial lung disease，ILD
巨细胞间质性肺炎　giant cell interstitial pneumonia，GIP
弥漫性肺泡损伤　diffuse alveolar damage，DAD
脂质性肺炎　lipoid pneumonia
戈谢病　gaucher disease
结节病　sarcoidosis
苏曼小体　schaumann body
星状小体　asteroid body
抗中性粒细胞胞质抗体　ANCA
朗格汉斯细胞组织细胞增生症　Langerhans cell histiocytosis，LCH
肺泡蛋白沉积症　pulmonary alveolar proteinosis，PAP

第三章

获得性免疫缺陷综合征　acquired immunodeficiency syndrome，AIDS
结核分枝杆菌　mycobacterium tuberculosis
放线菌　actinomycete
单纯疱疹病毒　herpes simplex viru，HSV
细胞病变效应　cytopathic effect，CPE
巨细胞病毒　cytomegalovirus，CMV
壳粒　capsomer
白假丝酵母菌　candida albicans
新型隐球菌　cryptococcus neoformans
曲霉菌属　eurotium
毛霉菌　mucor
卡氏肺孢菌　pneumocystis carinii
链格孢菌　alternaria alternata
肺吸虫　paragonimus westermani
细粒棘球蚴病　echinococcosis granulosa
肺阿米巴病　pulmonary amebiasis
弓形虫　toxoplasma
粪类圆线虫　strongyloides stercoralis
肺螨病　pulmonary acariasis

第四章

非典型增生　dysplasia, atypical hyperplasia
基细胞增生　basal cell hyperplasia
上皮浸润前病变　preinvasive epithelial lesions
鳞状上皮非典型增生及原位癌　squamous dysplasia and carcinoma in situ

肿瘤抑制基因　tumor suppressor gene，TSG
支气管肺泡上皮非典型腺瘤样增生　atypical adenomatous hyperplasia，AAH
表面活性剂载脂蛋白 A　PE10
弥漫性特发性肺神经内分泌细胞增生　diffuse idiopathic pulmonary neuroendocrine cell hyperplasia，DIPNECH
细支气管柱状细胞非典型增生　bronchiolar columnar cell dysplasia，BCCD
支气管上皮异常增生伴过渡分化　bronchial epithelial dysplasia with transitional differentiation，TD type
比较基因组杂交技术　comparative genomic hybridization，CGH
杂合性缺失　loss of heterozygosity，LOH
储备细胞增生　reserve cell hyperplasia
基细胞非典型增生　basal cell dysplasia

第五章

鳞状细胞癌　squamous cell carcinoma
腺癌　adenocarcinoma
沙粒体　psammoma body
表皮生长因子受体　EGFR
乳头状腺癌　papillary adenocarcinoma
黏液癌　mucinous carcinoma
细支气管肺泡癌　bronchioloalveolar carcinoma，BAC
非黏液性　nonmucinous
黏液性　mucious
混合型　mixed type
大细胞癌　large cell carcinoma
大细胞未分化癌　large cell anaplastic carcinoma
巨细胞癌　giant cell carcinoma
多形性癌　pleomorphic carcinoma
神经内分泌肿瘤　neuroendocrine Tumor
典型类癌　typical carcinoid
非典型类癌　atypical carcinoid
大细胞神经内分泌癌　large cell neuroendocrine carcinoma，LCNEC
小细胞癌　small cell carcinoma
腺样囊性癌　adenoid cystic carcinoma，ACC
癌胚抗原　CEA
波形蛋白　vimentin
胶质纤维酸性蛋白　GFAP
黏液表皮样癌　mucoepidermoid carcinoma
肺母细胞瘤　pulmonary blastoma
混合性肿瘤　mixed tumors
鳞状上皮乳头状瘤　squamous papilloma
炎性假瘤　inflammatory pseudotumor
错构瘤　hamartoma
美国病理医师协会　College of American Pathologists
孤立性纤维性肿瘤　solitary fibrous tumor
透明细胞瘤　clear cell tumor
糖瘤　sugar tumor
颗粒细胞瘤　granular cell tumor
所谓的硬化性血管瘤　so-called sclerosing hemangioma of the lung，SHL
肺内胸腺瘤　intrapulmonary thymoma
乳头状腺瘤　papillary adenoma

第六章

肉瘤　sarcoma

平滑肌肉瘤　leiomyosarcoma

恶性外周神经鞘瘤　malignant peripheral nerve sheath tumor，MPNST

横纹肌肉瘤　rhabdomyosarcoma

恶性纤维组织细胞瘤　malignant fibrous histiocytoma，MFH

纤维肉瘤　fibrosarcoma

恶性外周神经鞘瘤　malignant nervesheath tumor，MPNST

恶性黑色素瘤　malignant melanoma，MM

黑素细胞　melanocyte

第七章

免疫组织化学技术　immunohistochemistry，IHC

免疫细胞化学　immunocytochemistry，ICC

巴氏涂片上的原位杂交技术　in situ hybridization on cervical cytologic smears

荧光原位杂交技术　fluorescence in situ hybridization，FISH

脆性氨酸三联体　FHIT

反转录-聚合酶链反应　RT-PCR

凋亡抑制蛋白　IAP

流式细胞术　flow cytometry

脑神经网络模拟系统　PAPNET System

标记视野筛查诊断　papmap fields of view screening diagnosis

系统定位指导的全片筛查诊断　autopap location-guided screening diagnosis

CCT 检查　computer-assisted cytology test

细胞块　cell block

第八章

针吸细胞学　fine needle aspiration cytology，FNAC

烟曲菌属　aspergillus fumigatus

腺病毒　adenovirus

附录B 汉英对照细胞病理形态学的专用描述术语

说明：这些是笔者在日常工作和讲学中常用的细胞形态学专业的描述术语，一部分来源于病理学术语，另一部分是笔者长期学习细胞病理学专业的体会和发现，经整理后将其发布在中国细胞学网（www. chinacytology. com）上，由从事本专业的网友翻译为英语，在笔者的多部著作中出现，附录于此，供专业工作者参考。

1. 球状 spherical 或 globular

例：The shape of soluble proteins is more or less spherical (globular).

2. 乳头状 papillary

例：papillary carcinoma 乳头状癌

3. 腺样和腺泡状

腺样 adenoid；腺泡状 acinar

例：adenoid cystic carcinoma 腺样囊状癌

acinar adenocarcinoma 腺泡状腺癌

4. 菊形 Flexner-Wintersteiner rosette

假菊形 Homer-wright rosette

注：室管膜瘤的瘤细胞排列有两种特征：一是环绕空腔排列成腺管状，形态上与室管膜腔相似，称为菊形团形成，也叫 Flexner-Wintersteiner 型菊形团（真神经菊形团）；二是环绕血管形成假菊形团结构，瘤细胞有细长的胞质突起与血管壁相连，称为 Homer-Wright 型菊形团（假菊形团）。

5. 束状结构 fascicular structure

例：Based on their fascicular structure, nerves may generally be divided into four basic patterns of intraneural architecture.

6. 编织状 braid

例：The spindle cells were arranged in braid.

7. 黏液 mucus

例：Be there any blood or mucus in your stool?

黏液湖 mucoid lake

例：The low density of tumor cells and a large amount of mucus around the tumor cells which reflected a "mucoid lake" were observed.

8. 影细胞 ghost cell

例：A ghost cell is an enlarged eosinophilic epithelial cell with eosinophilic cytoplasm but without a nucleus.

9. 细胞间连接 cell-cell junction

例：Recent evidence indicates that Rapl also plays a key role in formation of cadherin-based cell-cell junctions.

10. 无连接散在分布 diffuse in distribution

例：Tumor cells were diffuse in distribution in most cases.

11. 管状 tubiform，tubular

例：tubular carcinoma 管状癌

12. 泡状 vesicular

例：The nuclear envelope of a vesicular nucleus, although delicate in appearance, is visible by light microscopy.

13. 梁状 trabecular

例：trabecular adenoma 小梁状腺瘤

14. 筛状 cribriform

例：invasive cribriform carcinoma 乳腺浸润性筛状癌

15. 微囊腔样 microcystic space

例：The microcystic space was empty or rarely contained eosinophilic material.

16. 结核结节样 tuberculoid

例：Tuberculoid leprosy is a skin condition characterized by solitary skin lesions that are asymmetrically distributed.

17. 叉枝样 bifurcation

例：A bifurcation or separation into two or more branches or parts.

18. 包涵体样 inclusion-body-like

例：An "inclusion-body-like" configuration of some cell nuclei in moose.

19. 砂粒体 psammoma bodies

例：A psammoma body is a round collection of calcium，seen microscopically.

20. 角化珠 keratin pearl

例：In this squamous cell carcinoma at the upper left is a squamous eddy with a keratin pearl.

21. 旋涡状 whirlpool

例：Spindle，clear boundary，tumor cells were arranged in bundles or whirlpool.

22. 组织碎片 tissue fragment

23. 指状突起 finger-like projection

例：Intestinal villi are tiny，finger-like projections that are approximately 0.5～1mm in length.

24. 栅栏样 palisade arrangement

例：The columnar epithelium here also has a palisade arrangement.

25. 胶质球 collagen ball

胶质 colloid；球状 spherical 或 globular

26. 黏多糖基质 mucopolysaccharide matrix

27. 血管 blood vessel

例：The blood vessels are the part of the circulatory system that transport blood throughout the body.

28. 带状 bundle

例：Spindle，clear boundary，tumor cells were arranged in bundles or whirlpool.

29. 羽毛状 feathery

例：In histopathology feathery degeneration，formally feathery degeneration of hepatocytes.

30. 腺样结构 gland-like structure

31. 腺样 glandular

32. 管样 tubular

33. 球型 spheroid

34. 空球型 hollow spheres

35. 三维立体结构 3-dimensional structures

36. 类圆形 approximately round

37. 管状-乳头状 tubulo-papillary

38. 构成细胞连接 form cell junction

39. 胶原沉积物 deposits of collagen

40. 细胞聚集体 cell aggregates

41. 细胞碎片 cell fragment（细胞碎片专指从"具有组织结构的局部组织"经细胞学取材而形成的与组织结构排列相似的细胞集群微粒，而非某个细胞被外力撕破或细胞死亡后的碎片。）